Walther/Dorscht

Yoga als Therapie

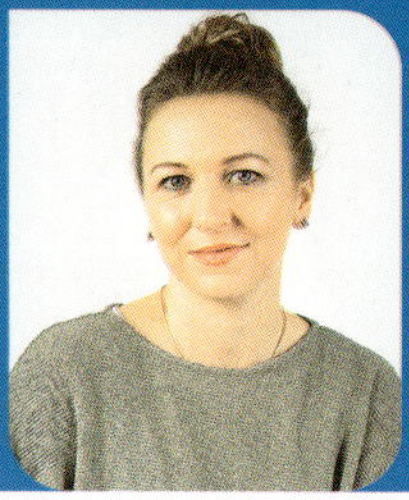 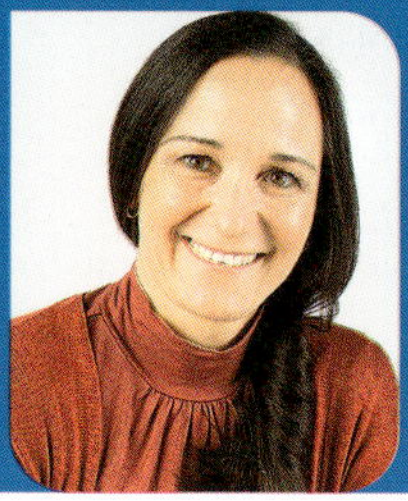

Tasja Walther ist seit über 20 Jahren praktizierende Yogini. Sie arbeitet als Yogalehrerin und Ausbilderin – über die Grenzen Deutschlands hinweg. Ihre zahlreichen Aus- und Weiterbildungen, u. a. in verschiedenen Yogastilen, Faszienlehre, Traditioneller Chinesischer Medizin, Ayurveda, als Entspannungstrainerin und DTB-Präventions- und Rückentrainerin, vertieften ihre Kenntnis über das spannende Zusammenspiel von Body & Mind. Ihr mitreißender Unterricht zeichnet sich durch den engen Kontakt zu ihren Schülern aus. In jahrelanger Praxis konnte sie vielfach die therapeutischen Wirkungen von Yoga auf akute und chronische Erkrankungen erkennen.

Sabine Dorscht ist seit 2001 Physiotherapeutin und Gymnastiklehrerin, wodurch sie viele Erfahrungen im Bereich der Therapie sammeln konnte und deshalb schon seit Jahren besonderen Wert auf einen ganzheitlichen Ansatz als Therapeutin und Lehrerin legt. Seit einem Bandscheibenleiden vor ca. 20 Jahren hat sie mit Yoga und Meditation begonnen, praktiziert es heute täglich und hat 2019 ihre Yogalehrerausbildung bei der IFAA abgeschlossen. Dabei sind ihr Parallelen zur Physiotherapie aufgefallen. Seitdem verbindet sie beides und bezieht häufig yogische Übungen in die Therapie ihrer Patienten mit ein. In ihren Yogagruppen stehen die Ganzheitlichkeit, die Schmerzlinderung multipler Symptome und der Weg zu sich selbst im Vordergrund.

Tasja Walther
Sabine Dorscht

Yoga als Therapie

Mit Asanas und Atemübungen gegen die häufigsten Erkrankungen

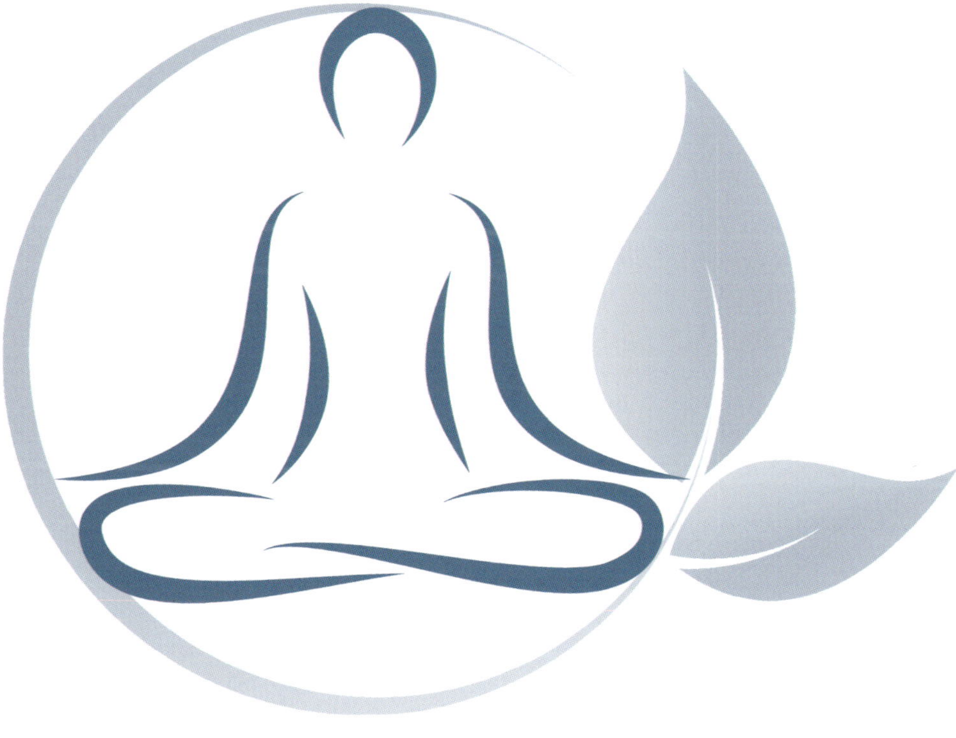

TRIAS

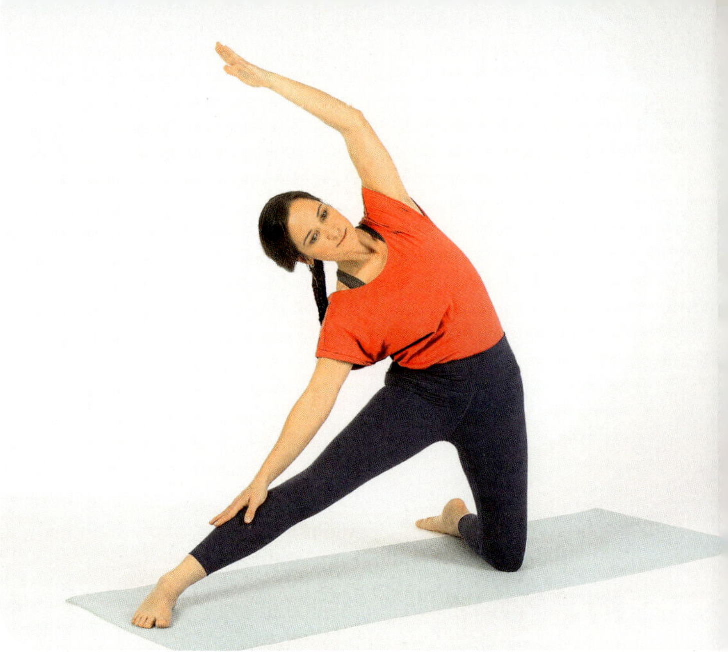

11 Die Wirkungen von Yoga

12 Yoga als ganzheitliches Konzept
14 Einige Studienergebnisse
14 Yoga bringt Körper und Geist zusammen
15 Asanas, die yogischen Körperübungen
22 Pranayama, die yogischen Atemübungen
28 Mudras, die yogischen Fingerübungen
30 Meditation

32 Der Selbsttest
32 Ablauf des Selbsttests
47 Fazit des Selbsttests

49 Yoga zu den Krankheitsbildern

50 Psychische Erkrankungen und Schlafstörungen
50 Wie kann Yoga unsere Psyche unterstützen?
60 Tse Mudra – Gute Laune Mudra
60 Pranayama: Ausatemverlängerung
61 Teerezepte
61 Lavendelöl
62 Weitere Einschlafhilfen

70 Nervenerkrankungen
71 Überblick über die Erkrankungen
78 Dyana Mudra – Geste der Versenkung für innere Stille
78 Handakupressur
79 Pranayama: Verlängerung der Ein- und Ausatmung

84 Erkrankungen des Rückens
84 Formen von Rückenschmerzen/Wirbelsäulensyndrom
94 Pranayama: Anahata-Atmung

96 Obere Extremität
96 Das Karpaltunnelsyndrom
97 Das Impingement-Syndrom
104 Mudra der Kuh
104 Pranayama: bewegte Brustkorbatmung
105 Bhramari

108 Untere Extremität
109 Propriozeptionstraining
116 Pranayama: Unterschied Bauch- und Brustatmung

120 Rheumatische Erkrankungen
120 Die Erkrankungen
128 Pranayama: Ujjayi
128 Basenbäder
129 Tee zur Förderung der Entzündungshemmung

132 Krebserkrankungen
132 Wirkungen von Yoga
140 Mudraflow für Erdung und Balance
141 Pranayama: Nadi Shodana
144 Sich selbst umarmen – japanisches Heilströmen
145 Heilende Hände

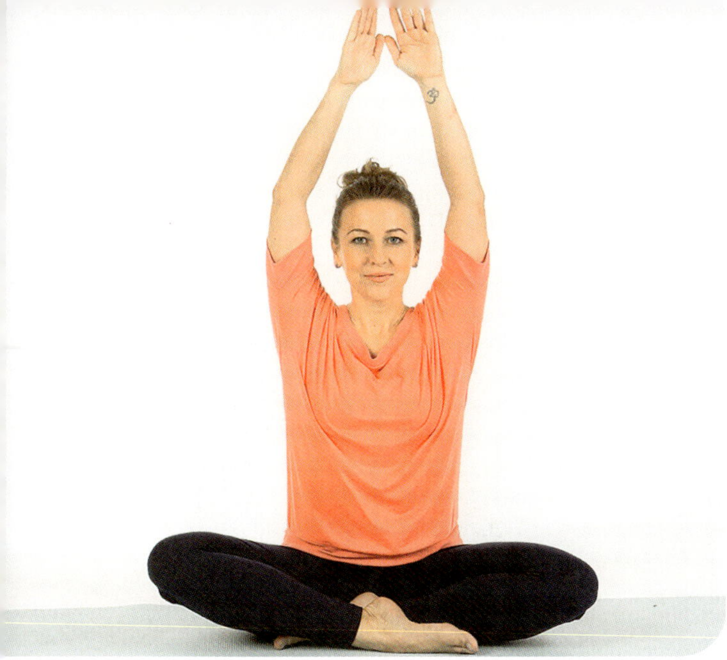

146 Herz- und Gefäßerkrankungen
146 Herzerkrankungen
147 Erkrankungen der Blutgefäße
148 Erkrankungen des Lymphsystems
156 Ganesha Mudra – der Elefantengott
156 Mate-Tee zur Entgiftung
157 Pranayama: Flankenatmung mit Seitneigung bei Hypertonie
166 Ushas Mudra – Geste des Neuanfangs und des Ursprungs
167 Pranayama: tiefe Bauchatmung mit Venenpumpe

170 Kopfschmerzen
170 Ursachen von Kopfschmerzen
171 Migräne
178 Kaleshvara Mudra
179 Pranayama: Shitali
183 Entrümple Körper und Geist

184 Menstruationsbeschwerden
185 Hilfe aus der Natur

194 Verdauungsprobleme
194 Die Bedeutung des Darms
202 Maha Sakral Mudra
202 Pranayama: tiefe Bauchatmung

208 Müdigkeit und Abgeschlagenheit
209 Energiemeditation
216 Pran Mudra – Lebensmudra
216 Pranayama: yogische Vollatmung

218 Traditionelle Chinesische Medizin
218 Erkenntnisse aus der Organuhr

226 Schlusswort

227 Service
227 Weiterführende Literatur und Links der Autorinnen
228 Meditationen
229 Stichwortregister

Exkurse

20 Die acht Bewegungsrichtungen der Wirbelsäule
24 Die Bandhas
58 Meditation gegen Depressionen
64 Die Chakren
80 Yoga Nidra als Körperreise
82 Jin Shin Jyutsu oder japanisches Heilströmen
95 Gehmeditation
106 Meditation: friedlicher Beobachter
117 Meditation »Loslassen«
118 Fasziales Fußsohlenausrollen
130 Wassermeditation für deine innere Ruhe und Stärke
142 Lichtmeditation
168 Meditation zur Anregung des Lymphsystems
180 Klopfakupressur
182 Fantasiereise
192 Ausgleich durch Entgiftung
204 Die Doshas

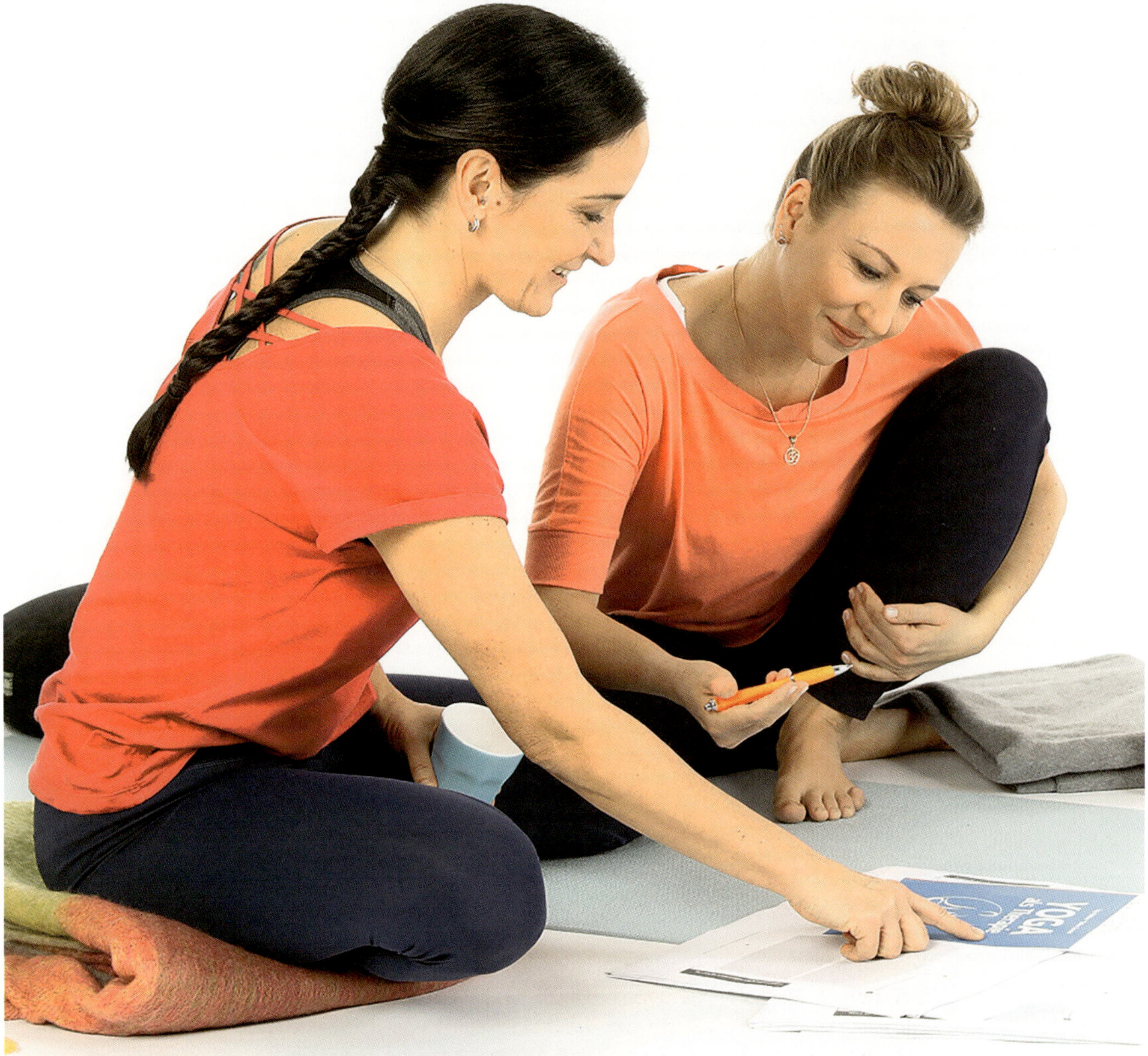
YOGA

Liebe Leserinnen, liebe Leser,

wäre es nicht schön, wenn wir alle gesund und munter wären? Wenn es nur einen Schalter gäbe, damit sich Gesundheit und Wohlbefinden einstellen?

Bis es so weit ist, hilft nur eins: Yoga. Und auch hier gibt es nicht die eine richtige Yogaübung, die alles heilt. Wie Thomas von Aquin einmal gesagt hat:

» *Gesundheit ist weniger ein Zustand als eine Haltung. Und sie gedeiht mit der Freude am Leben.* «

Yoga zeigt uns einen Weg, diese Freude zu finden bzw. wiederzuentdecken. Ob Asana, Reflexion der Gewohnheiten, Teezeremonie oder die richtige Atmung – finde dein Yoga, deinen Weg zur Freude am Leben. Wähle aus der Vielfalt der Möglichkeiten deinen Weg, das Beste für deine Gesundheit.

Wenn wir mit privaten, beruflichen und gesundheitlichen Herausforderungen konfrontiert werden, wollen wir flüchten oder eben diesen einen Schalter finden.

Meist haben wir einen bunten Blumenstrauß an Verhaltensweise entwickelt, um uns von den Ursachen unseres Unwohlseins und den eigenen Gefühlen abzulenken: Nutzung des Handys, von Podcasts und Blogs, wir betäuben uns mit zu reichlichem Essen, Alkohol und Psychopharmaka. Gerne suchen wir Schuldige für unser Leid, überlagern so die wahren Probleme oder steigern unsere Arbeitszeit, bis keine Zeit mehr für anderes bleibt.

Diese Verdrängung hilft jedoch nicht, die Probleme zu beseitigen. Die unangenehmen Gefühle verschwinden nicht, allenfalls können wir uns nicht mehr so deutlich spüren. Wir verschieben die Probleme nur und die Symptome verändern sich. Daraus entstehen neue Probleme. Irgendwann wissen wir gar nicht mehr, welche Krankheit welches Gefühl ausgelöst hat. Wir haben so lange alles verdrängt, bis wir uns selbst gar nicht mehr (aus)kennen. Wir haben den Kontakt zu uns selbst verloren. Dies kann zu den unterschiedlichsten Krankheitsbildern führen, unter anderem zu Schlafstörungen, Kopf- und Rückenschmerzen, Gewichts- und Verdauungsproblemen. Oftmals sind diese Erkrankungen kombiniert mit Unzufriedenheit im Beruf, unglücklichen Beziehungen, Einsamkeit oder wenig Freude im und am Leben.

Eine Krankheit kann auch eine Chance sein, genauer hinzusehen. Verdrängung hat oft weitreichende Folgen, wie Unzufriedenheit, Ziepen im Knie oder Druck in der Hüfte. Negative Gefühle und Schmerzen sind Warnsignale. Diese sollen Körper, Geist und Seele schützen. Wenn wir die Chance nicht nutzen und nicht genau hinsehen, sondern weiter verdrängen, ist ein freudvolles und glückliches Leben fast nicht möglich.

Wenn wir in eine Krise geraten oder ernsthaft erkranken, ist das nie schön. In solchen Situationen kommen auch immer verdrängte Gefühle ans Licht. Belastungen, Probleme und Krankheit gelangen an die Oberfläche, wenn unsere normalen Verdrängungsmechanismen und Kompensationsstrategien nicht mehr ausreichen. Oftmals sind die akuten Themen nicht die wahre Ursache der Krankheit. Diese wird manchmal auch verdrängt oder es wird ein »Sündenbock« gesucht.

Wichtig ist, dass wir eine Krankheit ganzheitlich betrachten. Niemand kann beeinflussen, was passiert. Aber jeder hat einen Einfluss darauf, wie er eine Situation beurteilt und was er daraus macht. Das heißt, jeder hat die Möglichkeit, die Situation selbst zu bewerten und zu verändern. Die Verantwortung über Gefühle, Gedanken und dadurch auch zum Teil über die Krankheit liegt auch in der eigenen Hand!

In diesem Buch haben wir uns bewusst für das DU entschieden. Denn auch das ist eine Technik. Unser Unterbewusstsein kennt kein SIE. Unsere Gedanken kennen nur ein DU. Um direkt auf dein ganzes System zu wirken, solltest du auch immer mit dir in der Du-Form sprechen. Egal ob du dir ein Kompliment machst, dir selber gut zuredest, ob du meditierst oder dir selbst eine Bejahung zusprichst.

Schön, dass du dich entschieden hast, Yoga als therapeutische Maßnahme kennenzulernen. Auch wenn du das Gefühl hast, von Krankheit überrollt zu werden, dann halte kurz inne, atme, meditiere und hinterfrage.

Für viele Krankheiten gibt es nicht den einen Griff, die eine Übung oder die eine Massage, mit deren Hilfe sich die Beschwerden in Luft auflösen. Viele Erkrankungen sitzen viel tiefer und haben sich über die Jahre ihren eigenen Weg gebahnt, um uns im Alltag zu zeigen, dass etwas schiefläuft.

Deshalb ist Yoga als Weg, sich selbst wieder besser zu spüren und wahrzunehmen, so wichtig. Nur dann gelingt es uns, Gewohnheiten und Fehlbelastungen zu erkennen und zu ändern.

Ein gutes Beispiel hierfür sind Knieschmerzen. Im ersten Moment ist man versucht, das Kapitel Knie aufzuschlagen. Das ist natürlich ein guter Weg und die genannten Übungen werden deinem Knie mit Sicherheit guttun. Allerdings beruhen Knieschmerzen oft auf einer Fehlstellung der Füße und/oder der Hüfte. So kann es zu einer schnelleren Besserung der Systeme führen, wenn du zusätzlich zu den Übungen und Tipps im Kapitel Knie auch die Kapitel Füße und Hüfte miteinbeziehst. Aus diesem Grund ist es sehr wichtig, mit dem Selbsttest zu beginnen und so die verschiedenen Aspekte zu berücksichtigen.

In den verschiedenen Kapiteln finden sich stets Verweise auf andere Abschnitte, um den Zusammenhang herzustellen.

Oft kommt es vor, dass sich ein Symptom reduziert oder sogar auflöst, sich dafür aber ein neues Symptom zeigt. Das ist ganz normal, denn die Krankheiten überlagern sich meist gegenseitig. So kann es gut sein, dass der Knieschmerz weniger wird und der Schmerzpunkt in den unteren Rücken wandert. Bitte lasse dich davon nicht entmutigen. Oft hat es Jahre gedauert, bis der Schmerz kontinuierlich da war. Gib dir und deinem Körper jetzt auch genug Zeit zur Heilung.

Zur Ganzheitlichkeit gehören natürlich auch unsere Gefühle, unsere Psyche und unsere Emotionen. Wie fühlt man sich, wenn der Schmerz einen ständig begleitet? Welche Begleitsymptome, wie Schlafstörungen, entstehen? Auch darauf sind wir im Buch eingegangen und haben die viele Arten der Meditation und yogischen Stimmungsaufheller aufgenommen.

Eure Tasja Walther und Sabine Dorscht

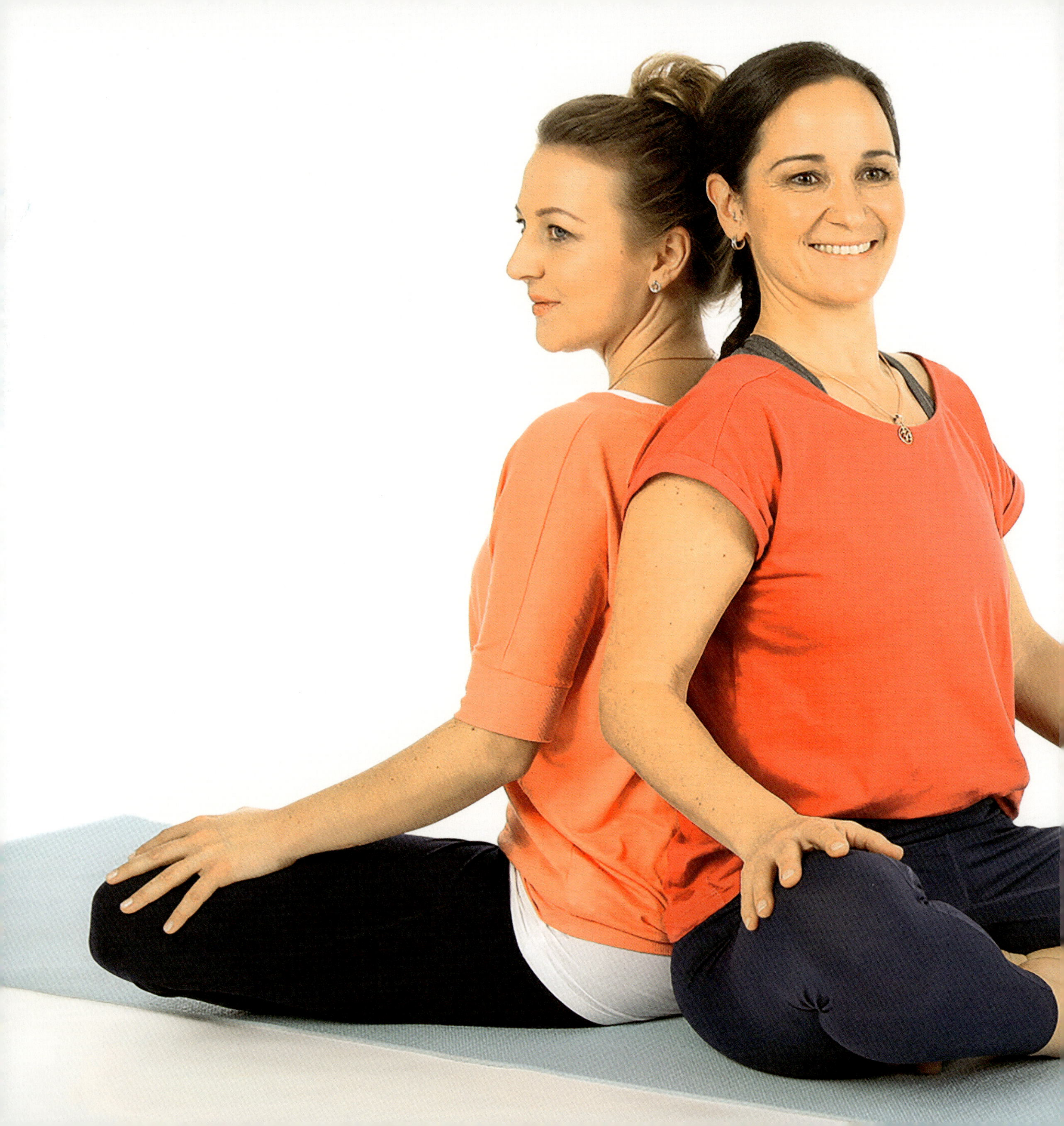

Die Wirkungen von Yoga

Yoga hat die Kraft der ganzheitlichen Heilung. Doch es ist viel mehr als Körperübungen und Atmung. Durch Yoga erkennst du deine Bedürfnisse, es gibt dir die Kraft für Entscheidungen und hilft dir, den Zugang zu dir selbst zu finden.

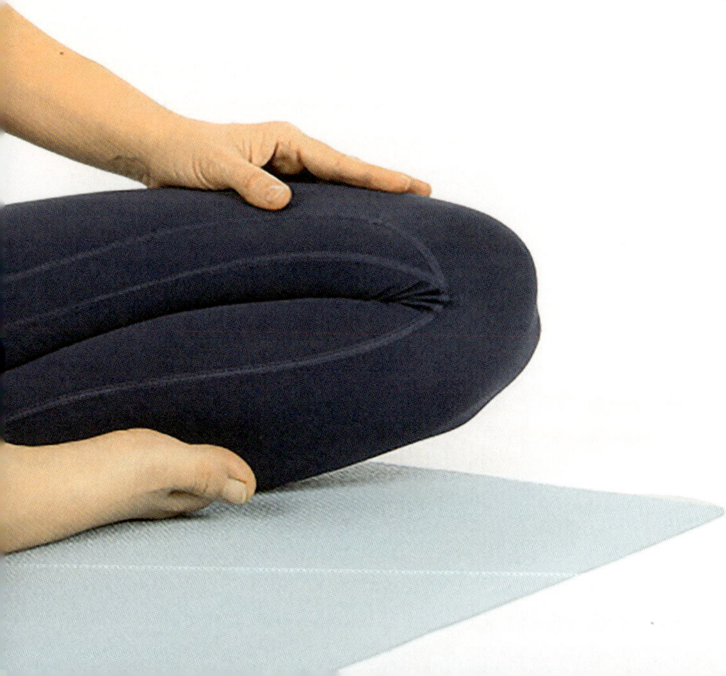

Yoga als ganzheitliches Konzept

Yoga hilft manchmal besser als jede Pille, das zeigen viele Studien beispielhaft. Aber woran liegt die Wirksamkeit dieser über 5 000 Jahre alten Technik aus Indien?

Viele Studien belegen es eindeutig: Yoga hilft. Im In- und Ausland wurde die Wirkung von Yoga vielfach untersucht. Es gibt Studien, die sich auf spezielle Krankheitsbilder beziehen, aber auch Studien zum Allgemeinwohlbefinden. Hier konnte durchweg eine positive Bilanz gezogen werden. So kann auch z. B. Dr. Cramer mithilfe seiner Metastudie belegen: »In nur wenigen Jahrzehnten hat Yoga sich von einer belächelten esoterischen Modeerscheinung zu einer vielversprechenden verhaltensmedizinischen Therapieform entwickelt. Yoga als Trendsport oder esoterisches Hobby abzutun, wird also der Realität nicht gerecht.«

Die therapeutischen Wirkungen von Yoga lassen sich nur schwer zusammenfassen. Fakt ist, in diesen Studien wurden positive Effekte auf chronische Schmerzen, Herz-Kreislauf-Erkrankungen und bei psychischen Belastungen festgestellt. Außerdem wurde die unterstützende Wirkung bei einer Krebstherapie, bei Erschöpfung, Angst und Depression aufgezeigt. Yoga erhöht also nachweislich die Lebensqualität.

Bei diesen Studien wurde Yoga oft in drei bis vier Teilbereiche aufgegliedert: die körperlichen Übungen (Asanas), Atmung, Meditation und/oder Entspannung. In dem vorliegenden Buch haben wir alle Bereiche zusammengeführt und darüber hinaus noch vieles mehr ergänzt.

Dieses Buch soll keinen Besuch beim Arzt oder Physiotherapeuten ersetzen. Aber es kann dir als Ergänzung dienen und dich anleiten, neue Dinge auszuprobieren und über andere nachzudenken und zu meditieren.

Natürlich könnte über jede Erkrankung und jeden therapeutischen Ansatz ein eigenes Buch geschrieben werden. Aufgrund der Ganzheitlichkeit ist es aber auch immer ein guter Ansatz, über den Tellerrand hinauszuschauen. Eine Erkrankung – eine Asana? Diese Zuordnung ist nicht möglich. Auch leiden nach unserer Erfahrung die Teilnehmer und Patienten meistens nicht an einer Krankheit.

Bitte lies dieses Buch mit Offenheit und mit Neugierde. Probiere gerne auch eine Übung weiter vorne oder die Meditation ganz hinten aus. Die verschiedenen Yogaübungen, Meditationen, Atemübungen und Tipps helfen nicht nur bei einer Erkrankung, sondern haben darüber hinaus viele weitere therapeutische Wirkungen. Finde deine Yogapraxis. Wir laden dich dazu herzlich ein, auf deinem Weg zur Ganzheitlichkeit.

In diesem Buch haben wir viele Pranayama-Übungen, Yogaübungen und Meditationen sowie viele Tipps zu einem ganzheitlichen Konzept miteinander verbunden. Diese wirken vielfältig. Zu besonders wichtigen Verzweigungen haben wir Verweise in den einzelnen Kapiteln untergebracht. Allerdings ist die Wirkung immer ganzheitlich zu sehen. So sind die genannten Zuordnungen und Wirkungen nicht vollständig, sondern unserer Ansicht der Wichtigkeit nach geordnet und zueinander in Verbindung gebracht. Nutze zuerst die Kapitel, die dich direkt betreffen. Gehe dann aber auch gerne weiter in die anderen Kapitel und praktiziere die dort genannten Übungen für ein ganzheitliches Heilsein. Folge deinem Gefühl und den inneren Impulsen. Viel Freude beim Stöbern und Ausprobieren.

Yoga hilft manchmal besser als jede Pille, das zeigen viele Studien beispielhaft. Aber woran liegt die Wirksamkeit dieser über 5 000 Jahre alten Technik aus Indien?

Yoga bringt Körper, Geist und Seele wieder näher zueinander. Im Alltag verlieren wir manchmal den Kontakt zu uns selbst. Unsere Wünsche, Gedanken und Ziele werden überlagert von äußeren Einflüssen. Sobald unsere Energie nicht mehr im Einklang ist, entsteht Krankheit: körperlich und psychisch. Eine Trennung ist hier nicht möglich, denn Körper und Geist wirken aufeinander.

Sind wir körperlich krank und leiden an Schmerzen, bleibt die psychische Folgeerscheinung nicht aus, genauso ist es auch andersherum.

Nehmen wir beispielsweise das Knorpelgewebe. Wie wir mittlerweile wissen, ist dieses Gewebe hormongesteuert und direkt abhängig von vielen äußeren Faktoren.

Nicht nur unser Bewegungsverhalten, unsere Ernährung und das Körpergewicht, sondern gerade auch ein ausgeglichener psychoemotionaler Stresspegel sind für gesunde Gelenke verantwortlich. Lange Zeit wurde dieser Zusammenhang in der Diagnostik bedauerlicherweise völlig vernachlässigt. Zum heutigen Zeitpunkt wissen wir, dass durch Stress im Körper vermehrt Cortisol ausgeschüttet wird und dieser Anstieg zu einem Ungleichgewicht unseres Hormonhaushaltes führen kann. Der Cortisolanstieg hemmt die Bildung der Chondrozyten, wichtiger Zellen des Gelenkknorpels. Dadurch wird der Knorpel instabiler und schlechter versorgt, was zu einer Schädigung des Knorpels führt.

Anhand von diesem Beispiel sollte dir klar geworden sein, welche erstaunliche Wechselwirkung zwischen Physis und Psyche vorhanden ist. Du wirst nur dann eine dauerhafte Linderung deiner Beschwerden erreichen, wenn Körper, Geist und Seele im Einklang sind. In diesem Buch möchten wir dir ganz unterschiedliche Wege und Möglichkeiten zeigen.

Einige Studienergebnisse

Wir möchten dir hier einige Studienergebnisse vorstellen, die die Wirksamkeit von Yoga deutlich belegen:[1] Die Charité Berlin veröffentlichte eine Studie zu Nackenschmerzen. Ein Teil der Probanden absolvierte über zehn Wochen einmal pro Woche 90 Minuten Yoga-Unterricht, ein anderer ein Rückenschulprogramm in Eigenregie. Es zeigte sich, dass die Probanden, die Yoga praktiziert hatten, eine deutlichere Abnahme der Beschwerden angaben.

Die University of Washington in Seattle stellt eine Rückenschmerzstudie vor. Die Teilnehmer praktizierten für ein halbes Jahr mindestens einmal pro Woche Yoga. Fast 80 Prozent von ihnen konnten bald auf Schmerzmittel verzichten

Die Ergebnisse vieler Studien legen nahe, dass Yoga die positive Wirkung von Sport gegen Stress und Stimmungsschwankungen übertrifft. Auch zeigte eine Schlafstudie der Harvard University in Boston eine deutlich bessere Schlafqualität bei Personen, die Yoga praktizierten, innerhalb von nur 8 Wochen. Diese stressreduzierende Wirkung wurde durch Studien der Yale University bestätigt. So konnten auch Bluthochdruck-Patienten die Medikamente reduzieren.

Zudem konnte die Boston University School of Medicine in einer Pilotstudie zu Yoga und der Konzentration des Botenstoffs Gamma-Aminobuttersäure (GABA) im Gehirn mit Magnetresonanzspektroskopie zeigen, dass Yoga-Stunden den Spiegel des beruhigenden Botenstoffs GABA im Gehirn anheben können. Depressive und an Angst erkrankte Menschen weisen meist deutlich weniger GABA auf als Gesunde.

Neben der allgemeinen Wirksamkeit auf das Wohlbefinden ist auch eine Wirkung von Yoga auf die Genaktivität nachgewiesen. Die University of California hatte in einer Prostata-Krebs-Pilotstudie 30 erkrankte Männer mit einer Kombinationstherapie behandelt: täglicher Spaziergang, eine Stunde Yoga und vegetarisches Essen. Nach drei Monaten wurde aus der Vorsteherdrüse der Männer Gewebe entnommen und deren Genaktivierungsmuster mit älteren Proben verglichen. Fazit: Viele Gene waren stumm geschaltet, die vor der Kur aktiv waren – einige davon »Krebs-Gene«. Somit trägt Yoga offenbar zum An- und Ausschalten von Erbanlagen bei.

1 „Wie und warum wirkt Yoga? Das sagt die Wissenschaft“, GEO Nr. 06/13, https://www.geo.de/magazine/geo-magazin/903-rtkl-alternative-medizin-wie-und-warum-wirkt-yoga-das-sagt-die-wissenschaft (Zugriff 24.03.2021)

Yoga bringt Körper und Geist zusammen

Es geht nicht darum, alte Gewohnheiten vollkommen abzulegen, sondern zu erweitern. Du gehst gerne Schwimmen, Radfahren oder Laufen? – Wunderbar. Verbinde deinen bisherigen Tagesablauf mit den gezeigten Yogatechniken und Tipps und finde so jeden Tag deinen Ausgleich.

Yoga bringt Körper, Geist und Seele wieder näher zueinander. Im Alltag verlieren wir manchmal den Kontakt zu uns selbst. Unsere Wünsche, Gedanken und Ziele werden überlagert von äußeren Einflüssen. Sobald unsere Energie nicht mehr im Einklang ist, entsteht Krankheit: körperlich und physisch. Eine Trennung ist hier nicht möglich, denn Körper und Geist wirken aufeinander.

In diesem Buch geht also darum, Körper, Geist und Seele zu heilen bzw. dir Anregungen zu geben, wie du positiv auf dein Energielevel einwirken kannst. Dazu stellen wir Techniken und Übungen aus vier Bereichen vor:

- Asanas (Seite 15), die yogischen Körperübungen
- Pranayama (Seite 22), die yogischen Atemübungen
- Mudras (Seite 28), sanfte Hand- und Fingerübungen
- Meditationsübungen (Seite 30)

Wenn es sich anbietet, geben wir ergänzend noch Tipps zu Teezubereitungen, Bädern oder anderen Möglichkeiten der Hilfe.

Asanas, die yogischen Körperübungen

Durch die Asanapraxis wird der Körper bewegt. Dies hilft bei Bewegungsmangel, da es oft Bewegungen sind, die wir im Alltag nicht ausführen. Außerdem wird die Körperwahrnehmung geschult. Dies schützt vor einer falschen Art der Bewegung, die auf Dauer zu Schmerz und einseitiger oder Überbelastungen führen kann.

Den yogischen Körperübungen werden folgende therapeutische Wirkungen nachgesagt:

- Rotationen wirken entgiftend. Sie massieren die inneren Organe und regen dadurch Verdauung, Durchblutung und den Fluss von Prana an. Durch die Drehbewegungen werden Wirbelsäulen-, Hüft- und Leistenprobleme gelindert. Die Wirbelsäule wird geschmeidiger und Blockaden werden gelöst.
- Rückbeugen bewirken, dass der Organismus angeregt wird. Sie stimulieren das Herz und sorgen für gute Laune. Körper, Geist und Nervensystem werden stimuliert. Dabei wirken sie aktiv gegen Stress.
- Umkehrhaltungen wirken trocknend. Da im Yoga Krankheit immer im Zusammenhang mit Schleim steht, sind sie sehr gesundheitsförderlich. Gehirn, Herz und Lunge werden besser durchblutet. Sie wirken aktiv auf das Herz-Kreislauf-System. Dabei wird ihnen eine beruhigende Wirkung auf das zentrale Nervensystem nachgesagt. Der Beckenboden wird entlastet, alles wird einmal auf den Kopf gestellt.
- Vorbeugen helfen loszulassen. Sie entlasten und regulieren den Blutstrom im Gehirn. Der Pulsschlag wird verlangsamt und der Blutdruck stabilisiert. Positiv wirken sie auf die Drüsen und das Herz. Wirbelsäule und Gelenke werden gestreckt.
- Seitneigungen öffnen die Flanken. Die Zwischenrippenmuskulatur wird gedehnt und das Atmen erleichtert. Das ganze System wird in Harmonie gebracht und neue Blickwinkel eröffnet.
- Liegende Positionen wirken beruhigend und regenerierend. Die Gelenke werden gestärkt und der Atem wird tief und frei.
- Sitzende Positionen wirken auf die Beweglichkeit von Hüfte, Knie und Knöchel. Sie lösen Verspannungen im Zwerchfell und stabilisieren die Wirbelsäule. Die Durchblutung wird gefördert und der Herzmuskel aktiviert.
- Durch stehende Positionen werden Beine und Gelenke gekräftigt. Das Körperbewusstsein für eine aufrechte Haltung wird geschult. Die Durchblutung wird bis in die Beine angeregt.

Mittlerweile gibt es mehr als 2 000 Yogaübungen. Je nach Tradition differieren die Asanabezeichnungen sowie deren Schreibweisen. Dies ist bei einer Tausende von Jahren alten Lehre, die anfangs nur mündlich weitergegeben wurde, ganz natürlich.

Starte mit dem Aufwärmen

Doch egal, welche Asana du üben möchtest, es ist sinnvoll vor jeder Praxis eine kleine Erwärmung zu machen. Diese bereitet dich physisch und mental auf die Übungen vor. Der Körper wird sanft erwärmt und der Stoffwechsel in Schwung gebracht. Gelenke, Sehnen und Bänder werden mit Flüssigkeit versorgt und das Herz-Kreislauf-System wird aktiviert. Die Muskulatur wird mit Sauerstoff und Nährstoffen versorgt, was eine zusätzliche Verletzungsprophylaxe darstellt.

Auch der Sonnengruß ist als Erwärmung möglich. Da er einiges an Erfahrung und Anleitung erfordert, haben wir uns in diesem Buch dafür entschieden, ihn wegzulassen.
Falls du ihn kennst und er sich gut anfühlt, praktiziere ihn aber gerne vor jeder Praxis.

Aufwärmen

» Im Sitzen auf Matte oder Stuhl

1. Komme in eine aufrechte Sitzposition. Schau, dass sie dir angenehm ist und sich alles wohlig anfühlt. Spüre die Sitzbeinhöcker auf deiner Unterlage. Lass die Wirbelsäule sich Stück für Stück aufrichten, als wolltest du Bauklötze aufeinanderstapeln. Der Kronenpunkt zieht nach oben Richtung Decke. Lass dein Kinn stolz, aber leicht nach hinten gezogen, sodass auch die Halswirbelsäule bewusst lang wird. Lege die Hände auf deine Oberschenkel ab, ohne dass die Schultern nach vorne fallen. ❶

2. Oberkörper kreisen: Beginne jetzt, den Oberkörper zu kreisen. Zuerst mit ganz kleinen Kreisen. Lass die Sitzbeinhöcker dabei fest und geerdet. Wie eine Spirale lässt du die Kreise größer werden. Nimm Oberkörper, Schultern und Kopf mit in die Bewegung. Dann wechsle die Richtung.

3. Schultern kreisen: Hebe die Arme etwas zu den Seiten an, flexe die Hände sanft und beginne, die Schultern nach hinten unten zu kreisen. Variiere die Geschwindigkeit von ganz langsam und achtsam hin zu aktivierend. Spüre den Unterschied. Ändere die Bewegungsrichtung von hinten nach vorne. Was fühlt sich anders an? Jetzt kreise noch 3–5 Mal von vorne nach hinten, um dich bewusst aufzurichten. ❷

4. Kopf-Seitneigung – Nackenstretch: Die Arme bleiben neben dem Oberkörper. Lege zunächst das rechte Ohr zur rechten Schulter. Wenn es sich gut anfühlt, mache kleine Bewegungen mit deinem Kinn nach oben und unten. Dann löse und wechsle zur linken Seite. Zur Intensivierung ziehe die Fingerspitzen zu dir heran und schiebe die Handballen Richtung Boden. Die Fingerspitzen ziehen nach oben Richtung Decke. ❸

5. Handgelenke kreisen: Strecke die Arme locker nach vorne aus. Halte die Finger entspannt, während du die Handgelenke kreist. Bewege sie gerne nach innen und außen, aber auch gerne auf und ab.

6. Arme kreisen: Lass die Bewegungen größer werden und kreise jetzt die ganzen Arme aus dem Schultergelenk heraus. Bewege die Arme vorwärts und rückwärts. Flexe dabei deine Hände, um auch die ganzen myofaszialen Strukturen bis tief ins Gewebe zu erreichen. Beende die Bewegung mit einigen Kreisen von vorne nach hinten. ❹

7. Räuberleiter und Oberkörper neigen: Verbinde die Hände hinter dem Rücken zu einer Räuberleiter. Die Finger sind ineinander verzahnt. Für eine sanftere Variante halte die Hände zu einem Körbchen, für mehr Dehnung versuche, die Handballen aneinanderzulegen. Lasse den Oberkörper dann sanft nach vorne sinken. Die Halswirbelsäule bleibt in Verlängerung der Brustwirbelsäule. Die Bewegung erfolgt aus Hüfte und Rücken, nicht mit dem Kopf zu sehr nach vorne und hinten gehen.

8. Arme über das gestreckte Bein rotieren: Stelle den rechten Fuß leicht nach rechts ausrotiert auf. Mit der nächsten Einatmung hebst du die Arme, ausatmend drehe dich nach links und lass die Arme sinken. Wiederhole dies 6 Mal und wechsle dann die Seite. ❺

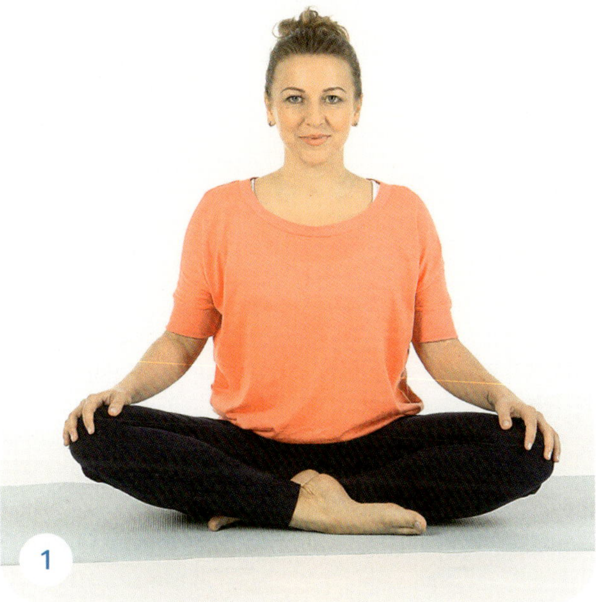
1

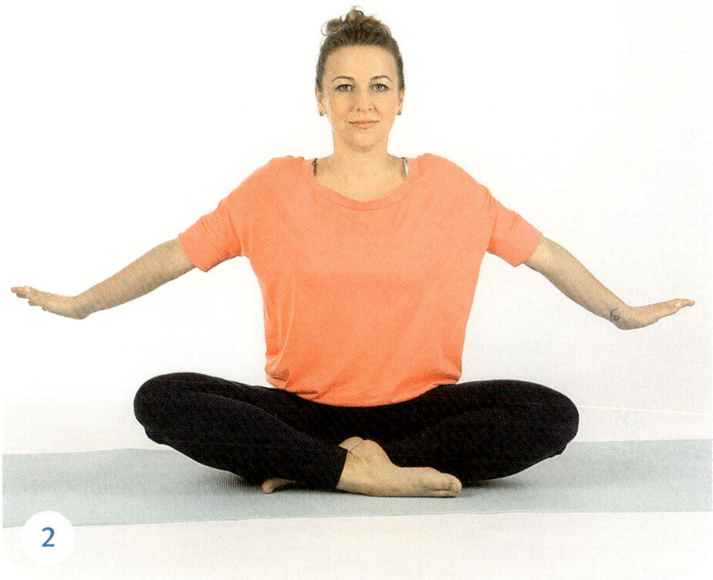
2

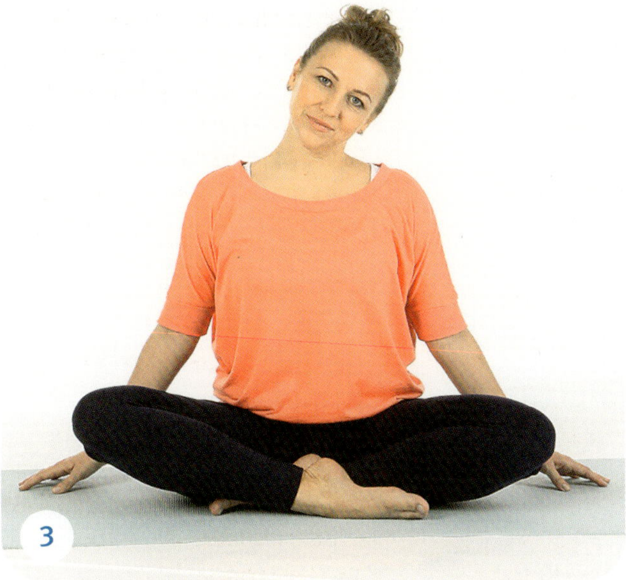
3

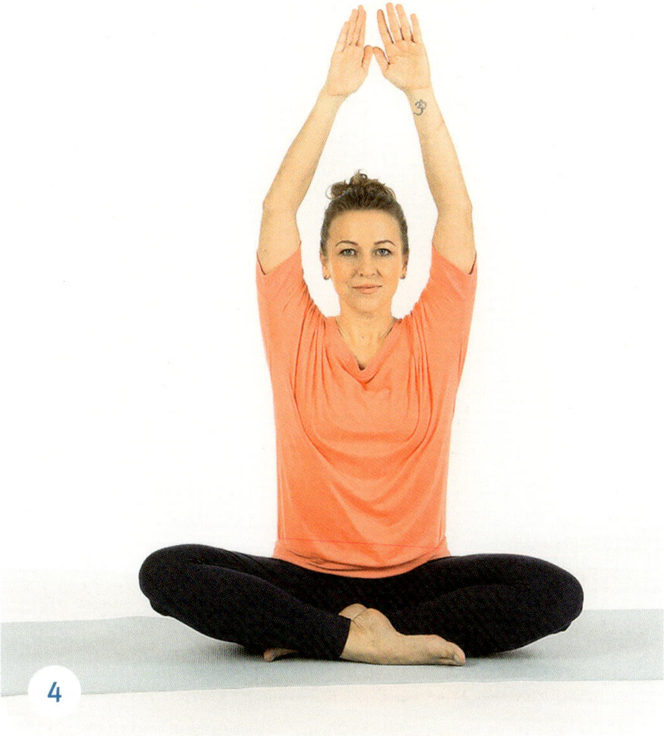
4

9. Seitneigung zum aufgestellten Bein: Beginne mit dem aufgestellten rechten Fuß. Hebe jetzt erneut mit der Einatmung die Arme, ausatmend neige dich nach rechts. Setze die rechte Hand neben dir auf und ziehe den linken Arm sanft über den Kopf. Schau, dass die rechte Schulter tief und weg vom Ohr bleibt. Wiederhole dies 6 Mal und wechsle dann die Seite.

10. Rotation und Seitneigung kombinieren: Der rechte Fuß ist aufgestellt. Mit der Einatmung hebst du die Arme, mit der Ausatmung rotiere nach links und lass die Arme sinken. Das Einatmen bringt die Arme wieder nach oben und den Oberkörper zurück in eine aufrechte Position. Dein nächstes Ausatmen lässt dich zur rechten Seite sinken. Wiederhole dies 6 Mal und wechsle dann die Seite.

11. Sprunggelenk kreisen: Strecke im Sitzen das rechte Bein nach vorne. Beuge das linke Knie und lege es auf den rechten Oberschenkel. Beginne das Sprunggelenk zu kreisen. Variiere in Größe der Kreise und Geschwindigkeit. Dann wechsle die Seite. 6

12. Einrollen: Dann stelle beide Füße auf. Erde die Fußsohlen. Richte die Wirbelsäule auf und lege die Hände an die Oberschenkel. Mit der Einatmung hebst du den Brustkorb an und ziehst dich lang nach vorne. Ausatmend rollst du Kopf und Wirbelsäule ein. Der Blick geht dabei Richtung Bauchnabel. Fließe mit der Atmung. 7

13. Vierfußstand oder bequeme Standposition: Der linke Fuß kommt nach vorne an den Mattenanfang. Der rechte Fuß wird weit nach hinten auf die Matte gesetzt. Optional kann das rechte Knie auf die Matte abgelegt werden. Lass die Hüfte entspannt Richtung Boden sinken. Ziehe den Bauchnabel dabei leicht nach innen, um ein Hohlkreuz zu vermeiden. Bewege den Kiefer vor und zurück oder mache eine Kaubewegung mit geöffnetem Mund, um den Kiefer zu entspannen. Dieser ist energetisch und anatomisch mit der Hüfte verbunden. 8

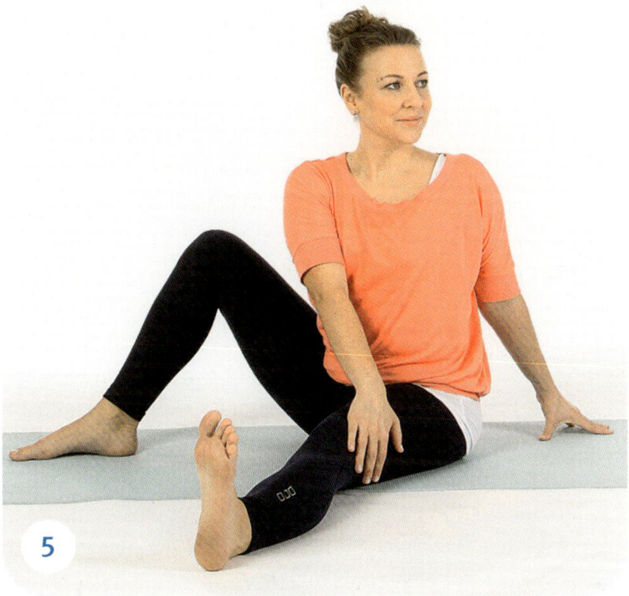
5

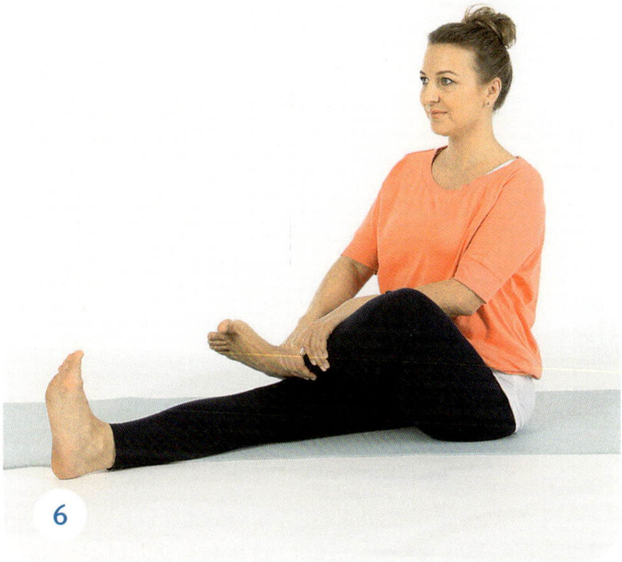
6

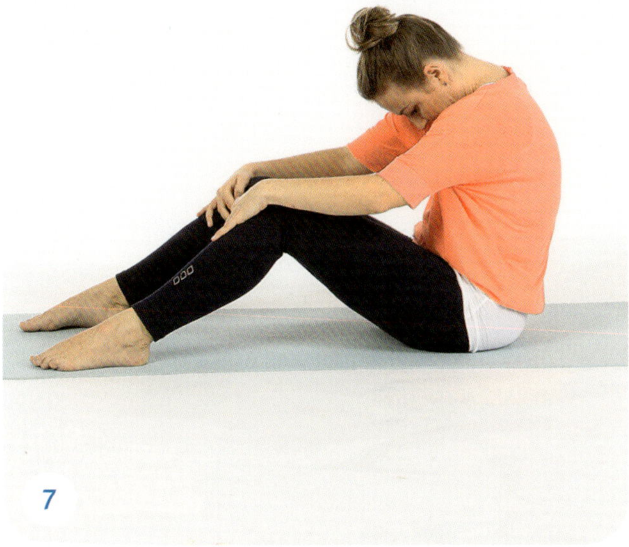
7

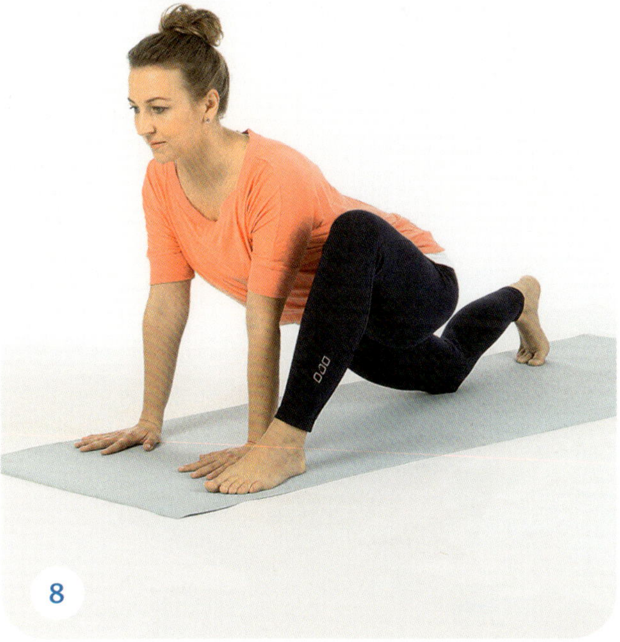
8

Die acht Bewegungsrichtungen der Wirbelsäule

Übe die acht Bewegungsrichtungen der Wirbelsäule. Bringe damit Schwung und Beweglichkeit in deinen ganzen Körper.

1 Ausatmen: Steh gerade, die Beine hüftbreit oder sogar breiter auseinander. Falte die Hände vor der Brust, um dich zu sammeln und dich auf die Übung einzustimmen.
Einatmen: Bringe die Hände in weitem Bogen über den Kopf, drehe dabei die Handrücken zueinander.
Ausatmen: Bewege den Oberkörper nun nach unten, lasse die Hände dabei in der Position und gehe in eine stehende Vorwärtsbeuge.

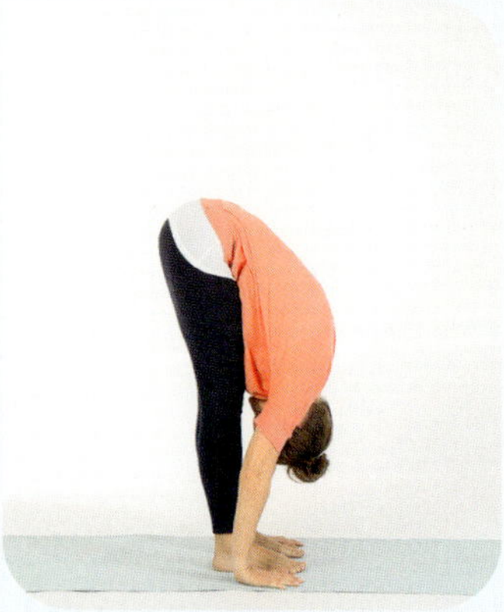

2 Einatmen: Die Hände wieder falten und am Körper entlang nach oben ziehen, bis die Arme über dem Kopf gestreckt sind.
Ausatmen: Beuge den Kopf zur Seite und ziehe die Arme diagonal nach oben.
Einatmen: Komme zurück zur Mitte.
Ausatmen: Beuge den Körper zur anderen Seite. Bleibe dabei stabil in deiner Mitte.
Einatmen: Komme zurück zur Mitte.

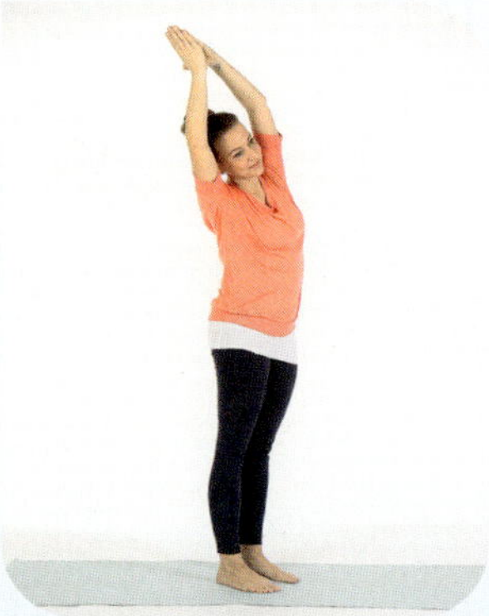

3 Ausatmen: Beuge beide Ellenbogen und senke sie auf Schulterhöhe ab.
Einatmen: Die Handflächen zeigen zueinander, die Finger nach oben, Richtung Decke – die sogenannte »Winkelhaltung« oder auch »Kaktus-Arme«. Drehe den Kopf nach rechts.

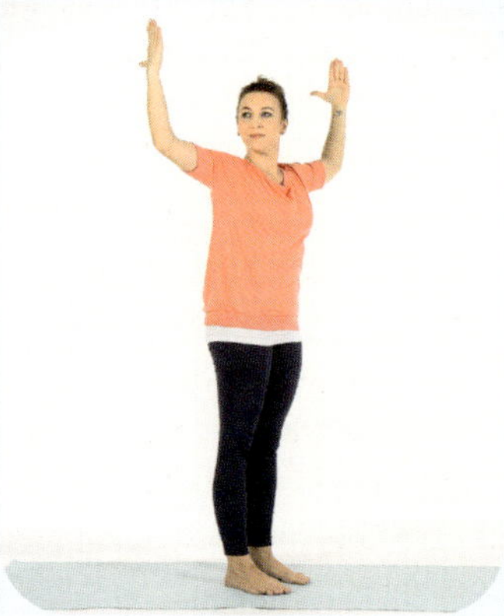

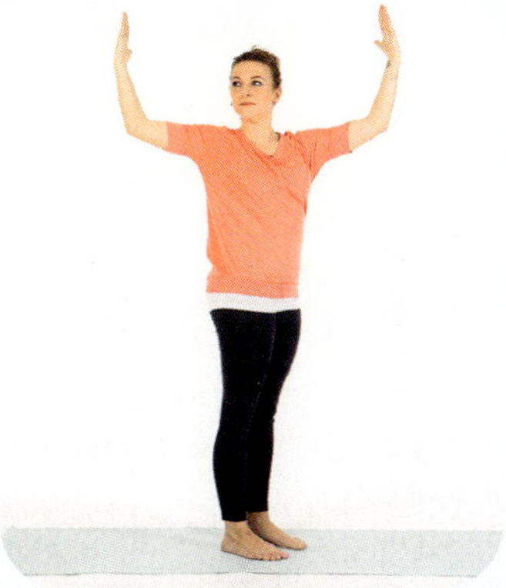

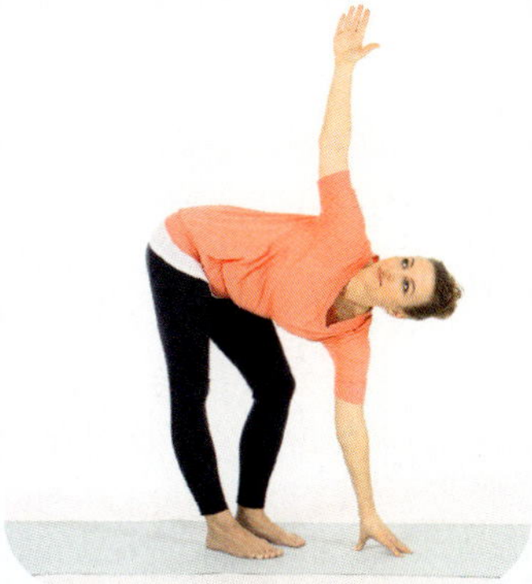

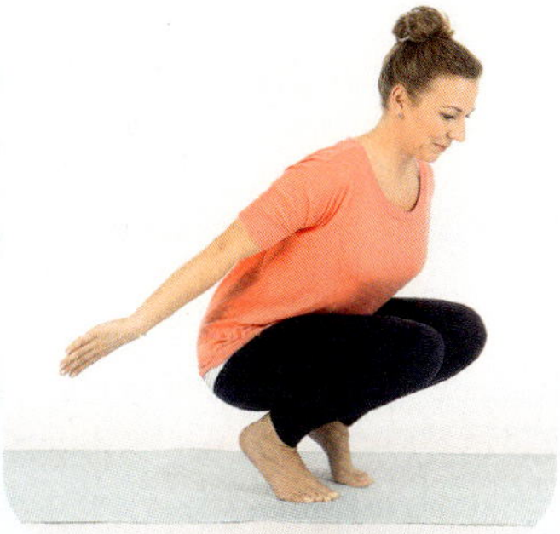

4 Ausatmen: Komme zurück zur Mitte. Die Arme bleiben geöffnet.
Einatmen: Drehe den Kopf nach links.
Ausatmen: Komme zurück zur Mitte.
Einatmen: Rotiere den Oberkörper mit nach rechts. Arme, Beine und Becken bleiben stabil. Probiere aber beides aus. Mit stabilem Becken drehst du anders, als wenn du dein Becken mitdrehst.
Ausatmen: Komme zurück zur Mitte.
Einatmen: Rotiere den Oberkörper nach links. Arme, Beine und Becken bleiben stabil. Probiere aber beides aus. Mit stabilem Becken drehst du anders, als wenn du dein Becken mit drehst.

5 Ausatmen: Komme zurück zur Mitte.
Einatmen: Bringe die Unterarme zusammen.
Ausatmen: In die Vorbeuge sinken. Bringe die Hände zum Boden und lass den Oberkörper in Richtung Boden los. Die Nasenspitze möchte zu den Kniescheiben.
Einatmen: Die rechte Hand nach oben strecken und das linke Knie etwas beugen. Die linke Hand bleibt am Boden. Spanne die Arme auf, sodass Schultergürtel und Schlüsselbeine sich öffnen.
Ausatmen: Bring beide Hände zum Boden.
Einatmen: Die linke Hand nach oben strecken. Die rechte Hand bleibt geerdet. Spanne die Arme auf, sodass Schultergürtel und Schlüsselbeine sich öffnen.
Ausatmen: Bring beide Hände zum Boden.

6 Einatmen: Finde in die halbe Vorbeuge. Beuge dafür sanft die Knie und bewege den Oberkörper nach vorne. Bringe ihn parallel zum Boden in die »Tisch-Haltung«. Die Arme dabei seitlich ausstrecken, lass deinen Blick über die Nase gehen, damit der Nacken auch Länge behält.

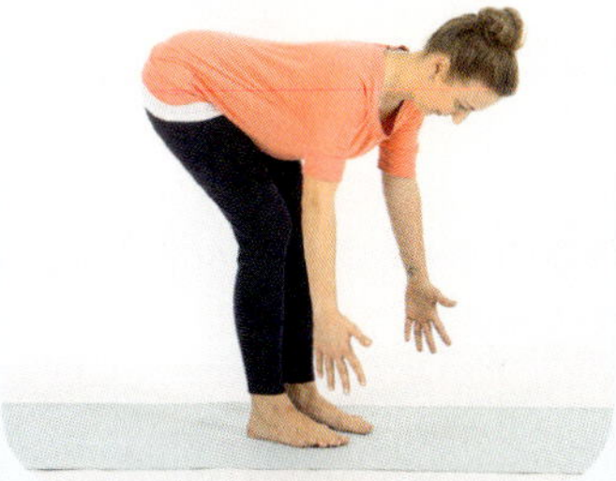

7 Ausatmen: Bring die Hände zurück zum Boden. Senke jetzt dein Gesäß nach hinten unten in eine Hocke. Schwinge die Arme nach hinten.

8 Einatmen: Strecke die Beine und richte dich auf.
Ausatmen: Lass die Arme neben den Körper sinken.

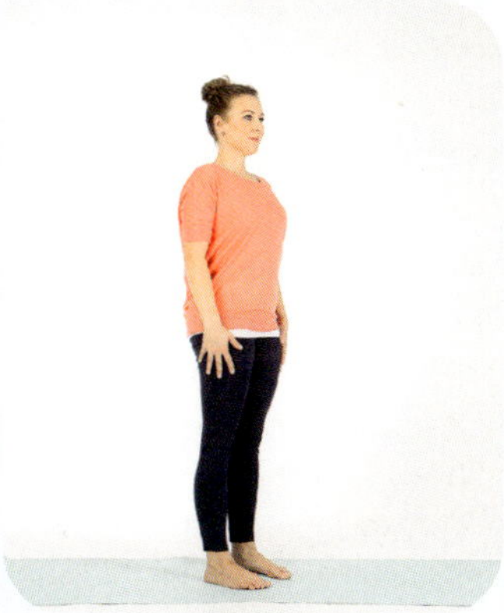

Pranayama, die yogischen Atemübungen

Unter »Prana« verstehen wir die Lebensenergie, »yama« ist die Kontrolle. Durch das Praktizieren der Atemübungen im Yoga gehen wir einen wichtigen Schritt hin zur Körperwahrnehmung und schaffen ein Bewusstsein dafür, wie wichtig unser Atem ist und dass wir diesen willkürlich lenken können. So findet in unserem Körper eine Aktivierung von Prana statt, die durch die Übungen in alle Bereiche unseres Körpers strömen kann.

Die Wege der Lebensenergie

Diese Energie fließt in den feinstofflichen Energiekanälen, Nadis genannt. Im Körper gibt es ca. 72 000 Nadis. Die drei wichtigsten sind:

- Ida Nadi – dieser Hauptenergiekanal sorgt für ein Fließen der Mondenergie im Bereich unserer linken Körperseite,
- Pingala Nadi – dieser Hauptenergiekanal ist verantwortlich für die Strömung der Sonnenenergie im Bereich unserer rechten Körperseite und
- Sushumna – dieser Hauptenergiekanal bildet den Energiestrom unserer Körpermitte und sorgt für die Balance.

Ida und Pingala, so heißt es, enden an unseren Nasenflügeln. Die Harmonisierung des Energieflusses geschieht mit jedem Atemzug.

Halte jetzt selbst einmal die Hand unter deine Nase und nimm wahr, welche Energie gerade die bei dir vorherrschende ist. Spürst du die Atmung stärker rechts oder links? Dann meditiere, praktiziere Asanas und Pranayama und spüre, was und ob sich etwas verändert hat.

Wahrscheinlich hat sich etwas in deinem Gemütszustand verändert, in deiner Achtsamkeit oder auch im körperlichen Empfinden.

Wie wir atmen, hat auch körperliche und physische Auswirkungen. Indem wir atmen, nehmen wir Sauerstoff im Körper auf. In der yogischen Lehre entspricht diese Aufnahme auch gleichzeitig einer Steigerung unserer Lebensenergie (= Prana). Leider überwiegt heutzutage bei den meisten Menschen eine zu flache Atmung – diese wird durch eine mangelhafte Körperhaltung, einen zu hohen Stresspegel und Verspannungen deutlich forciert. Dadurch kann oft zu wenig Sauerstoff aufgenommen und zu wenig Kohlendioxid abgegeben werden. Offensichtliche Anzeichen sind eine schnelle Ermüdung bzw. geringe Belastbarkeit bis hin zum Erschöpfungsgefühl.

Die Wirkungen von Pranayama

Die Wirkung von Pranayama erklärt sich auch wissenschaftlich:

- Die Atmung hat Auswirkungen auf unser Nervensystem. Beeinflusst werden durch die Atmung vor allem der Sympathikus und der Parasympathikus. Für eine Aktivierung des Parasympathikus bietet sich eine lange Ausatmung an, um dadurch auch gleich seine weiteren Funktionen nutzen zu können. Der Parasympathikus ist für die Entspannung im Körper zuständig und sorgt für eine gute Regeneration und Heilung. Er steuert eine Senkung des Blutdrucks und der Herzfrequenz, was gesamtheitlich für einen niedrigeren Stresspegel im Körper sorgt. Der Sympathikus weckt die Lebensgeister. Das Herz schlägt schneller und kräftiger, die Atemwege werden erweitert. Alle Stoffwechselprozesse, die nicht überlebenswichtig sind, werden eingestellt.
- Du solltest regelmäßig Atemübungen praktizieren, um dadurch den Ablauf bewusster Atemtiefe und -lenkung zu fördern. Dann läuft auch die natürliche Atmung in deinem Alltag tiefer und entspannter ab, was schließlich einen positiven Einfluss auf das gesamte Nervensystem hat. Deine Grundeinstellung kann sich so wesentlich in eine entspannte und ruhige

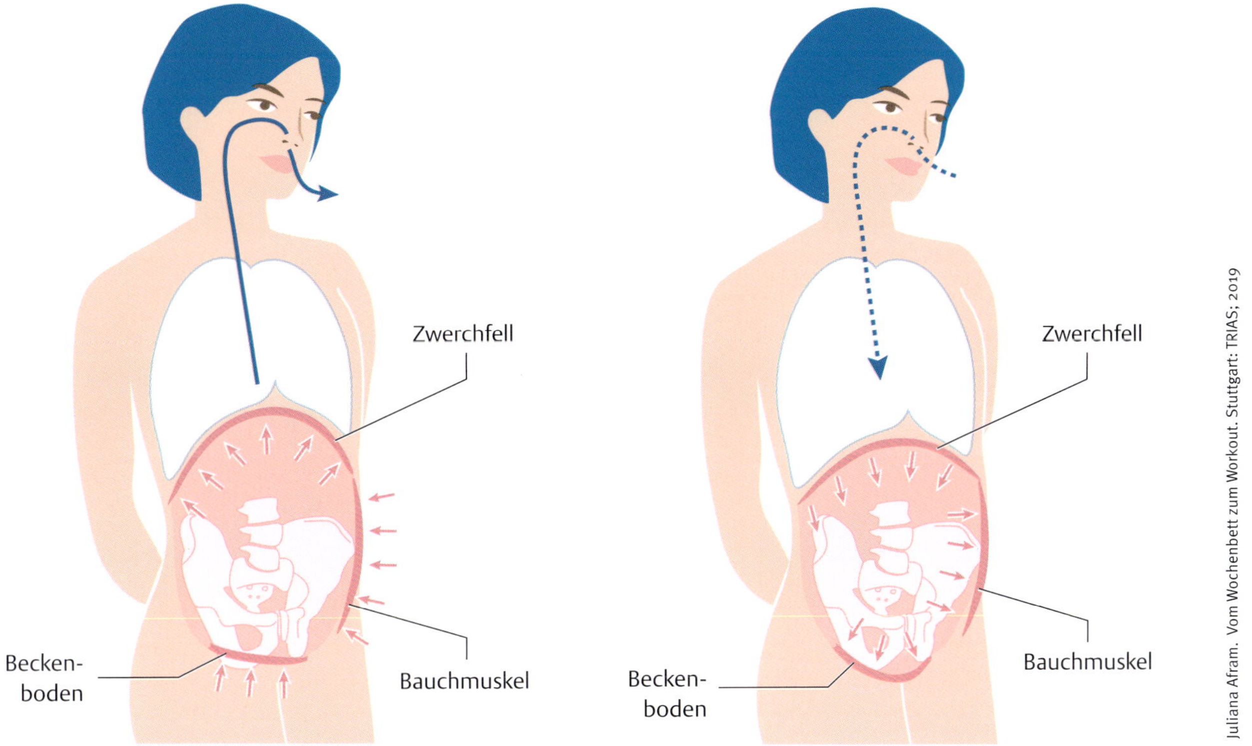

Lage des Beckenbodens und Zwerchfells bei Ein- und Ausatmung

Richtung entwickeln. Außerdem hat es einen gesundheitsfördernden Einfluss auf die gesamte Atemhilfsmuskulatur.

- Zusätzlich findet eine Verbesserung der Vitalkapazität statt. Die Lungenkapazität steigert sich, indem du deine Einatmung tief in den Brustraum lenkst und so den gesamten Brustkorb weitest. Nicht umsonst arbeitet man auch im Spitzensport an einer optimalen Lungenkapazität, um die Leistungskurve zu verbessern.
- Eine vollständige Ausatmung entgiftet außerdem die inneren Organe und das gesamte System.

Die Bedeutung des Beckenbodens

Auch für unseren Beckenboden ist die Atmung sehr wichtig.

- Das Zwerchfell ist in seiner Bewegung mit der Atmung gekoppelt. Atmest du ein, senkt sich das Zwerchfell in Richtung Bauchraum, was zum Druck auf die Bauchorgane, zum Becken hin, führt. Dieser Druck wirkt sich auf den Beckenboden aus und lässt ihn nach unten sinken.
- Bei der Ausatmung funktioniert der ganze Ablauf umgekehrt. Das Zwerchfell hebt sich wieder nach oben und der Druck im Bauchraum löst sich auf. Folglich verschwindet auch der Druck auf den Beckenboden, er spannt sich leicht nach hinten an. Die Muskulatur kann sich optimal zusammenziehen. Beckenboden und Zwerchfell schwingen zusammen im Rhythmus der Atmung.

Die Beckenbodenmuskulatur hat die folgenden Aufgaben:

- Sie stützt die Organe im Bauchraum, da es hier keine knöcherne Abgrenzung nach unten gibt.
- Sie stärkt die Schließmuskulatur der Harnröhre und des Afters, um sowohl anspannen als auch entspannen zu können. Dies ist notwendig beim Wasserlassen, beim Stuhlgang, beim Geschlechtsverkehr und bei der Geburt.
- Sie sorgt für Stabilität. Beim Heben schwerer Lasten oder bei hoher körperlicher Anstrengung muss der Beckenboden dem innerlichen Druck des Bauchraumes standhalten.

Die Bandhas

Bandhas werden im Yoga die Körperverschlüsse genannt. Die drei bekanntesten sind Mula Bandha – Beckenboden, Uddiyana Bandha – Bauchschloss und Jalandhara Bandha – Kinnschloss. Sie halten die Energie im Körper, unterstützen die Aufrichtung und helfen, Fehlhaltungen zu vermeiden.

Mula Bandha

Wurzelverschluss = Beckenbodenanspannung

Jeder, der sich einen stabilen Rücken wünscht und dabei möglichst schmerzfrei bis in das hohe Alter bleiben möchte, sollte eine kräftige Beckenbodenmuskulatur besitzen. Dabei ergänzen sich diese Muskelanteile und die tiefen Bauchmuskeln (Uddiyana Bandha) zu einer Einheit, die die gesamte Körpermitte festigt.

Anleitung

- Zu Beginn lege dich am besten ganz bequem hin und spüre deine Ein- und Ausatmung.
- Bei der Einatmung senkt sich dein Zwerchfell in Richtung Bauchraum und übt einen erhöhten Druck auf deinen Beckenboden aus.
- Lasse folglich bei der Einatmung, am Anfang der Übung, die Beckenbodenmuskulatur entspannt.
- Bei der Ausatmung hebt sich dein Zwerchfell und du tust dich leichter, anzuspannen. Wechsle fließend zwischen Einatmung/Ausatmung und Entspannung/Anspannung (s. u.), solange du dich gut dabei fühlst. Dann mache eine Pause und wiederhole den Ablauf mehrmals hintereinander.

Wie spanne ich meine Muskulatur an?

- Stelle dir vor, du näherst Scheide bzw. Penis und After einander an und ziehst die Muskulatur dazwischen mit der Ausatmung weit nach oben in Richtung Bauchraum.
- Ziehe die Sitzbeinhöcker zusammen, ohne deine Gesäßmuskeln anzuspannen.
- Ziel ist es, eine dauerhafte Kontrolle über die Anspannung, aber auch über das Loslassen in allen Ausgangsstellungen zu bekommen. Nach einiger Übungszeit sollte es dir möglich sein, die Beckenbodenmuskulatur über mehrere Atemzüge zu halten, sowohl in ruhenden Positionen als auch bei Bewegungsabläufen.

Erfahrene Yogis halten die Anspannung sogar während ihrer gesamten Yogapraxis.

Wirkung von Mula Bandha:

- bietet einen intensiven Schutz für unsere Wirbelsäule (besonders bei Rückbeugen sehr wichtig)
- fördert die Durchblutung im Beckenbereich
- leitet den Energiefluss nach oben. Prana, unsere Lebensenergie, kann vom 1. Chakra beginnend

die anderen Chakren harmonisch nacheinander durchlaufen.

Uddiyana Bandha

Bauchschloss

Hierbei geht es um die Aktivierung der tiefliegenden Bauchmuskulatur (M. transversus abdominis, Mm. obliquii). Um eine optimale Stabilisierung der Lenden- und Brustwirbelsäule zu erreichen, solltest du Mula und Uddiyana Bandha zusammen anspannen können.

Anleitung

- Nimm eine gute Ausgangsposition für den Anfang ein: Rückenlage mit angestellten Beinen, Vierfüßlerstand oder eine bequeme und aufrechte Sitzposition.
- Angespannt wird unsere tiefe Bauchmuskulatur mit der Ausatmung und dann möglichst über mehrere Atemzüge gehalten.
- Das Halten der Spannung kannst du dir am Anfang erleichtern, indem du erst eine reine Brustkorbatmung beim Anspannen durchführst.

Wie spanne ich diesen Bereich an?

- Ziehe deine Beckenkämme beim Ausatmen zusammen/aufeinander zu.
- Dein Bauchnabel zieht bei der Ausatmung sternförmig nach innen.

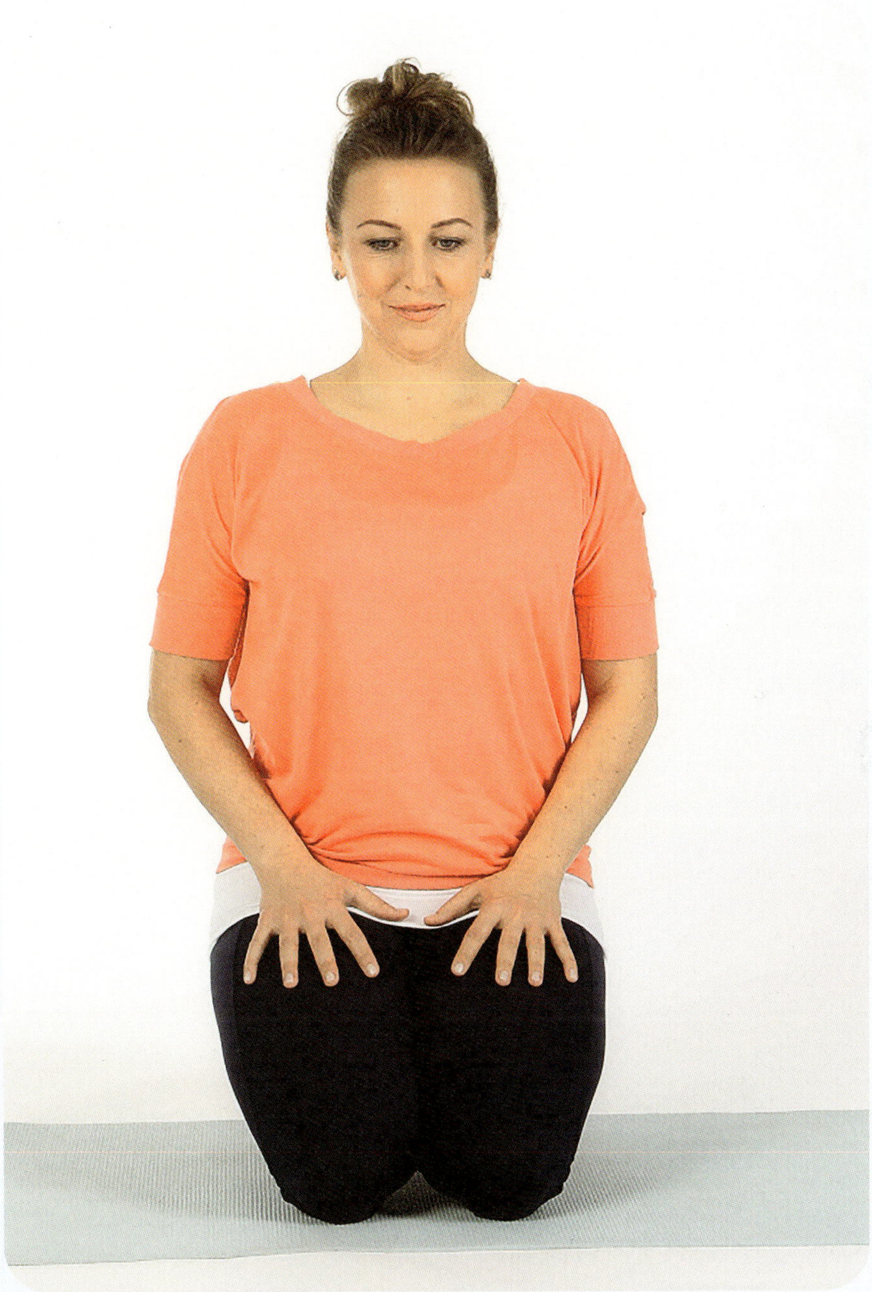

Zehensitz

Die Anspannung ist mit etwas Übung vollständig unabhängig von Ein- und Ausatmung. Ziel ist es, beide Bandhas kontrolliert halten und loslassen zu können. In Ruhe, bei den Wechseln von Asana zu Asana und über viele Atemzüge hinweg.

Wirkung von Uddiyana Bandha:

- Stabilität der Wirbelsäule
- bessere aufrechte Körperhaltung
- Zwerchfellunterstützung und dadurch erhöhte Sauerstoffaufnahme und Kohlendioxidabgabe
- ein verbessertes Atemvolumen
- Prana zirkuliert besser im Körper und versorgt die Energieräder, die Chakren (Seite 64).

Jalandhara Bandha

Kinnverschluss oder Kehlverschluss

Das Jalandhara Bandha ist sehr wichtig bei allen Wirbelsäulenpatienten, die über Schmerzen im Nacken, Kopfschmerzen oder Verspannungen im Schulter-Nacken-Bereich klagen. Aber auch als Prävention vor Überlastungen in diesem Bereich und zur Energielenkung brauchen wir dieses Bandha im Yoga.

Anleitung

Um einen leichten Einstieg in diese Praxis zu bekommen, führe folgende Übung gerne sitzend an einer Wand durch. Dabei liegen dein Hinterkopf und dein Rücken an der Wand an.

Bist du schon geübt, praktiziere Jalandhara Bandha in einer aufrechten Sitzposition. Du kannst dich dabei natürlich auch, nicht angelehnt, auf einen Stuhl setzen.

- Stelle dir vor, du wirst an einem unsichtbaren Faden, von deinem Scheitelpunkt aus, nach oben in Richtung Decke gezogen. Deine gesamte Wirbelsäule richtet sich dabei auf und du »wächst« ein Stück aus dir heraus.
- Dein Hinterkopf schiebt dabei nach hinten, entweder mit leichtem Druck an die Wand oder mit der Vorstellung dieses Druckes, wenn du frei sitzt.
- Das Kinn zieht währenddessen leicht nach unten, ohne dass du den Kopf in Richtung Brustbein sinken oder hängen lässt. Das ist auch gar nicht möglich, wenn du, wie beschrieben, die Aspekte des Hinterkopfes und deiner Scheitelkrone beibehältst.
- Bleib dabei in deiner ganzen Wirbelsäule aufgerichtet und hebe sanft dein Brustbein.
- Zur Verstärkung des Verschlusses kannst du deine Zunge oben an den Gaumen legen und sanften Druck ausüben. Achte bitte darauf, dass du deinen Kiefer nicht verspannst und deine Lippen weiterhin nur leicht aufeinanderliegen.
- Halte diese Position anfangs für einige Atemzüge oder Minuten, wenn das machbar für dich ist.

Das Jalandhara Bandha kannst du zu Beginn deiner Yogapraxis als eigene Übung durchführen. Ziel ist es, wie auch beim Mula und Uddiyana Bandha, den Verschluss in die Asanas und Pranayama-Übungen miteinzubeziehen.

Wirkung von Jalandhara Bandha:

- Entlastung der Halswirbelsäule
- Kräftigung der stabilisierenden Muskelanteile der Halswirbelsäule
- Reduktion des Druckes auf das Herz
- mentale Entspannung und Stressreduktion
- Sushumna (der Haupt-Energiekanal) wird geöffnet und der Pranafluss nach oben begrenzt, um einen Verlust deiner Energie zu vermeiden
- Vishuddha Chakra (Seite 66) wird aktiviert.

Bei allen Atemübungen gilt: Der Atem sollte frei fließen und ohne Druck und Ehrgeiz kontrolliert werden. Bitte niemals die Luft gewaltsam anhalten und stets eine Atemnot vermeiden. Auch bei in den Übungen genannten Atempausen sollte stets ein Wohlgefühl da sein. Hast du bislang keinerlei Erfahrung mit Atemübungen, lass die vorgeschlagenen Atempausen erst einmal weg, bis du dich sicher fühlst.

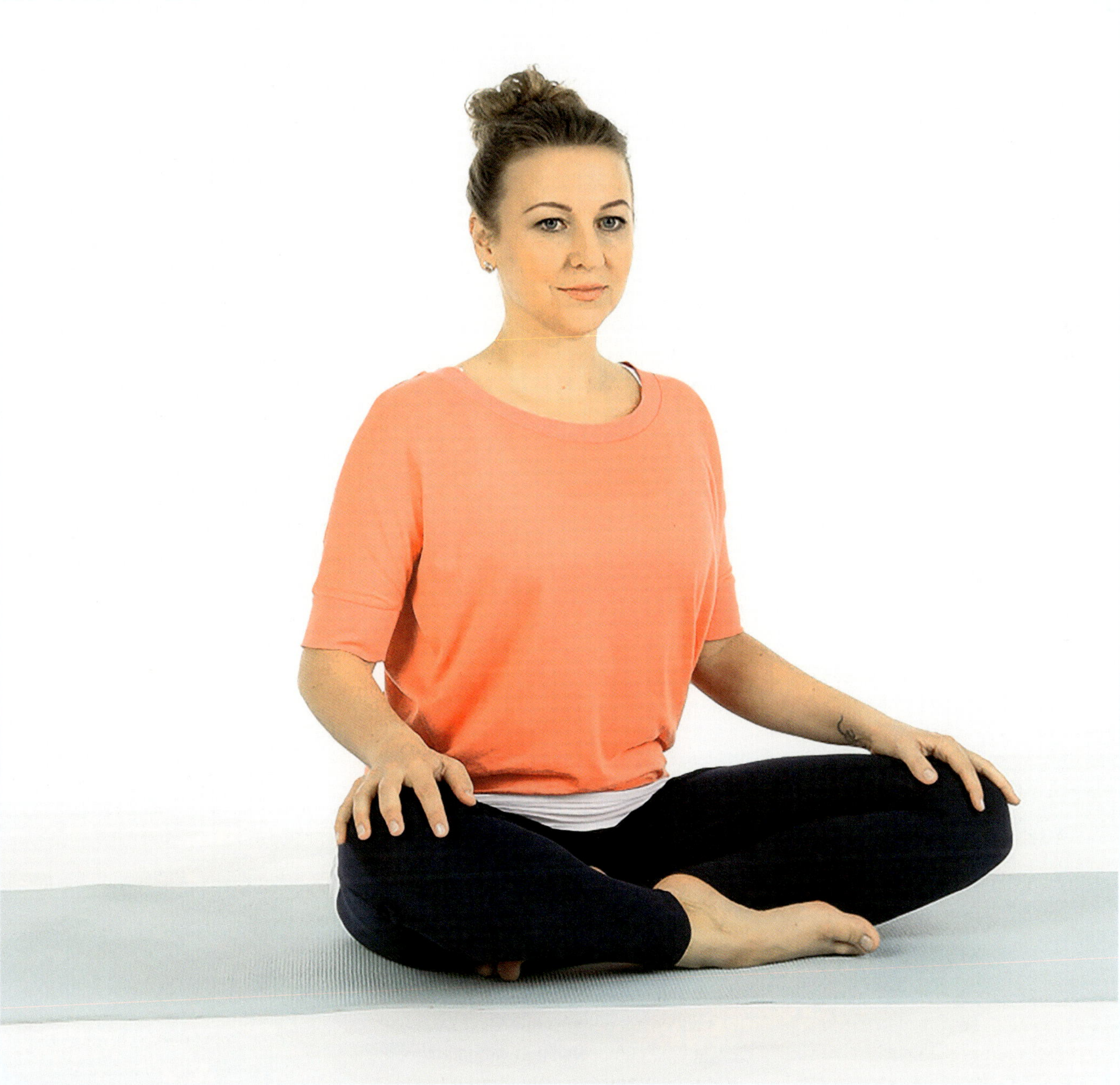

Meditationssitz

Mudras, die yogischen Fingerübungen

Die Kraft unserer Hände wird oft unterschätzt. Mudras[2] helfen uns, diese enorme Kraft zu entdecken und freizusetzen. Dies erklärt sich durch Nervenfasern, die sich an Händen und Fingerspitzen befinden. Energetisch dienen Mudras dazu, Prana, die Lebensenergie, zu generieren und zu verteilen. So ist in alten Yogaschriften beschrieben, wie Mudras Kräfte wecken und Krankheit lindern können.

Mudra bedeutet im Sanskrit »Siegel«. Sie können zu jeder Zeit und in jeglicher Haltung eingenommen werden. Jeder Mensch ist einzigartig und deshalb zeigt sich auch die Wirkung der Mudras bei jedem unterschiedlich. Am besten beginnst du, sie immer an einem ruhigen Ort anzuwenden. Die Hände kannst du mit einer kleinen Massage erwärmen. Wenn möglich, sollten Mudras mindestens 15 Minuten gehalten werden.

Bedeutung

Übersetzt bedeutet Mudra »Das, was Freude gibt« – Mud heißt »Freude«, ra »das, was gibt«.

Die Mudras stellen so wichtige Verbindungen im Nervensystem her und regen die Energiebahnen, Nadis, an. Verstärkt werden kann dies durch Konzentration, Affirmationen, Gefühl und Atem. Außerdem repräsentieren unsere Hände die 7 Chakras des Yogas sowie die 5 Elemente der Traditionellen Chinesischen Medizin. Durch die Balance der Energien, so sagt man im Yoga, ist Heilung erst möglich.

Mudras gibt es Tausende. Es gibt beruhigende Mudras, die helfen, dass man zur Ruhe kommt. Spannungslösende Mudras helfen bei Kopfschmerzen und bauen Stress ab. Motivierende und aktivierende Mudras geben mehr Kraft, neue Energie und einen belebenden Geist. Weitere Mudras wirken allgemein positiv auf die Gesundheit oder sind speziellen Krankheitsbildern zugeordnet. Mudras haben also viele positive Wirkungen und Effekte.

Namaste Eine der bekanntesten Mudras ist die Anjali Mudra. Lege beide Hände vor dem Herzen zur Gebetshaltung aneinander oder an die Stirn. Du kannst die Finger schließen oder leicht geöffnet halten. Die Schultern sind entspannt. Die Geste der Dankbarkeit wird oft auch als yogischer Gruß »Namaste« verwendet. Diese Mudra fördert die innere Balance, Konzentration und Versenkung nach innen. Sie ist ein Ausdruck moderner Spiritualität: Namaste – das Licht in mir grüßt das Licht in dir. Diese Mudra gibt den yogischen Grundsatz wieder, dass jeder im Kern Licht und Leuchten in sich trägt (siehe Abb. Seite 31).

Bei den jeweiligen Krankheitsbildern haben wir verschiedene hilfreiche Mudras erklärt und darauf verwiesen. Ganz allgemein helfen:

Lotus Mudra Dafür lege die Hände aneinander zur Gebetshaltung. Öffne Zeigefinger, Mittelfinger und Ringfinger, sodass sich weiterhin die Daumen und die kleinen Finger berühren. Diese Lotusblüte hältst du vor dem Herzen. ❶

Du kannst hier mit der Vorstellung arbeiten, wie sich die Blüte öffnet und der Heilungsprozess beginnt. Oder du nutzt das Bild des Lotuseffekts, bei dem alles an dir abprallt, was dich krank und müde macht.

Prithivi Mudra Lege die Handrücken entspannt auf die Oberschenkel. Verbinde die Spitzen von Daumen und Ringfinger. ❷

Benannt nach der Göttin der Erde, gibt diese Mudra Halt, Sicherheit

---

2 Wir richten uns nach dem Duden, der »Mudra« nicht als sächliches, sondern als feminines Substantiv klassifiziert. Die sächliche Bezeichnung ist jedoch ebenfalls geläufig.

und Urvertrauen. Sie hilft, Situationen gestärkt und gelassen anzunehmen. Bei Unruhe und Zweifeln fördert sie die Balance. Nutze die Mudra, um den Boden unter den Füßen nicht zu verlieren.

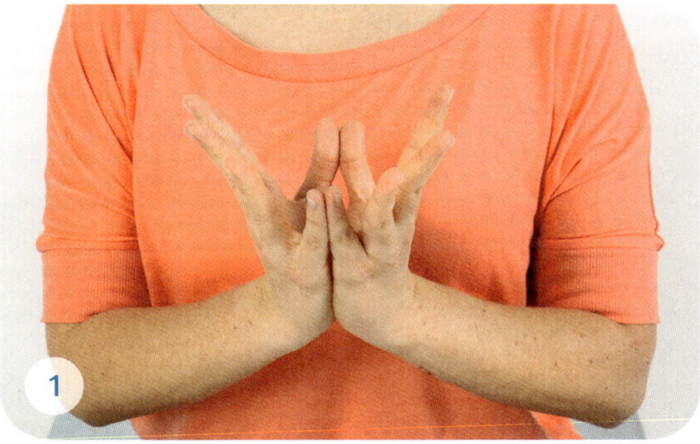

Garuda Mudra Kreuze deine Hände vor dem Brustkorb und verhake dabei die Daumen. Die Handinnenflächen zeigen zum Herzen. Lege die Hände auf die Lungen und spüre die wunderbare Kraft dieser Mudra. 3

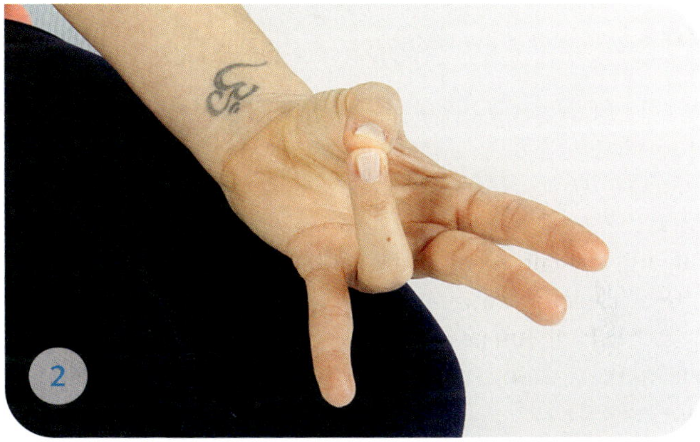

Die Mudra ermöglicht dir einen klaren und entspannten Blick. Dies ist im wörtlichen Sinne, aber auch im übertragenden Sinne gemeint. Gewinne neue Blickwinkel, indem du die Welt mit etwas Abstand betrachtest.

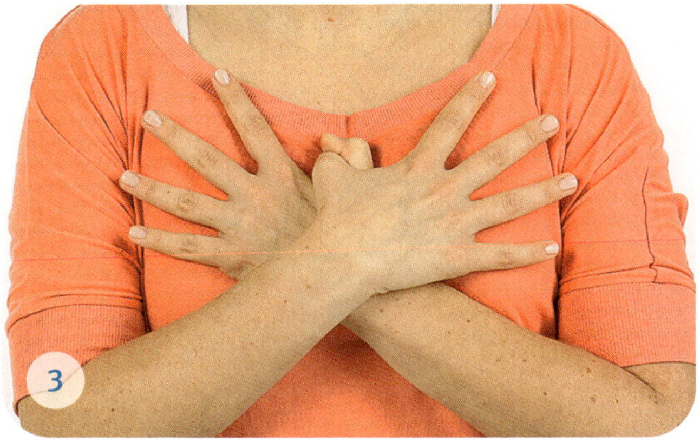

Intensivere Wirkung durch Handakupressur

Möchtest du eine besondere Wirkung erzielen, dann nutze gerne die Punkte der Handakupressur. Hier kannst du auf Knopfdruck zusätzlich Beschwerden lindern (Seite 78).

Auch Meridiane verlaufen in unseren Händen. Durch das Drücken und Halten verschiedener Punkte können hier direkt die dazugehörigen Organe angesprochen werden. Diese werden dann entsprechend aktiviert oder harmonisiert. Vielleicht kennst du Akupunktur? Hier werden Nadeln an die jeweiligen Punkte der Meridiane gesetzt (Seite 220).

Die Handakupressur benötigt keine Hilfsmittel. Du kannst einfach mit der anderen Hand einen bestimmten Punkt halten. Vermeide hier zu viel Druck. Halte den Punkt 1–2 Minuten und massiere dann die Stelle etwas aus, um den Energiefluss zu aktivieren. So werden Blockaden gelöst und Schmerzen gelindert.

Die Handakupressur kannst du mehrmals täglich anwenden oder einmal die Woche. Gehe hier ganz nach deinem Gefühl. Bitte erwarte keine Wunderheilung über Nacht. Die Blockaden haben oft viel Zeit gebraucht, um sichtbar zu werden. Gib ihnen auch etwas Zeit, um sich zu lösen.

Meditation

Meditationen können dabei helfen, achtsamer zu werden, eingeschlichene Verhaltensweisen aufzudecken und selbst etwas zu verändern.

Es gibt unzählige Arten, zu meditieren. Dabei gelten Meditationen längst nicht mehr nur als spirituelle Rituale. Mithilfe neuer Verfahren, z. B. mit dem Magnetresonanztomografen (MRT), können die Durchblutungsänderungen verschiedener Hirnareale beobachtet werden.
So konnten verschiedene Forschungsinstitute die Wirkung von Meditation direkt auf das Gehirn analysieren. Der Psychologe Richard Davidson von der University of Wisconsin-Madison hatte so bereits 2007 nachweisen können, dass Meditation positiv auf die Aufmerksamkeit wirkt. Des Weiteren hat Meditation eine Wirkung auf die Morphologie des Gehirns. Die Neurowissenschaftlerin Sara Lazar vom Massachusetts General Hospital in Boston konnte nachweisen, dass Meditation positiv auf die Bereiche des Gehirns wirkt, die für das Mitgefühl zuständig sind. Zudem stärkt sie Mut und Selbstwertgefühl, da sie den Mandelkern schrumpfen lässt. Das ist der Teil des Gehirns, der u. a. für die Steuerung von Angst zuständig ist. Zudem wurde der frontale Kortex zugunsten besserer Konzentration aktiviert und darüber hinaus eine neurale Neubildung angeregt. Das Gehirn wächst. Konkret heißt das, es werden neuronale Verbinden gebildet, »Glücksbotenstoffe« produziert und außerordentlich klare Geisteszustände beobachtet. Dies beugt unter anderem Demenz vor. Durch Blutuntersuchungen konnte nach Meditationen eine deutliche Verbesserung der Aktivitäten des Abwehrsystems nachgewiesen werden. Und noch mehr: Laut mehreren Studien verändert Meditation das Schmerzempfinden – Schmerzen werden gedämpft.

Die meisten Menschen haben am Anfang Schwierigkeiten, zu meditieren. Es wird oft eine sofortige Gedankenleere erwartet oder eine tiefe Versenkung. Dabei dauert es oft einige Wochen, sogar Monate, bis die Gedanken ruhiger und stiller werden und sich Pausen dazwischen einstellen.

> *»Der Geist ist durch seine Aktivität der leitende Architekt des eigenen Glücks und Leidens.«*
>
> *Buddha*

Auch wenn die in den folgenden Meditationen genutzten Bilder in deinem wahren Leben Beklemmungen und Unwohlsein hervorrufen, in der Fantasie ist alles vollkommen frei. Körper und Geist fühlen sich angenehm wohlig und du bleibst entspannt.

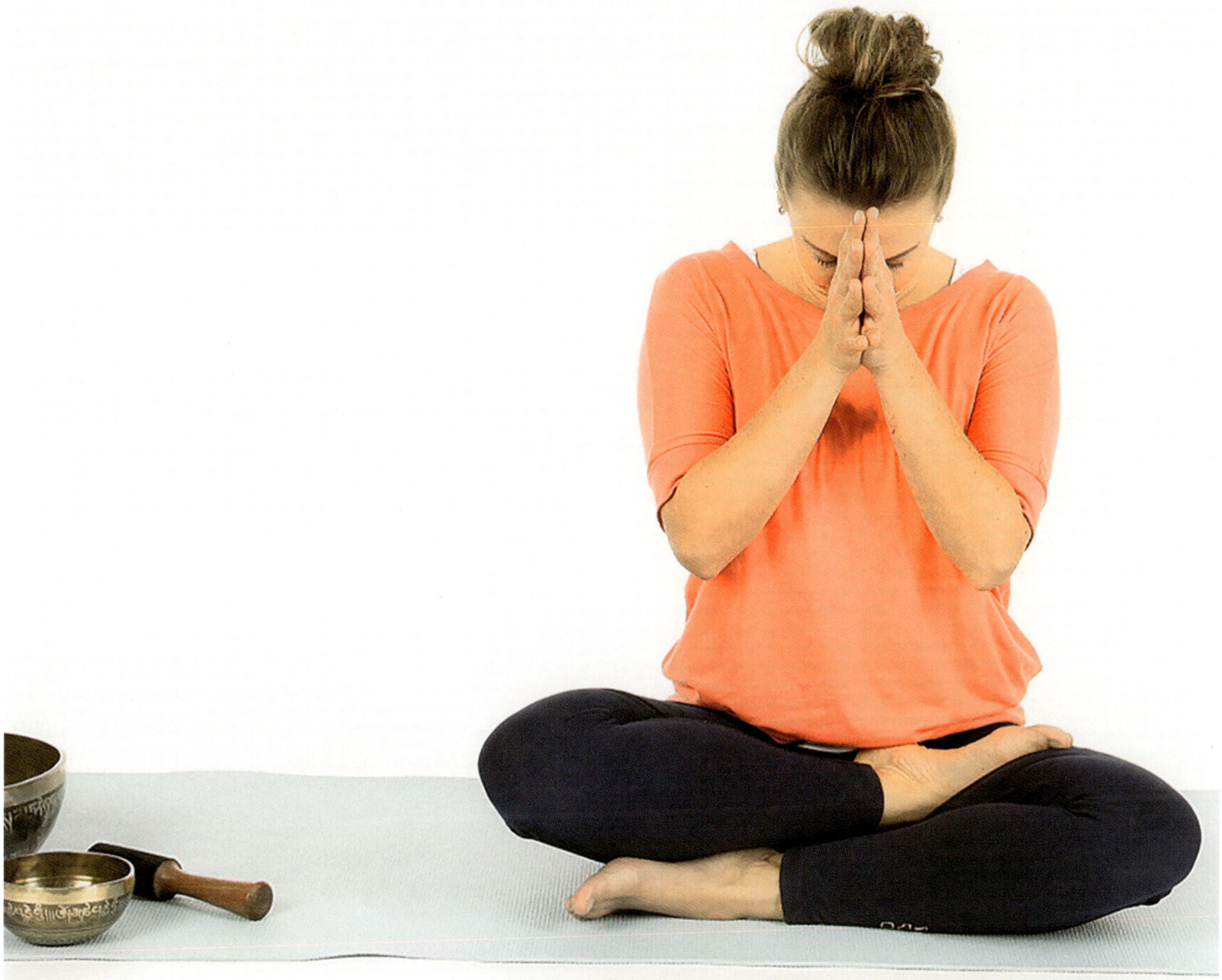

Der Selbsttest

Bevor wir damit beginnen, verschiedene Krankheitsbilder mit den passenden Symptomen und möglichen Ursachen zu erläutern, wollen wir dich dazu einladen, deinen eigenen Körper »neu«, aus einem besonderen Blickwinkel, kennenzulernen und einzuschätzen.

Wir sind davon überzeugt, dass der Mensch immer ganzheitlich betrachtet werden sollte, um Krankheiten vorbeugen zu können oder die bereits bestehenden zu lindern. Diese Tatsache hat uns dazu veranlasst, in diesem Buch mit dem folgenden Selbsttest zu starten. Dadurch nimmst du jeden Abschnitt und jedes Gelenk im Körper wahr, erlernst eine wichtige Sichtweise auf Fehlbelastungen und kannst sofort daran arbeiten, diese positiv zu beeinflussen.

Ablauf des Selbsttests

Suche dir einen Platz vor einem Spiegel, in dem du deinen ganzen Körper sehen kannst. Sorge dafür, dass du die nächsten 15 Minuten ungestört bist und dich ganz auf deinen Körper konzentrieren kannst.

Der Test besteht aus der Begutachtung von fünf Körperabschnitten, die du nach genauer Anleitung zuerst inspizierst. Anschließend kannst du jeweils einige kleine Übungen praktizieren, die dir helfen sollen, eventuelle Fehlstellungen zu verbessern.

Stehe bei jedem Körperabschnitt zunächst frontal zum Spiegel und wechsle erst in die seitliche Ansicht, wenn du dazu aufgefordert wirst. Falls du aufgrund körperlicher Einschränkungen nicht stehen kannst, führe folgende Tests gerne sitzend vor dem Spiegel durch. Beachte dabei, dass auch im Sitzen deine Fuß- und Kniestellungen wichtig sind, um deine Gelenke nicht unnötig zu belasten.

Führe die beschriebenen Übungen immer solange aus, bis du den Ablauf sicher beherrschst. Gelingt dir dies nicht gleich, setze dich nicht unter Druck. Praktiziere die Übung immer mal wieder, bis du sie mit geschlossenen Augen ausführen kannst.

Nimm dir vor, den kompletten Test nach ein paar Wochen erneut zu durchlaufen, einerseits, um Verbesserungen zu realisieren und andererseits frühzeitig zu erkennen, wo eventuell neuer Handlungsbedarf entsteht.

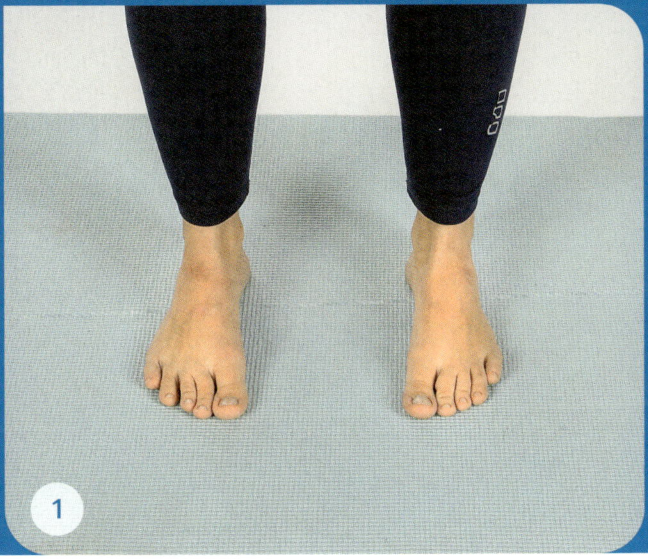

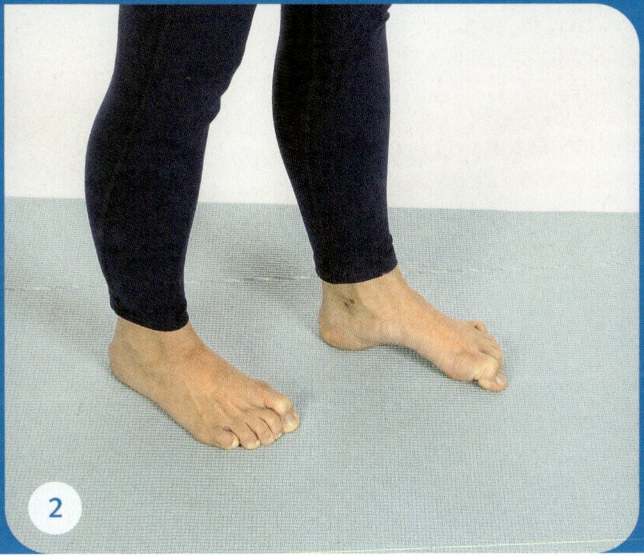

Test der Füße

- Wie stehen deine Füße? Sind sie hüftschmal geöffnet? Belastest du den Vorderfuß oder die Ferse mehr? Knickt dein Fuß auf einer Seite nach außen oder nach innen? Oft treten die Fußfehlstellungen auch gemeinsam auf.
- Stehst du symmetrisch, d. h. tragen der rechte und linke Fuß gleich viel Körpergewicht? 1
- »Krallen« deine Fußzehen oder sind sie entspannt? 2
- Kannst du bei der seitlichen Ansicht ein Fußgewölbe erkennen oder sieht dein Fuß eher wie ein »Plattfuß« aus? 3
- Hat die Höhe deines Fußgewölbes eine natürliche Höhe oder ist es stark erhöht? Werden dadurch Ferse und Vorderfuß übermäßig belastet?
- Ist im Vorderfuß ein Quergewölbe zu erkennen?
- Kannst du Druckstellen und Schwielen an deinen Füßen erkennen?
- Spürst du Schmerzen in deinem Fersenbein? Das könnte ein Hinweis auf einen Fersensporn sein.
- Wie rollen deine Füße beim Gehen ab? Ist die große Zehe steif, schmerzhaft oder zeigt sie nach innen zur kleinen Zehe?

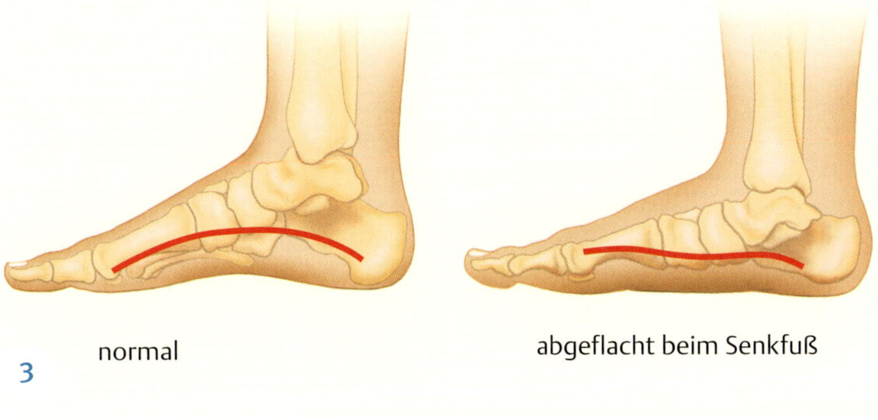

Christian Larsen. Gut zu Fuß ein Leben lang. Stuttgart: TRIAS; 2019

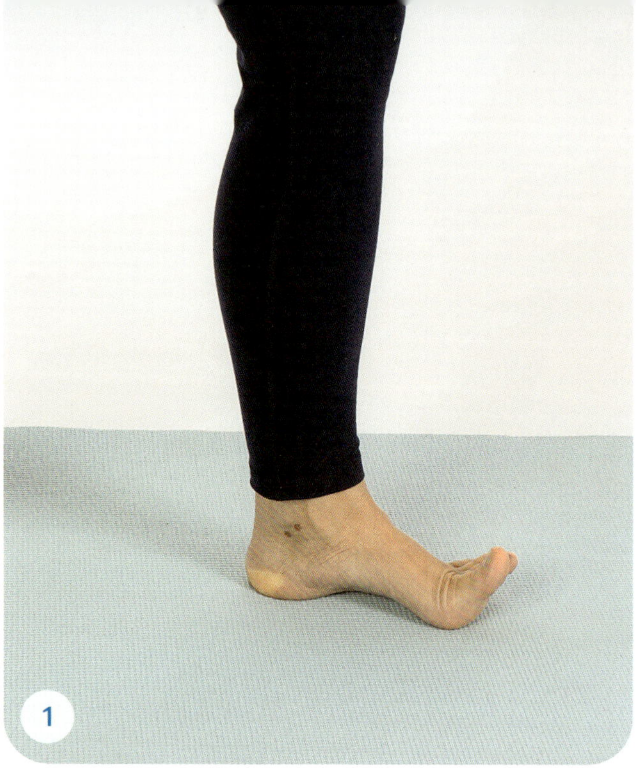

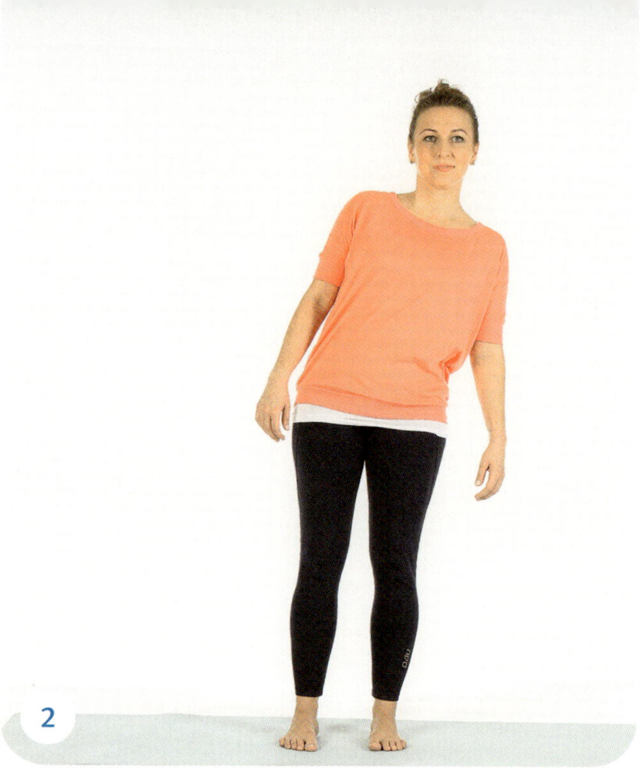

Übungen für die Füße

Übung 1

- Spüre die 3-Punkte-Belastung beider Füße: Nimm den Großzehenballen, den Kleinzehenballen und die Mitte der Ferse wahr und bring auf jeden Punkt gleich viel Körpergewicht.

Übung 2

- Behalte deine 3-Punkte-Belastung bei, hebe die Zehen einmal an und lege sie locker am Boden ab. ❶ Versuche, das Fußgewölbe zwischen Großzehenballen und Ferse anzuheben, ohne die beiden erstgenannten Parameter zu verlieren. Falls dir das noch nicht gelingt, mach zunächst gedanklich diese Übung. Verweile hier für ca. 5 Atemzüge und schließe dabei gerne deine Augen.

- Wiederhole diesen Übungsblock so lange, bis du eine gute Wahrnehmung deines eigenen »Fundaments« (Fuß) hast und alle Anleitungen problemlos ausführen kannst.

- Falls du große Defizite feststellst, empfehlen wir dir, diese Anleitungen nach Möglichkeit täglich für ca. 5 Minuten durchzuführen, zum Beispiel als tägliches Ritual beim Zähneputzen oder Kochen.

Übung 3

- Starte 5–10 Gewichtsverlagerungen vom rechten auf den linken und vom linken auf den rechten Fuß, ohne dabei mit dem weniger belasteten Fuß den Bodenkontakt zu verlieren. ❷ Spüre in der symmetrischen Fußbelastung kurz nach.

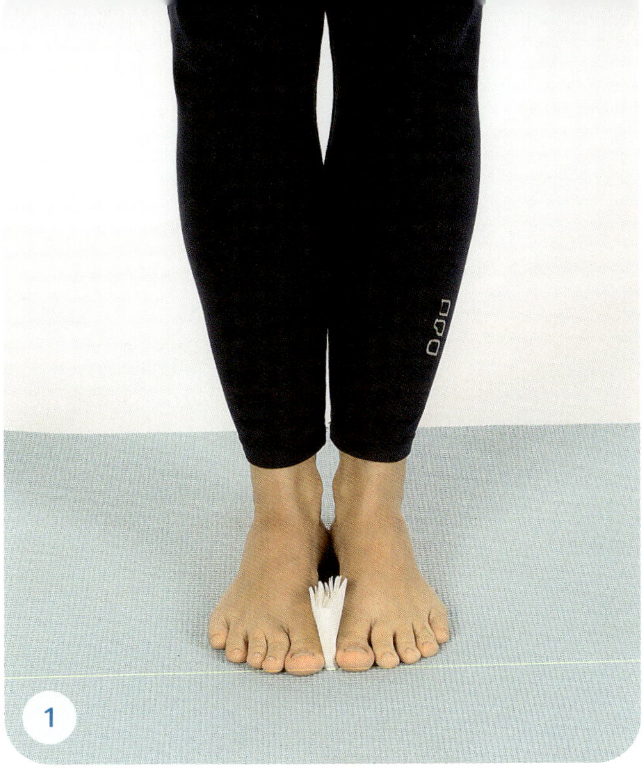

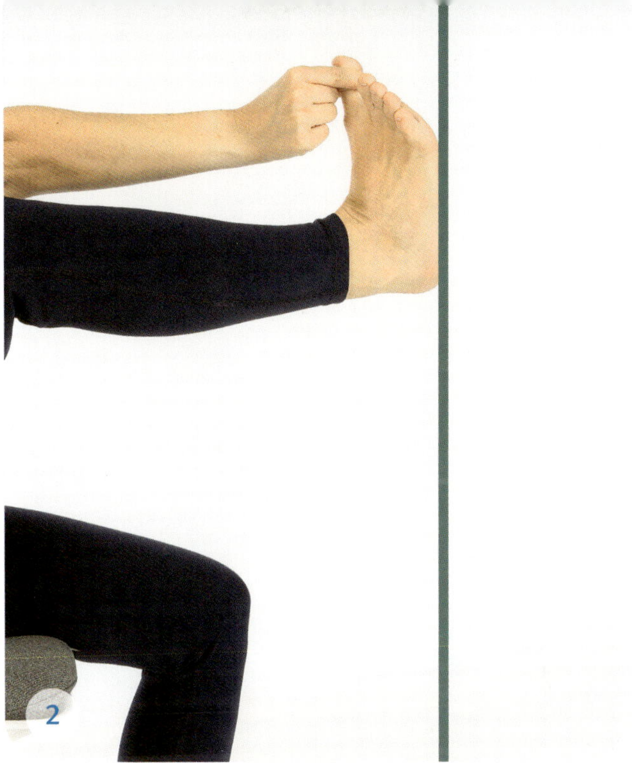

Übung für den Hallux valgus

Falls du eine Fehlstellung deines Großzehengrundgelenkes (Hallux valgus) bemerkt hast, möchten wir dir auch hierfür eine Übung als Soforthilfe an die Hand geben.

Halte die Anspannung deiner Großzehe jeweils für 8 Atemzüge und wiederhole jede Übung 5–10 Mal.

Übung 1

- Schließe deine Füße im Stand oder im Sitz so weit, dass sich deine Fußinnenkanten berühren. Behalte deine 3-Punkte-Belastung bei und dann spüre deine Innenkanten beider Großzehen. Falls dies nicht möglich ist, lege einen zusammengefalteten Waschlappen oder ein gefaltetes Tuch dazwischen. Achte darauf, dass es gleichmäßig anliegt. Dann stelle dir vor, du möchtest die Innenkanten deiner Großzehen zueinander bringen. Spanne nach innen an, ohne dass du die Fuß- und Beinstellung veränderst. ❶

- Es ist durchaus möglich, dass du am Anfang denkst, die Muskelanspannung nach innen ist gar nicht möglich. Arbeite in diesem Fall mit deiner Vorstellung, auch dann hast du einen positiven Effekt.

Übung 2

- Setze dich dazu auf einen Stuhl mit etwa einem halben Meter Abstand zu einer Wand. Lege eine Fußsohle an die Wand, greife dir im Pinzettengriff deine Großzehe gelenknah (direkt im Bereich des Überganges zum zweiten Zeh) und schiebe sie sanft weg von deinem 2. Zeh nach innen. Halte die Großzehe hier aktiv oder mithilfe deines Pinzettengriffes. ❷

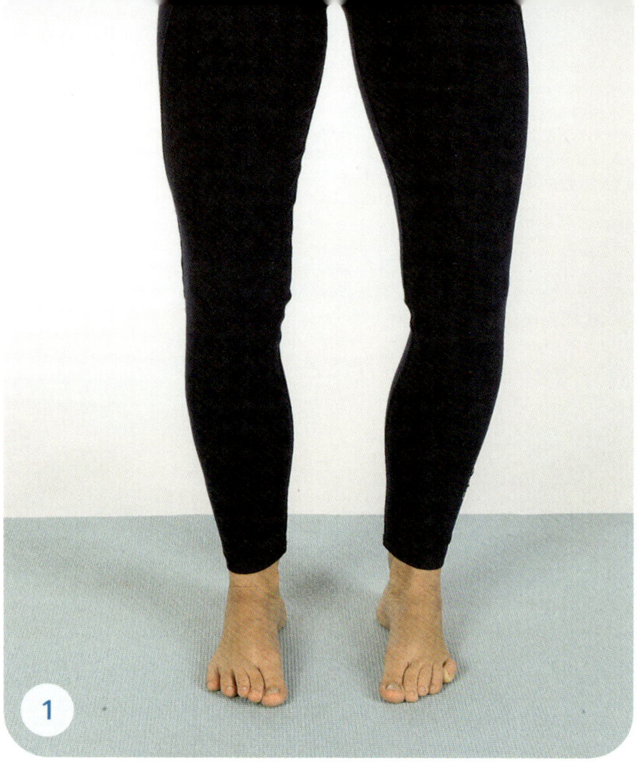

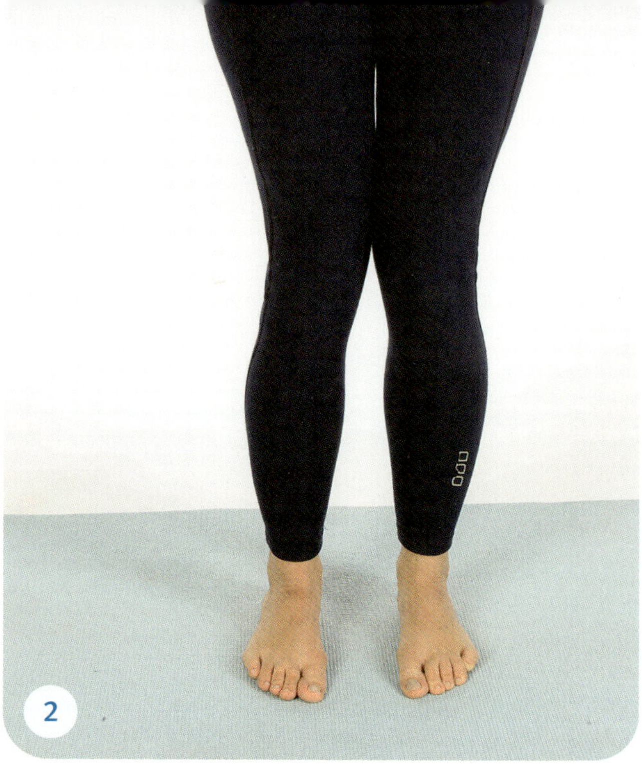

Test der Kniestellung

- Du stehst wieder frontal vor dem Spiegel: Fällt dir etwas an deiner Kniestellung auf?

- Bilde eine gedankliche Linie zwischen Füßen und Hüften (Beinachse): Liegen dein rechtes und linkes Knie auf dieser Linie oder nehmen sie beide oder eines eine O-/X-Beinstellung 1 + 2 ein?

- Nun drehe dich seitlich zum Spiegel: Kannst du eine Knieüberstreckung erkennen? Dies zeigt sich, indem deine Kniekehle nach hinten »herausbeult«.

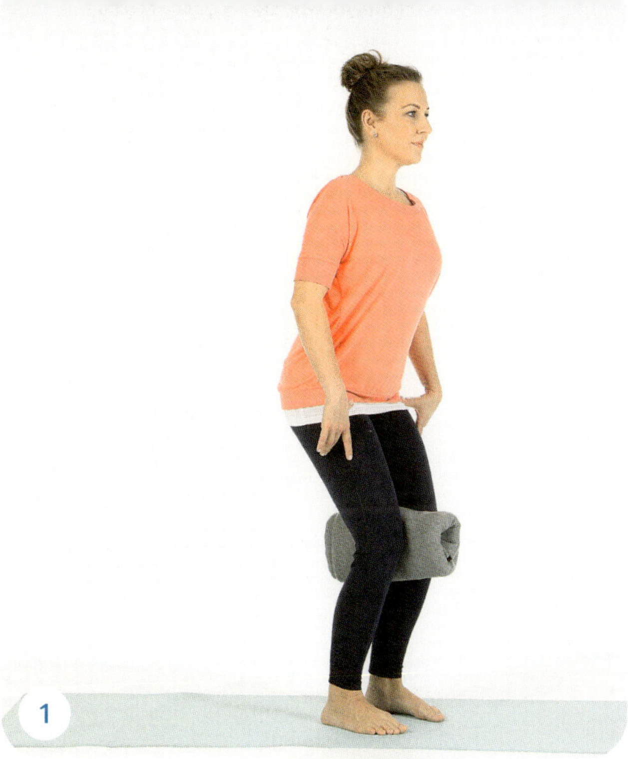

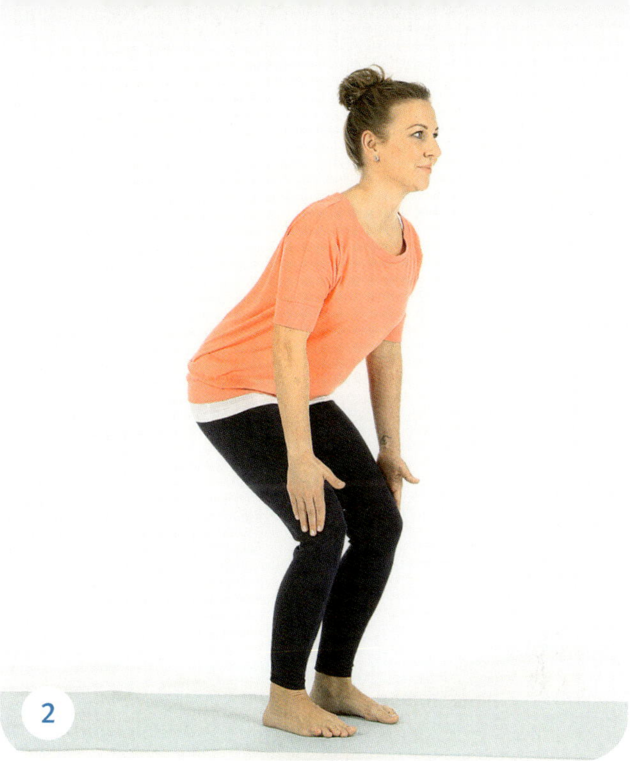

Übungen für die Knie

Übung 1

- Falls dir eine Knieüberstreckung aufgefallen ist: Beuge deine Knie ca. 10 Grad im Stand und strecke sie beide anschließend vollständig. Jetzt nimm die mittlere Position zwischen beiden Stellungen ein. Dies entspricht einer kontrollierten Kniestreckung und verhindert, das Gelenk zu überlasten (= Mikrobeugung).

- Ordne nun dein rechtes und linkes Bein in die oben beschriebene Beinachse ein. Bilde dazu eine gedankliche Linie zwischen deinen Füßen und Hüften und ordne dein rechtes und linkes Knie auf dieser Linie ein. Bei der X-Bein-Stellung entspricht das einem Anspannen des Kniebereichs nach außen, bei der O-Bein-Stellung sollte die Anspannung zur Mitte hin gehen. Verändere dabei nicht deine 3-Punkte-Belastung der Füße.

Übung 2

- Lege zur Verstärkung dieser Anspannung deine Hände, je nach Kniestellung, an den Außen- oder Innenbereich der Knie und aktiviere deine Muskulatur noch etwas mehr. Bei einer O-Bein-Stellung kannst du auch mit einem Softball, einer Decke oder einem stabilen Kissen zwischen den Knien arbeiten. **1 O-Beine**, **2 X-Beine**

Übung 3

- Als letzten Schritt behalte diese Beinachse bei, achte darauf, dass deine Knie über deinem Sprunggelenk stehen und beuge deine Knie ca. 30–40 Grad. Dann strecke sie, ohne sie zu überstrecken. Führe diesen dynamischen Bewegungswechsel mindestens 10–15 Mal aus oder so lange, bis du dich sicher im Bewegungsablauf fühlst.

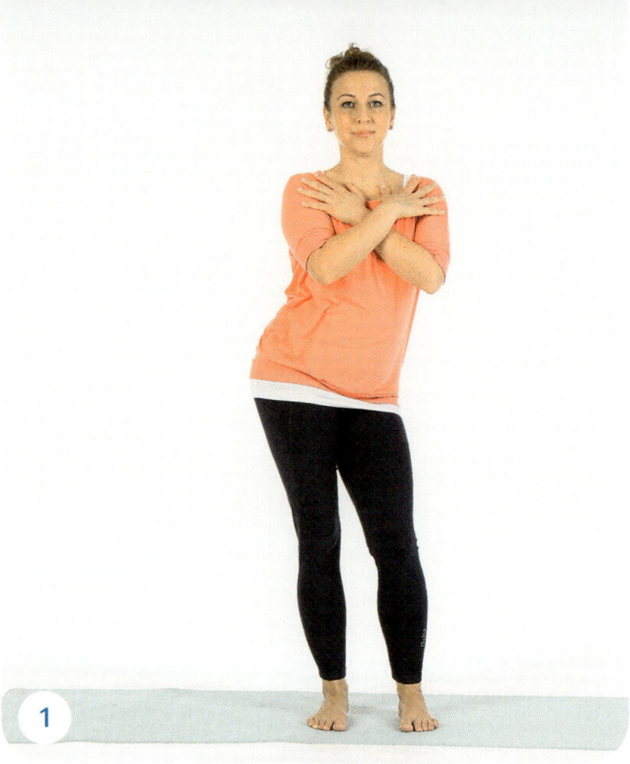

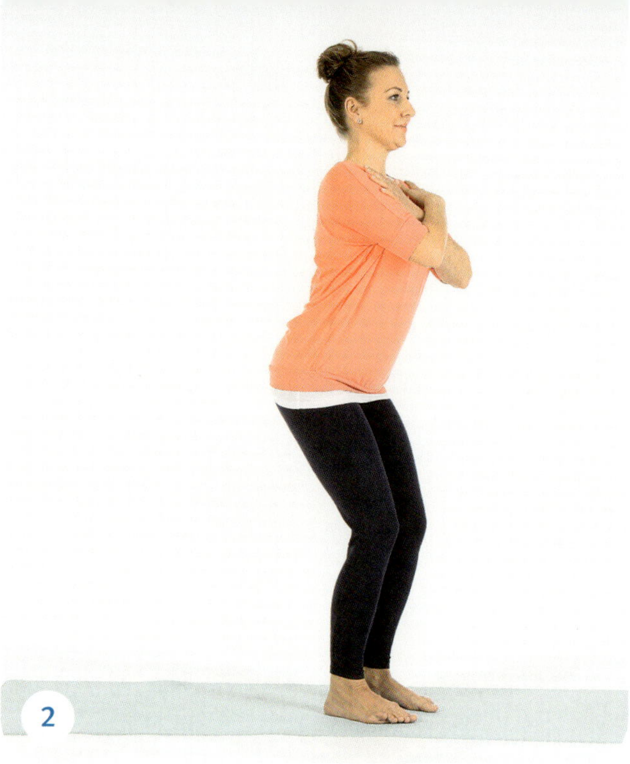

Test Becken, Hüfte und Lendenwirbelsäule

Betrachte frontal vor dem Spiegel stehend deine Oberschenkel:

- Ziehen eine oder beide Seiten nach innen? Du hast dies schon bei der Knieposition einschätzen sollen – bestätigt sich deine X-/O-Bein-Stellung?

- Stell dir vor, du stehst an einer Wand: Ist eine Beckenschaufel weiter vorn, also näher an der Wand als die andere oder liegen beide gleichmäßig an?

- Sieht deine Flanke (Abstand vom seitlichen unteren Rippenbogen zur oberen Beckenschaufel) rechts und links gleich groß aus oder kippt dein Oberkörper – eventuell auch nur minimal – zu einer Seite und verkürzt die eine bzw. verlängert die andere Flanke? Man kann diese Veränderung auch als verkleinertes oder vergrößertes Taillendreieck bezeichnen. ❶

- Wie sieht, seitlich betrachtet, dein unterer Rücken (Lendenwirbelsäule) aus? Ist ein Hohlkreuz oder eine übermäßige Rundung zu erkennen? ❷

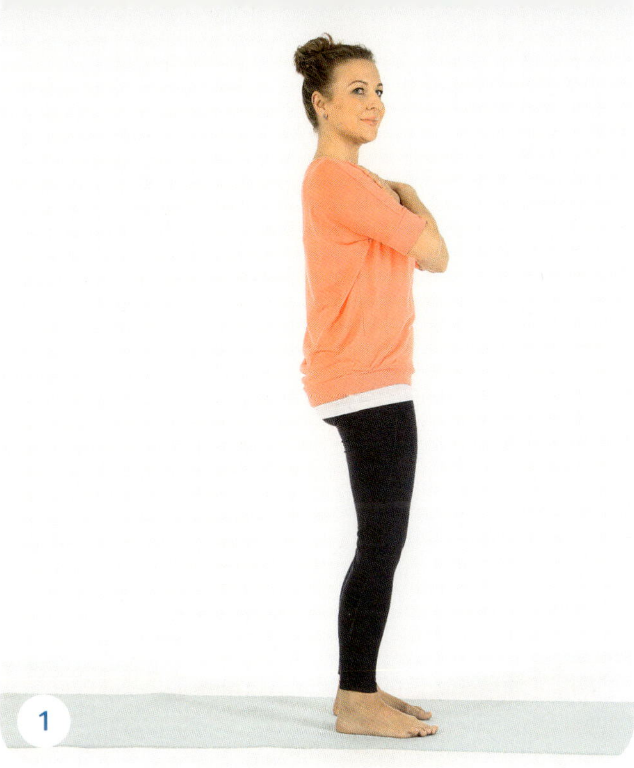

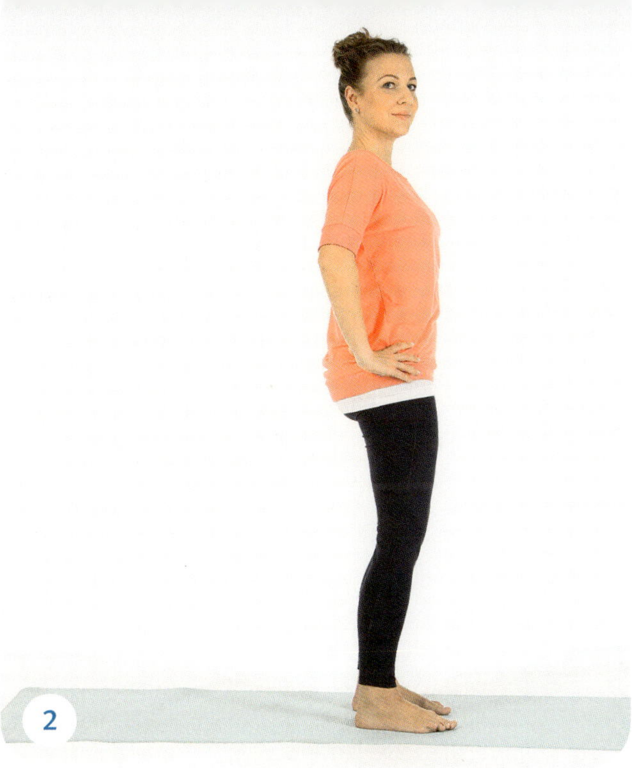

Übungen für Becken, Hüfte und Lendenwirbelsäule

Übung 1

- Komme in einen neutralen Stand und lege die Hände locker auf den Brustkorb. Spüre dabei aktiv die Ausrichtung deines Beckens. Nimm die Hände an deine Beckenkämme und stelle diese symmetrisch ein. Gleiche die Taillendreiecke aus, falls du im Test eine verlängerte oder verkürzte Flanke registriert hast, und schiebe die vorderen Beckenschaufeln auf eine Linie. Diesen Schritt bezeichnen wir auch als Selbstkorrektur. Bleibe für 5 Atemzüge in der korrigierten Position. **❶ Ausgangsstellung, ❷ Beckenausrichtung**

- Kontrolliere ein weiteres Mal deine komplette Beinachse: Stehen Fuß – Knie – Hüfte in einer geraden Linie übereinander? Fällt das Becken zur einen oder anderen Seite ab? Wenn nicht, korrigiere deine Fehlstellung, indem du (je nach Stellung des Beines) nach außen anspannst und deinen Oberschenkel nach außen rotierst oder, was selten der Fall ist, nach innen korrigierst. Verinnerliche auch diese Beinstellung wieder für 5 Atemzüge.

Du kannst hier schon deutlich erkennen, wie die »Bausteine« deines Körpers aufeinander aufbauen!

Übung 2 mit Schluss der Rippenbögen

- Wechsle zur seitlichen Ansicht und beginne mit der Beckenschaukel: Mache deinen unteren Rücken rund, spanne die Bauchmuskulatur an und lass den ganzen Bauch kurz bzw. flach werden, indem du den Bauchnabel nach innen aktivierst. Wenn möglich, atme hierbei aus. Mit deiner Ausatmung schließe zusätzlich deine Rippenbögen:

  – Zum Schluss der Rippenbögen beginne, dich auf deine Ein- und Ausatmung zu konzentrieren.

  – Bei deiner nächsten Ausatmung bringe dein Becken und Steißbein leicht nach vorn. Stelle dir dazu gerne ein kleines Affenschwänzchen vor, dass du nach vorn zwischen deine Oberschenkel schwingst.

  – Aktiviere deinen Beckenboden und deine Bauchmuskulatur und lasse deine unteren Rippenbögen zum Bauchnabel hin ziehen. Stelle dir vor, dass deine Bauchmuskulatur mit den unteren Rippen verschmilzt und eins wird. ❶ weite Rippenbögen, ❷ geschlossene Rippenbögen

- Die Gegenbewegung beginnt mit dem Anspannen der LWS in Richtung »Hohlkreuz« – mache den Bauch lang und atme, wenn möglich, dabei ein.

- Übe deine Beckenschaukel für 10 vollständige Atemzüge.

Die korrekte Stellung deines unteren Rückens liegt genau dazwischen. Die LWS ist neutral eingestellt, d. h., du befindest dich weder im Hohlkreuz noch in einer runden Position. Vielleicht ist deine Körperwahrnehmung schon so gut, dass du eine Anspannung der tiefen Bauchmuskulatur und eine leichte Spannung der Gesäßmuskulatur spüren kannst.

Du kannst sicher selbst einschätzen, ob du in diesem Gebiet deines Körpers eine Schonhaltung einnimmst oder eine Asymmetrie besitzt. Falls dem so ist, nimm dir vor, diesen Übungsblock täglich für 5 Minuten zu machen.

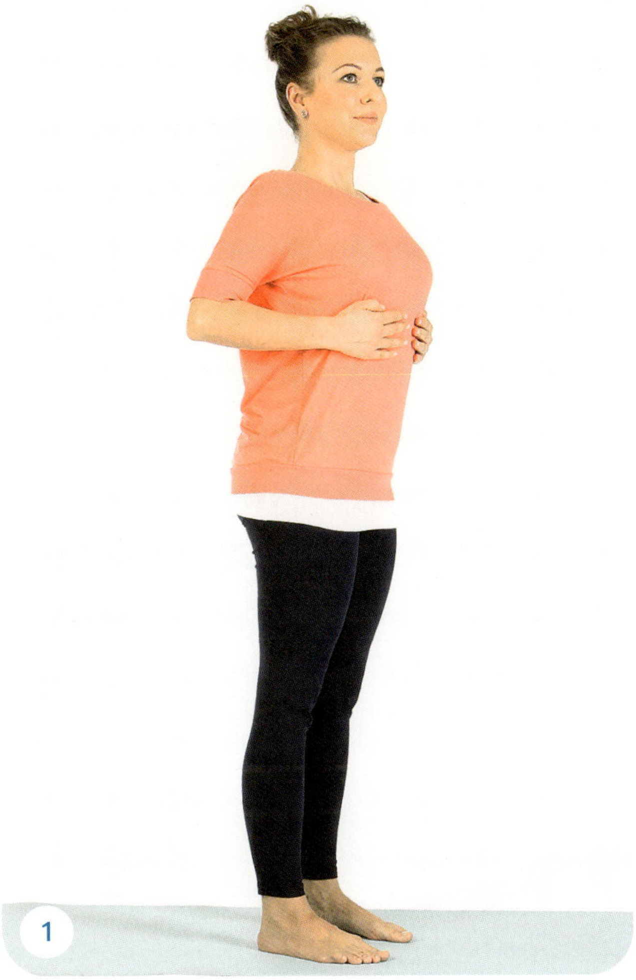
1

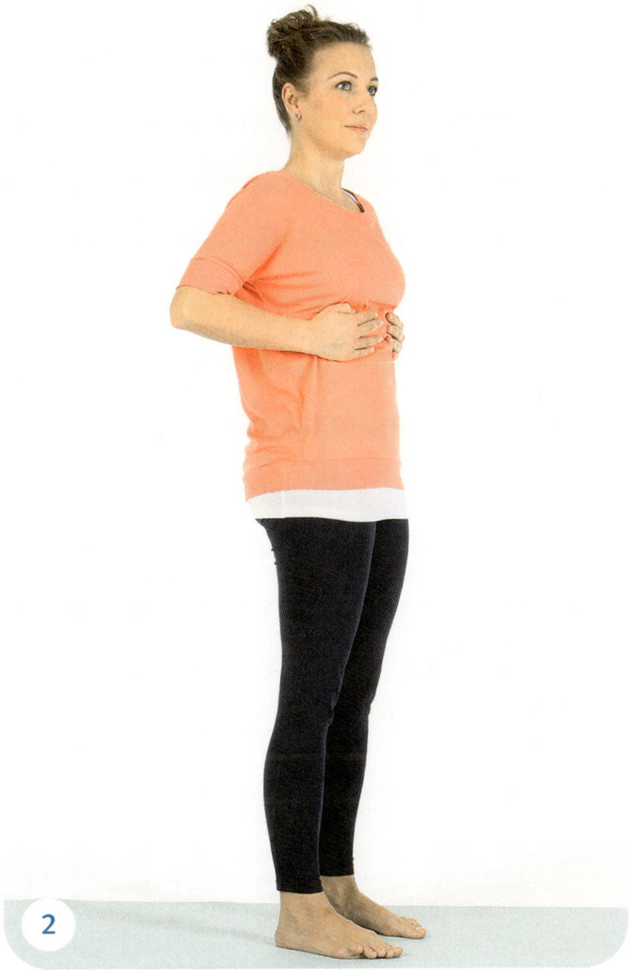
2

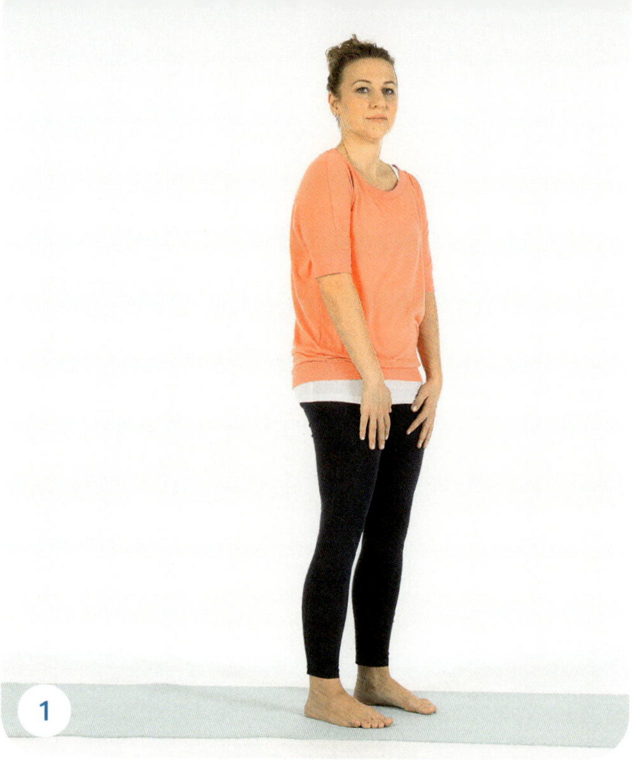

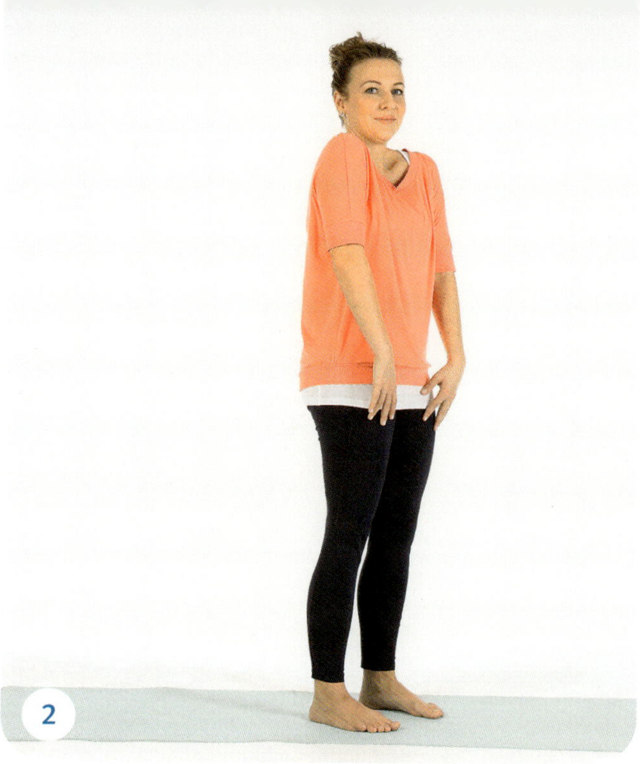

Test Brustwirbelsäule (= BWS), Schultergürtel und Schultern

- Fühlt sich dein Brustraum eng an?

- Hängen deine Schultern nach vorne? (1) Oder ziehen deine Schultern nach oben zu den Ohren? (2)

- Erkennst du beim seitlichen Betrachten der BWS eine stolze Haltung mit gehobener Brust oder eher ein »Einigeln« bzw. »Zusammensinken« des oberen Rumpfes?

- Hast du das Gefühl tief und vollständig ein- und ausatmen zu können? Oder ist dein Atemvolumen begrenzt?

- Kannst du deinen Schulter- und Nackenbereich loslassen oder spürst du eine Daueranspannung?

- Wenn du dich an eine Wand stellst, fällt es dir leicht oder schwer, die gesamte Körperrückseite an der Wand zu spüren? Bzw. fällt dein Kopf dann in den Nacken?

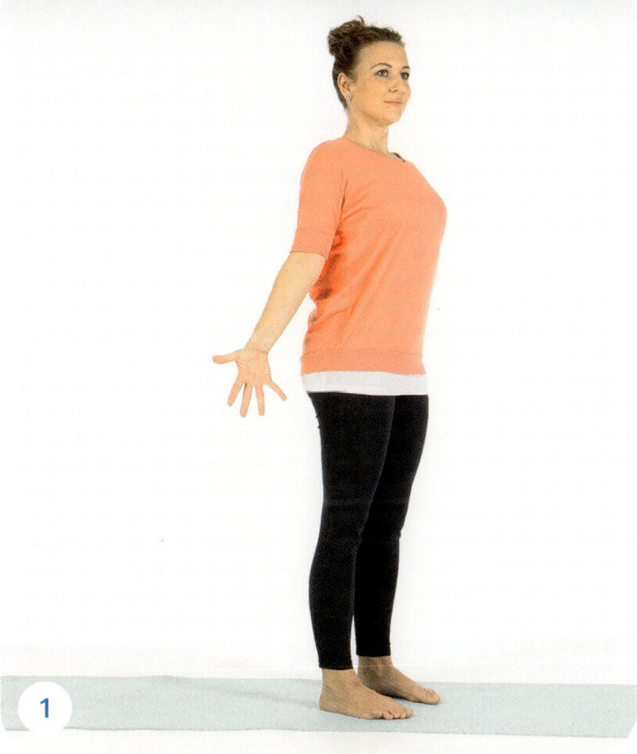

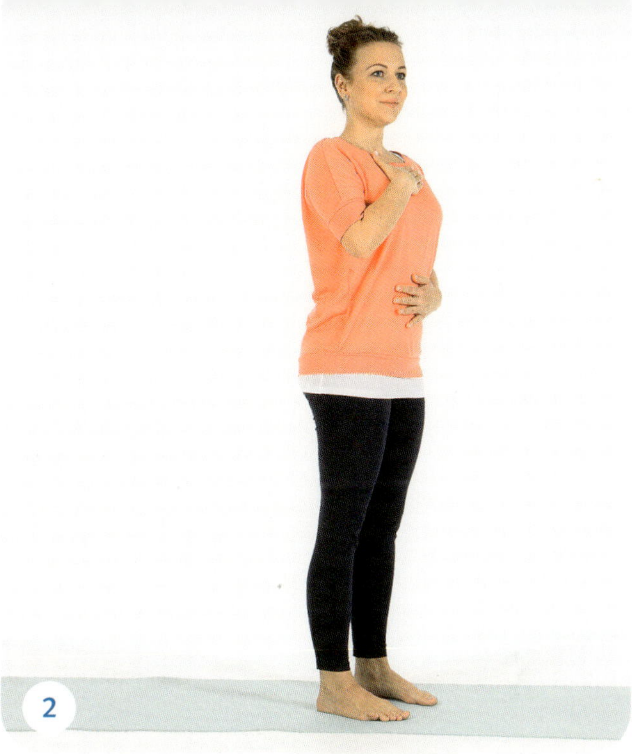

Übungen für die aufrechte Körperhaltung der BWS und der Schultern

Übung 1

- Kreise deine Schultern mit hängenden Armen weit nach hinten und wiederhole diesen Ablauf 10 Mal. Beim letzten Mal atmest du tief ein, betonst das Anspannen der Schulterblätter nach hinten unten, hebst dein Brustbein, ohne ins »Hohlkreuz« zu ziehen, und bleibst hier mit aufgespreizten Fingern für 5 Atemzüge. 1

Übung 2

- Lege nun eine Hand auf dein Brustbein und die andere auf deinen Bauch in Höhe des Nabels. Atme aus und nähere die Hände an, atme ein und entferne sie wieder voneinander, ohne dabei ins Hohlkreuz zu kommen. 2

Übung 3

- Kombiniere nun die ersten beiden Übungen. Atme aus, ziehe die Schultern nach vorn, mache die BWS rund und ziehe dabei dein Kinn leicht in Richtung Brustbein.

- Atme ein, »hebe dein Herz«, rotiere bei deinen hängenden Armen die Daumen nach außen und ziehe deine Schulterblätter nach hinten unten in Richtung der gegenüberliegenden hinteren Hosentasche. Diese Wechsel führst du am besten für 10 vollständige Atemzüge aus. Bist du dir noch unsicher, dann mache diesen Übungsblock gerne 5 Minuten täglich.

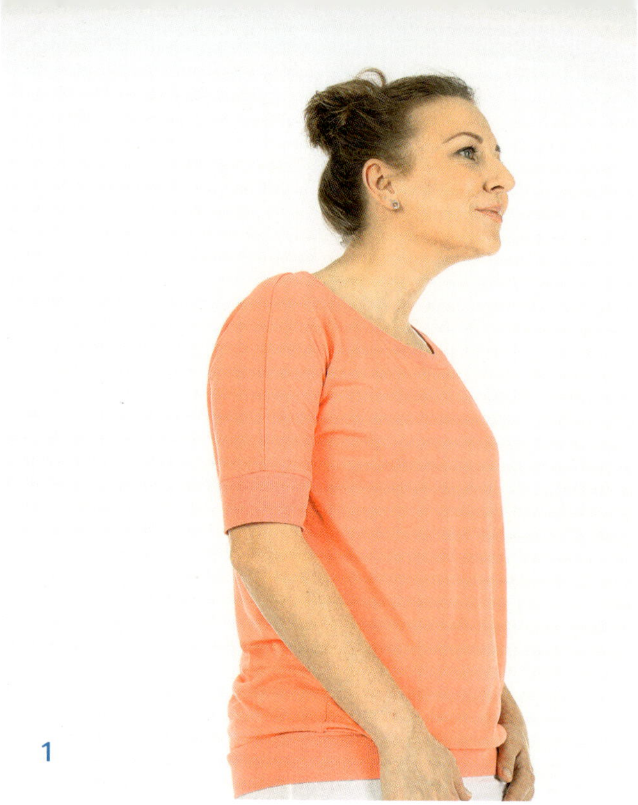

1

Test Halswirbelsäule und Kopf

- Schau dir deine Kopfstellung genau an: Sitzt der Kopf mittig auf deiner Halswirbelsäule? Ist ein Ohr in Richtung Schultergürtel gekippt, z. B. rechtes Ohr zum rechten Schultergürtel?

- Zeigt deine Nasenspitze gerade nach vorn oder ist sie nach rechts oder links gedreht?

- Drehe dich seitlich zum Spiegel: Wie ist dein Kinn positioniert? Zeigt deine Kinnspitze nach vorn oder eher nach unten in Richtung Zehen oder Brustbein? Ist sie nach vorn geschoben, ist deine HWS in einer Überstreckung (vergleichbar mit dem Hohlkreuz der LWS). Diese Position ist die häufigste Fehlstellung der Halswirbelsäule und wird deutlich verstärkt oder sogar verursacht durch z. B. die Rundrückenposition der BWS. 1

Hier ist erneut deutlich zu sehen, wie die Körperabschnitte sich gegenseitig beeinflussen, wie bei einem Zahnradphänomen.

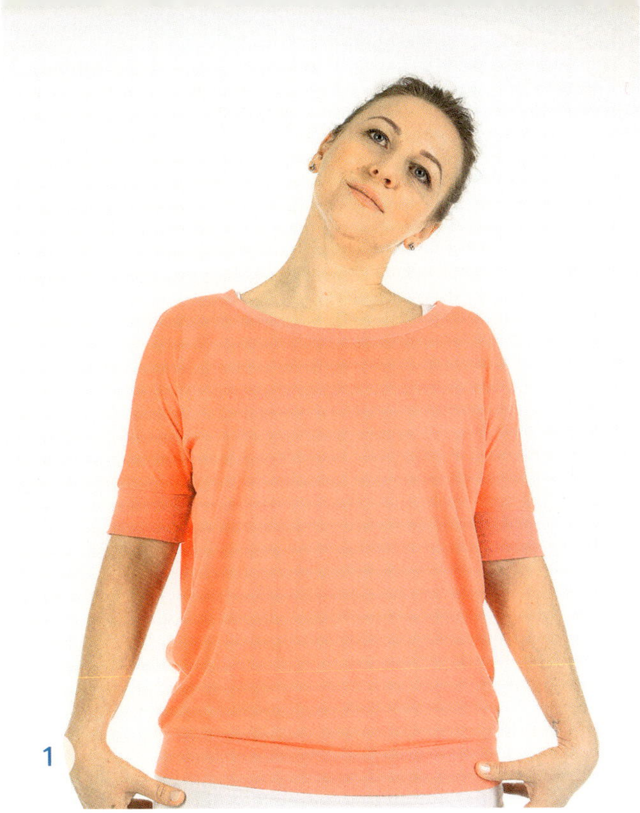

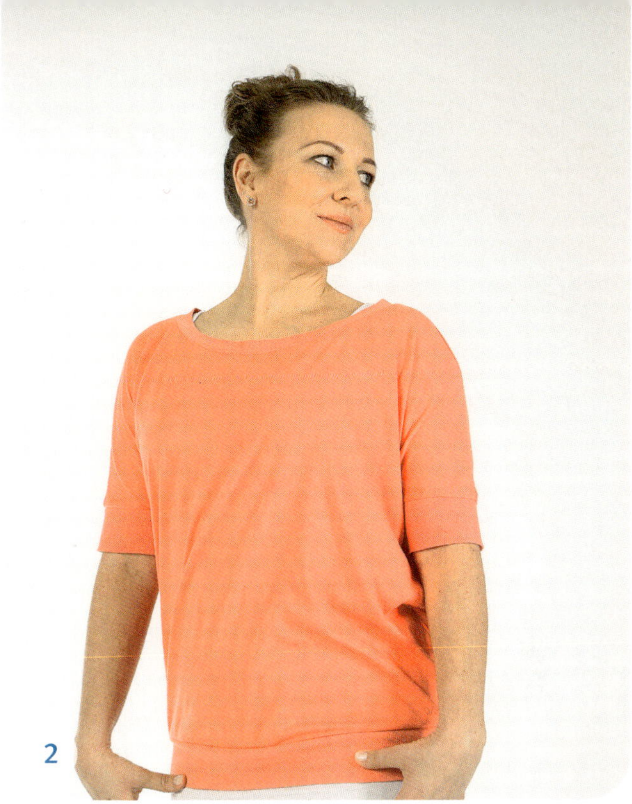

Übungen, um die Schonhaltung der Halswirbelsäule auszugleichen

Übung 1

- Stelle dich aufrecht hin, lass deine Schultern locker und beginne das rechte Ohr sanft zur rechten Seite zu neigen. Die Nasenspitze dreht nicht mit, sondern zeigt durchgehend nach vorn. Komme in die Mitte zurück und bewege anschließend das linke Ohr zur linken Seite. Nach 5 Wiederholungen finde genau die Mitte und bleibe hier für 5 weitere Atemzüge. ❶

Übung 2

- Aus der HWS-Position der ersten Übung drehst du den Kopf nun zuerst endgradig nach rechts, kommst in die Mitte zurück und drehst dann den Kopf endgradig nach links. ❷ Lass dein Ohr also zunächst nach rechts, zur rechten Schulter sinken. Drehe dann die Nasenspitze zur rechten Achsel, dann zur Mitte zurück. Bewege im Anschluss die Nasenspitze nach oben Richtung Himmel und zurück in eine neutrale Mitte.

Übe diesen Bewegungsablauf so lange, bis sich die Bewegung auf beiden Seiten harmonisch und gleich weit anfühlt. Führe mindestens 5 Mal den beschriebenen Ablauf auf jeder Seite aus.

Am Ende ordnest du deinen Kopf wieder mittig ein und bleibst für weitere 5 Atemzüge hier.

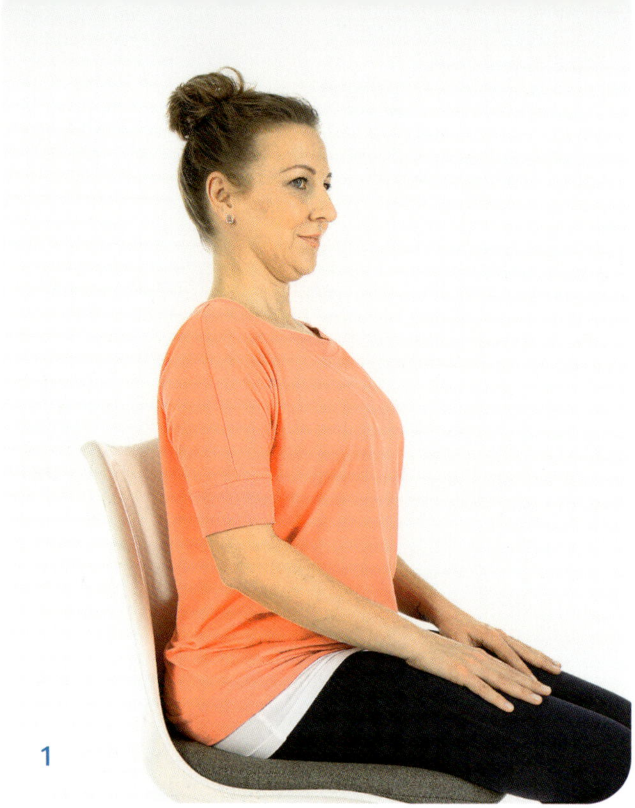

1

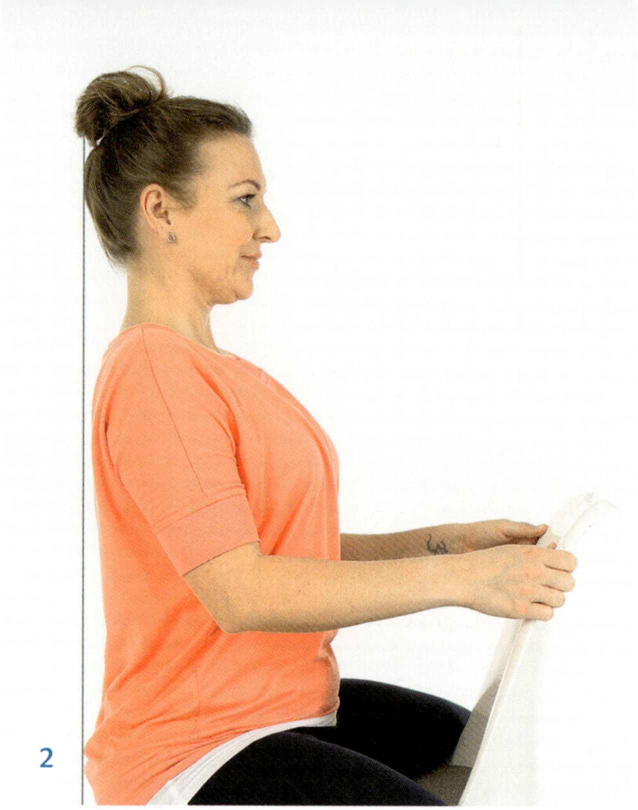

2

Übung 3

● Wechsle in die seitliche Ansicht und lass deine Halswirbelsäule lang werden, indem du gleichzeitig aktiv den Scheitelpunkt Richtung Decke ziehst (»wachse nach oben«) und dein Kinn in einer leichten Doppelkinn-Position aktivierst. Wichtig ist dabei, dass dein Kinn nicht zu stark eingezogen wird bzw. nicht das Gefühl entsteht, du lässt den Kopf Richtung Brustbein sinken, sondern du eher einen Schub des Hinterkopfes nach hinten einleitest. Halte diese Stellung für 5 Atemzüge und entspanne dabei deinen Schultergürtel. 1

Alternative

● Du kannst diese Übung auch mit dem Rücken und Kopf an eine Wand gelehnt praktizieren. Das erleichtert dir die Einstellung, indem du den Hinterkopf dauerhaft leicht an die Wand drückst. 2

Übe so lange, bis du dich sicher fühlst, in der physiologischen Position des Gelenkes anzukommen. Dies ist die Position, in der die Gelenke gesund eingestellt sind und keinen unnötigen Belastungen ausgesetzt sind.

Zum Schluss kontrolliere bitte, ob du, wie in den vorherigen Abschnitten beschrieben, deinen ganzen Körper »einstellen« kannst. Nimm wahr, wo du noch mehr Übung brauchst. Ziel ist nicht, alles perfekt zu können, sondern zu realisieren, wenn Bereiche überlastet sind bzw. nicht in Balance, um sofort entgegenwirken zu können. Nur so kannst du Schmerzen dauerhaft lindern und wahrscheinlich sogar Krankheiten verhindern.

Test deines Seelenlebens und deiner Psyche

Befindest du dich im seelischen Gleichgewicht?

Mach es dir auf einem Stuhl oder Sessel bequem und setze dich, gerne mit geschlossenen Augen, aufrecht hin. Deine Aufgabe für die nächsten drei Minuten ist es, ohne dich zu bewegen (auch nicht die Finger, Füße oder andere Körperteile), genau in dieser Position sitzen zu bleiben.

- Kannst du deine Gedanken zur Ruhe kommen lassen oder schweifst du ab und denkst z. B. an die Einkaufsliste, das Kochen, die Arbeit?
- Wirst du nach kurzer Zeit unruhig oder »hippelig«?
- Hältst du diese Stille überhaupt aus oder kommen negative Gefühle in dir hoch?

Falls dem so ist, sei nicht beunruhigt. Vielen Menschen geht das so. Dem Stress entgegen arbeiten wir im Yoga immer auch an deiner inneren Ruhe durch Meditationen, Affirmationen, Pranayama, Düfte, Asanas und sonstige hilfreiche Techniken.

Nach drei Minuten stelle dir folgende Fragen:

- War ich in den letzten Wochen oft niedergeschlagen, erschöpft und freudlos?
- Ist mein Alltag hauptsächlich voller Dinge, die mich interessieren und erfüllen oder muss ich dies verneinen?
- Verspüre ich zu große Last auf meinen Schultern?

Hinweise zu Übungen

Oft befinden wir uns, was unsere alltägliche Belastungssituation betrifft, in einem Hamsterrad und ignorieren dabei die Faktoren, die uns auf Dauer krank machen können.

Typische Symptome der seelischen Überbelastung können sein: innere Unruhe, Nervosität, Schlafstörungen, starke Stimmungsschwankungen oder depressive Verstimmungen, aber natürlich auch körperliche Symptome wie Kopfschmerzen oder Verspannungen.

Falls du bei deinem Test festgestellt hast, dass deine psychische Belastung so hoch ist, dass dir das ruhige Sitzen nicht oder kaum möglich ist, oder dir oben genannte Symptome bekannt vorkommen, solltest du dringend an deinem inneren Gleichgewicht arbeiten. Stress kann zur echten Bedrohung für deine Gesundheit und dein Wohlbefinden werden.

Fazit des Selbsttests

Wenn du die verschiedenen Punkte unseres Tests konzentriert durchlaufen hast, ist dir sicherlich aufgefallen, dass der ganzheitliche Aspekt überall präsent ist. Sowohl bei dem Aufbau einer gesunden Körperhaltung vom Fuß bis zum Kopf als auch bei der Einheit von Körper, Geist und Seele.

Sensibilisiere dich also dafür, wie wichtig ein ganzheitliches Training wie Yoga ist, um gesund und ohne Schmerzen leben zu dürfen. Du kannst durch eine gute Körperwahrnehmung und die Arbeit an den wahrgenommenen Schwächen Krankheiten lindern und sogar dauerhaft vorbeugen, selbst wenn zurzeit noch keine Beschwerden vorhanden sind. Jeder Mensch hat seine Schwachstelle(n). Lass uns daran arbeiten, sie zu verbessern, um dadurch deine Lebensqualität zu steigern.

Abschließend wollen wir dich ermutigen, diesen Test immer mal wieder zu durchlaufen, um eventuelle Fehlpositionen und Überlastungen frühzeitig zu erkennen und daran zu arbeiten, dein Gleichgewicht zu finden.

» Die wirksamste Medizin ist die natürliche Heilkraft, die im Inneren eines jeden von uns liegt. «

Hippokrates

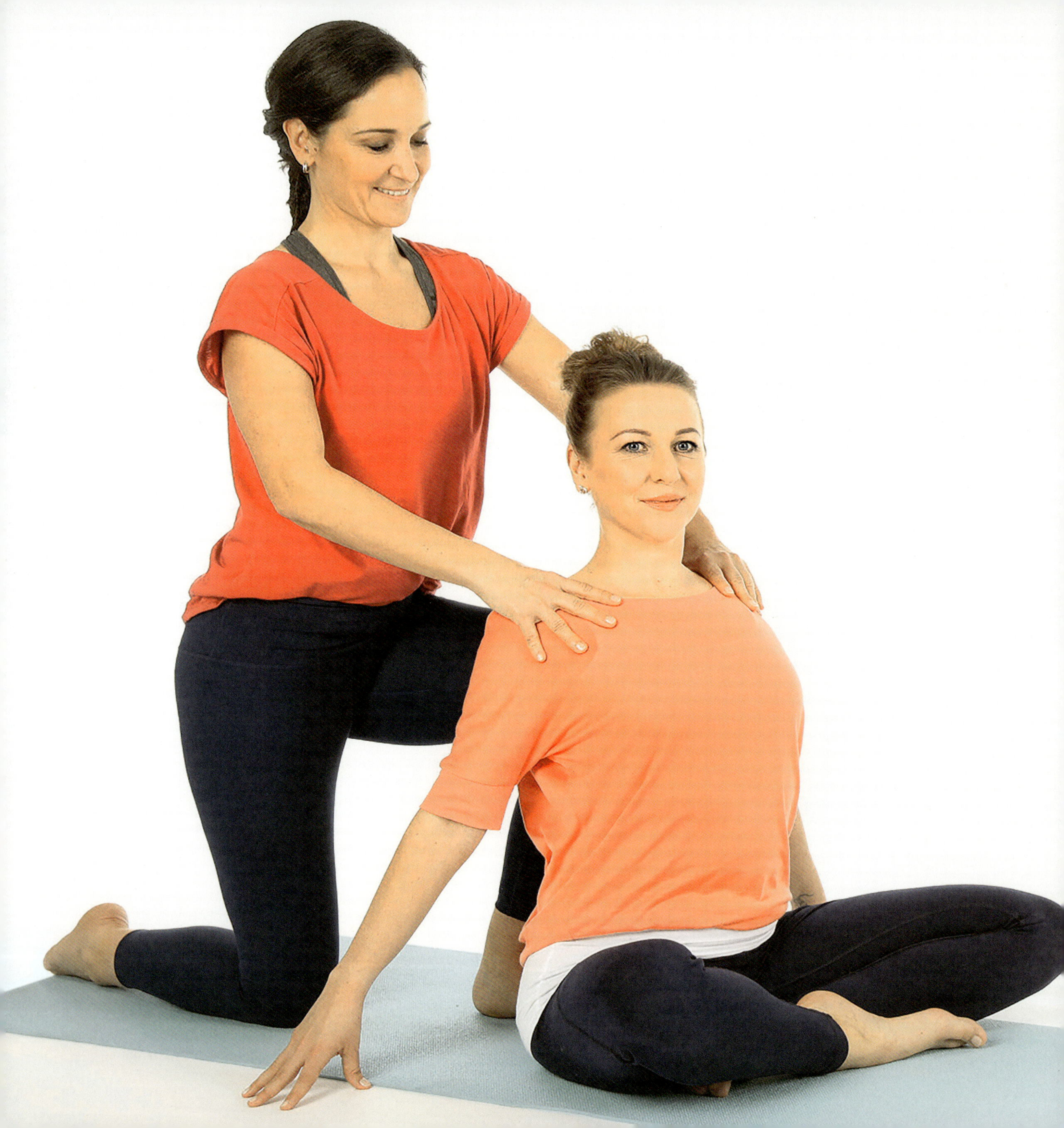

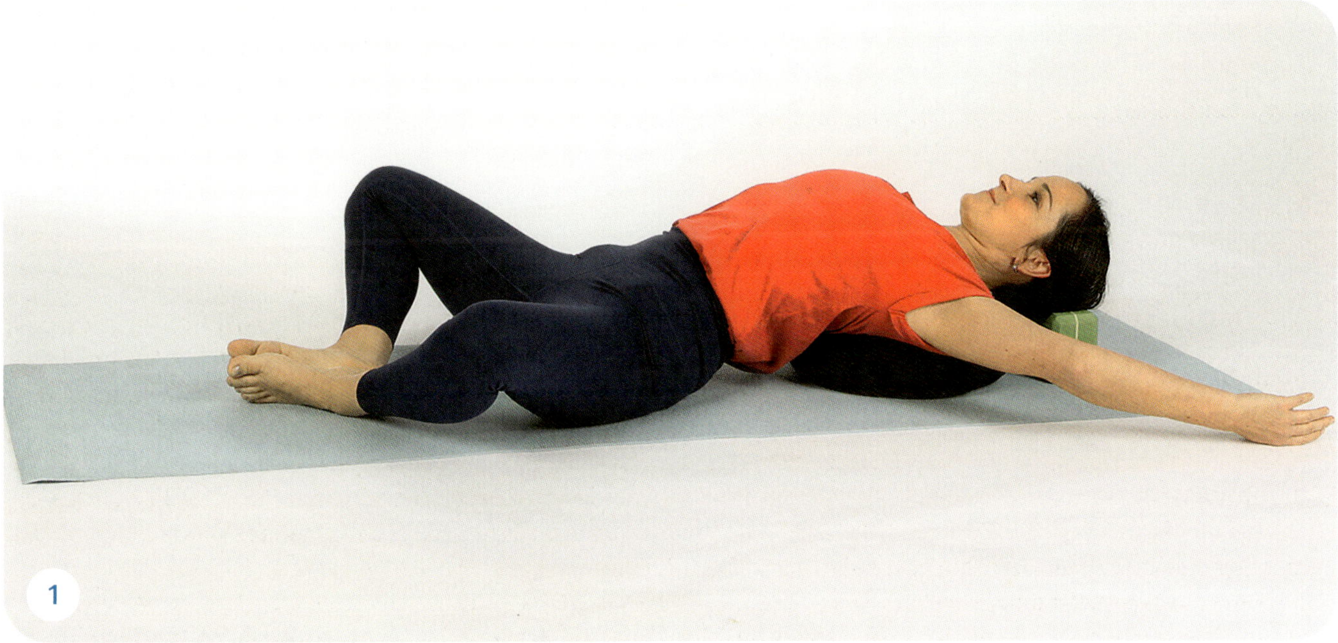

1

Meditation gegen Depressionen

Lege dich so bequem wie möglich auf deine Yogamatte oder eine andere weiche Unterlage und wenn du es benötigst, lagere die Körperteile so, dass du völlig entspannt liegen kannst, z. B. mit einem Kissen unter deinem Kopf oder in deiner Kniekehle. Gerne nimm dir eine Decke, um dich rundum wohlzufühlen.

Schließe nun gerne die Augen, wenn es für dich in Ordnung ist.

Bringe all deine Achtsamkeit zu dir selbst.

Nimm deine Gesichtszüge wahr. Spüre den Luftzug an deiner Nasenspitze, wenn du die Luft einatmest, und nimm wahr, wenn die verbrauchte Luft wieder aus den Nasenlöchern nach außen strömt. Tu dies für 5 tiefe Atemzüge.

Gehe anschließend mit deiner Aufmerksamkeit zu deinem Mund. Lass sich die Lippen nur ganz sanft berühren und spüre deine Zunge tief und schwer im Mundraum liegen.

Entspanne deine Stirn und spüre deine Augenlider sanft geschlossen.

Spüre eine wunderbare Weichheit auf dem ganzen Gesicht.

Kannst du die einzelnen Teile deines Körpers spüren? Deinen Kopf – den Schultergürtel – deine Arme und Hände – den Rücken – dein Becken – die Oberschenkelrückseiten und Waden – die Füße und Fersen?

Kannst du – wie deinen Körper – auch deine Emotionen spüren? Deine Gefühle der Vergangenheit, die dir so fern vorkommen und doch tief in dir schlummern.

Höre ganz weit in dich hinein und lass zu, dass das »Alte« dich wieder aufsuchen darf.

Nur wenn wir offen für alles sind, für Licht und Dunkelheit, können wir frei werden. Frei von Ängsten, frei von großer Traurigkeit, frei von den Fesseln, die uns abhalten, das Leben zu genießen.

Lass die Erinnerungen an Freude, Glück und Zufriedenheit deinen Körper vollständig erfüllen. Stell dir vor, diese positiven Gefühle liegen auf einer kleinen Insel. Eine friedvolle Insel im stürmischen Meer der alltäglichen Sorgen. Nimm diese Insel ganz bewusst wahr und verbinde sie mit dem Gefühl der Hoffnung und des inneren Friedens.

Schenke dir ein großes innerliches Lächeln – so wie in deiner Erinnerung von früher, wenn du eine aufrichtige Freude empfunden hast. Stelle dir eine solch freudige Situation vor und hole dieses Gefühl zu dir.

Auch wenn dir vor ein paar Minuten noch gar nicht danach war – lass diese positiven Gefühle in dir zu

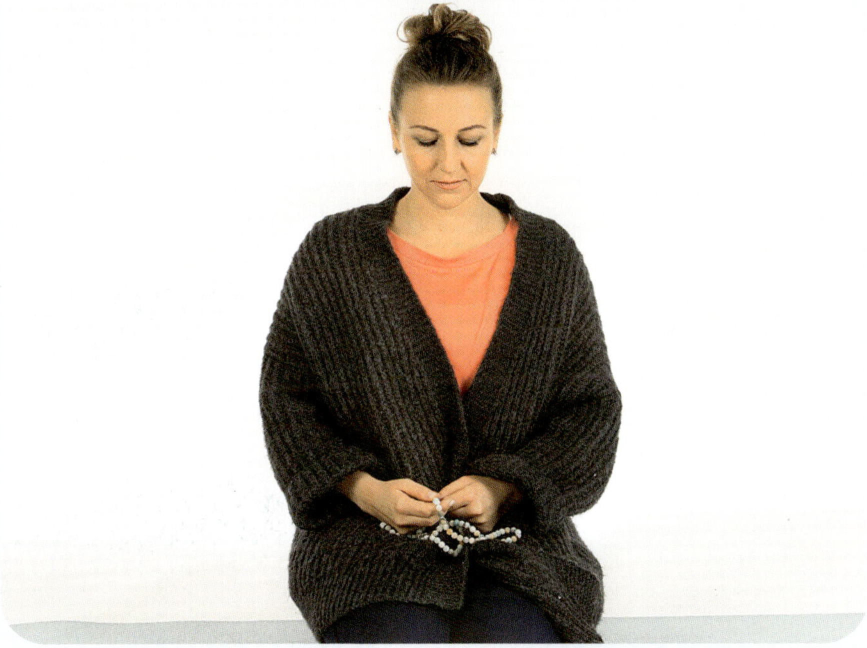

und nimm wahr, wie wohl du dich dabei fühlst. Wie wunderschön diese Insel der Freude, Geborgenheit und Sicherheit für dich ist.

Stell dir die echte Sonne vor, wie sie dabei ist, langsam im Meer zu versinken, und alles in ein warmes, rotes Licht taucht. Du genießt die Stimmung des Sonnenuntergangs, sie lässt dich noch tiefer bei dir ankommen.

Langsam kommt die Dunkelheit über dich und deine Insel. Sie lässt das warme Licht verschwinden und damit die schwarze Nacht entstehen. Dir wird bewusst, dass die Dunkelheit – wie das Licht – zu jedem Leben dazugehört. Wir müssen lernen, dass es im Leben immer positive und negative Seiten geben wird und wir die negativen nicht verdrängen sollen. Die tiefe Furcht in uns kann nur dann existieren, wenn wir sie verdrängen wollen. Gib der Angst und der Dunkelheit keine Möglichkeit, dich kleinzuhalten. Akzeptiere, dass die dunklen Seiten auch zu dir gehören und du sie nicht fürchten musst. Denke immer daran, dass auch die Dunkelheit ihr Licht und ihre Schönheit in sich trägt, wie das bezaubernde Leuchten der Sterne.

Nimm alle Gefühle in dir an: die Schattenseite und die Seite des Lichts.

Akzeptiere beides und nimm deinen depressiven Stimmungen die Macht, dich in der Dunkelheit einzusperren.

Löse dich von der Dunkelheit und gehe auf das helle Licht der Freude zu.

Atme ein und nimm die Freude tief in dir auf – atme aus und verteile sie in jeder Körperzelle. Tu dies für einige Atemzüge mehr.

Erinnere dich an deine Insel – deinen Zufluchtsort, deinen Ort der Erleuchtung. Du kannst jederzeit an diesen Ort kommen und positive Lebensenergie in dir aufnehmen.

Atme tief ein und vollständig aus. Nimm die Polarität der Welt wahr: das Helle und das Dunkle, die Freude und die Traurigkeit.

Alles gehört zu deinem Leben.

Atme ein – tanke dich auf mit positiver Energie.

Atme aus – lass deine Ängste und deine Traurigkeit gehen.

Mach diesen Ablauf noch für 5 weitere Atemzüge.

Komme nun mit deiner Aufmerksamkeit behutsam ins Hier und Jetzt.

Räkle und strecke dich und roll dich mit einem positiven Gefühl in dir langsam hoch zum Sitzen.

Öffne deine Augen und genieße in Ruhe den Zustand nach deiner Meditation, so lange du möchtest.

---

* Die eingesprochene Version dieser Meditation ist online verfügbar, siehe Seite 228.

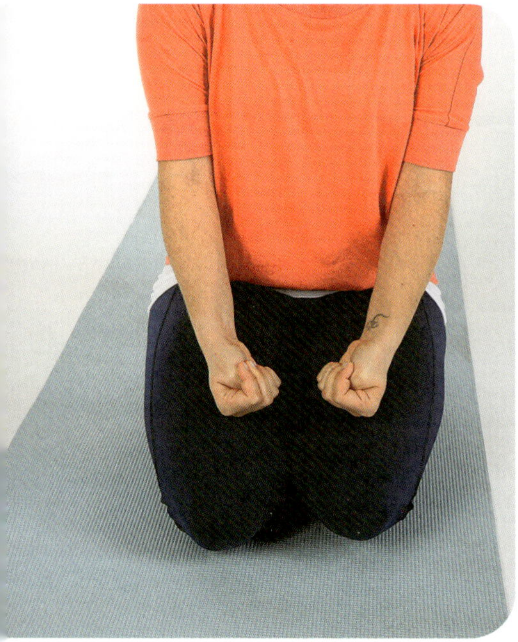

Tse Mudra – Gute Laune Mudra

Diese nach einem taoistischen Mönch benannte Mudra hilft, Traurigkeit zu überwinden und Glück zu gewinnen.

Ausführung

- Beide Hände liegen auf den Oberschenkeln.
- Die Daumen werden jeweils zur Wurzel des kleinen Fingers gestreckt und mit den anderen vier Fingern umschlossen. Ausatmend geben die vier Finger den Daumen frei. Einatmend umschließen die übrigen vier Finger den Daumen erneut.
- Wiederhole das 12 Mal.
- Affirmation: Positive Gedanken können zusätzlich entspannend wirken und so das körperliche Wohlbefinden verbessern. Suche dir eine Affirmation, wie z. B. *»Alle Spannungen lasse ich los«, »Ich bin innerlich dankbar und glücklich«.*
- Beende die Übung mit einem Lächeln.
- Trinke im Anschluss ein Glas Wasser zur Entgiftung.

Außerdem geht eine Depression, so sagt die Traditionelle Chinesische Medizin (TCM Seite 218), auch immer mit einem Mangel an Wasser (Seite 130) einher.

Pranayama: Ausatemverlängerung

Wir lieben es, einen Leitfaden zu haben, wenn wir etwas Neues ausprobieren. Wir möchten eine Anleitung, wie wir die Dinge einordnen und nach richtig und falsch sortieren können. Dennoch ist es gerade im Yoga wichtig, auszuprobieren, und wie Mandy Hale einmal gesagt hat:

> *»Du musst nicht immer einen Plan haben. Manchmal musst du nur atmen, vertrauen, loslassen und schauen, was passiert.«*

Im Alltag atmen wir oft zu flach und vor allem unsere Ausatmung kommt dabei oft zu kurz. Wir atmen selten die ganze Luft aus und leeren die Lungenflügel somit nie vollständig. Dabei wäre das besonders wichtig, um unser Nervensystem zu beruhigen und den Stresspegel zu senken.

Wirkung der verlängerten Ausatmung auf körperlicher Ebene:

- Entspannung und Beruhigung für Körper und Geist
- Finden der eigenen Mitte
- Das Ausscheiden von Stoffwechselendprodukten wird verbessert. So wird eine Übersäuerung des Körpers verhindert.

Die verlängerte Ausatmung lässt einen Lösungsprozess entstehen, der gestaute Gefühle fließen lässt. Du kannst so dein emotionales Gleichgewicht wiederfinden.

Ausführung

Nimm eine bequeme und aufrechte Sitzposition ein. Dies ist auch gerne auf einem Stuhl möglich. Alternativ kannst du dich in die Rückenlage legen.

Achte darauf, dass deine Schultern und dein Nackenbereich entspannt sind und dein Kinn eingeordnet ist. Im Sitzen sollte das Kinn parallel zum Boden ausgerichtet sein, die Scheitelkrone Richtung Decke ziehen.

Du kannst für ein besseres Fühlen deiner Atmung die Augen schließen. Falls es dir unangenehm ist, lass die Augen einfach geöffnet.

- Schenke dir in dieser Position 5–10 Atemzüge, um anzukommen und wahrzunehmen: Wie fließt mein Atem? Lass den Atem stets durch die Nase bis in dein Becken fließen.
- Atme nun tief ein und aus und zähle dabei 4 Zeiten. »Ich atme ein, 2, 3, 4. – Ich atme aus, 2, 3, 4.« Wiederhole diesen Ablauf, bis du einen harmonischen Atemfluss in dir wahrnimmst.
- Dann verlängere die Ausatmung auf 6 Zählzeiten. »Ich atme ein, 2, 3, 4. – Ich atme aus, 2, 3, 4, 5, 6.« Lass deine Atmung in diesem Rhythmus einige Male harmonisch fließen.
- Erst wenn du diese Länge ohne Atemnot praktizieren kannst, gehe den nächsten Schritt. Fülle, wie oben beschrieben, deine Lunge mit frischer Atemluft und atme, ohne dich unter Druck zu setzen, auf 8 Zeiten aus. »Ich atme ein, 2, 3, 4. – Ich atme aus, 2, 3, 4, 5, 6, 7, 8.« Verharre dabei nach deiner Einatmung in der Atemfülle, solange es dir angenehm möglich ist. Der Schultergürtel bleibt dabei völlig entspannt. Atme vollständig über die 8 Zeiten aus und genieße für einen kurzen Moment die Atemleere.

  Den Schritt dieser Leere praktizierst du bitte nur dann, wenn keine Atemnot in dir entsteht.

Ist diese Atemlänge noch nicht möglich, ärgere dich nicht und lass keinen Wettkampfcharakter entstehen, sondern sei dir gewiss, dass die Ausatemverlängerung mit deiner regelmäßigen Praxis automatisch kommt.

Wiederhole den Zyklus über mindestens 5 Minuten (erweiterbar bis 20 Minuten) und spüre anschließend einige Minuten in deiner passiven Atmung nach.

Teerezepte

Tees sind eine hilfreiche Unterstützung bei verschiedenen Erkrankungen. Auch bei Schlafstörungen und depressiver Grunderkrankung können Symptome und Leiden oftmals gelindert werden.

Du kannst viele der Zutaten selbst in der Natur sammeln und trocknen, oder du kaufst sie dir in der Apotheke und stellst dir so deine eigene Teemischung her.

Trinke deinen Tee 30 bis 60 Minuten vor dem Schlafengehen, um die beste Wirkung zu erzielen. Im Folgenden stellen wir dir zwei Teemischungen vor.

»Gute Nacht« bei stressbedingten Schlafstörungen

40 g Melisse
20 g Hopfen
20 g Lavendelblüten
10 g Kamille
10 g Anisfrüchte
Zubereitung: 2 TL der Kräutermischung mit 250 ml kochendem Wasser übergießen und 10–15 Minuten ziehen lassen.

»Erhol dich gut« bei depressiver Grunderkrankung

50 g Baldrianwurzel
25 g Melisse
25 g getrockneter Hopfen
10 g Johanniskraut
5 g Lavendelblüten
Zubereitung: 3 TL der Kräutermischung mit 250 ml kochendem Wasser übergießen und 10–15 Minuten ziehen lassen.

Lavendelöl

Eine weitere gute Möglichkeit, in einen guten Schlaf zu finden, ist die Anwendung von Lavendelöl. Die darin enthaltenen Inhaltsstoffe wirken Studien zufolge beruhigend und schlaffördernd, wirken sich also positiv auf Schlaf und Psyche aus.

Anwendung

- Achte auf jeden Fall auf ein reines, hochwertiges Öl.
- Tröpfle einfach ein paar Tropfen direkt auf dein Kopfkissen oder auf ein Duftsäckchen, das du dir unter dein Kissen legen kannst.

Wirkung Gefühle, die du im Laufe des Tages durchleben musstest wie Wut oder Trauer, lassen sich dadurch besänftigen. Du kannst leichter abschalten und zur Ruhe finden. Ängste können besser losgelassen werden. Zusätzlich wirkt sich Lavendel positiv auf Infektionen und Entzündungen des Hals-Nasen-Ohren-Bereichs aus.

Alternativ nimm gerne ein Vollbad mit Lavendelblüten und ein paar Tropfen vom Lavendelöl. Trinke währenddessen eine Tasse Tee von unseren Rezepten und sage dir deine Affirmation (Seite 63) in Gedanken mehrmals vor.

Du wirst spüren, welche entspannende Wirkung diese »kleinen Helfer« auf deinen Körper und Geist haben.

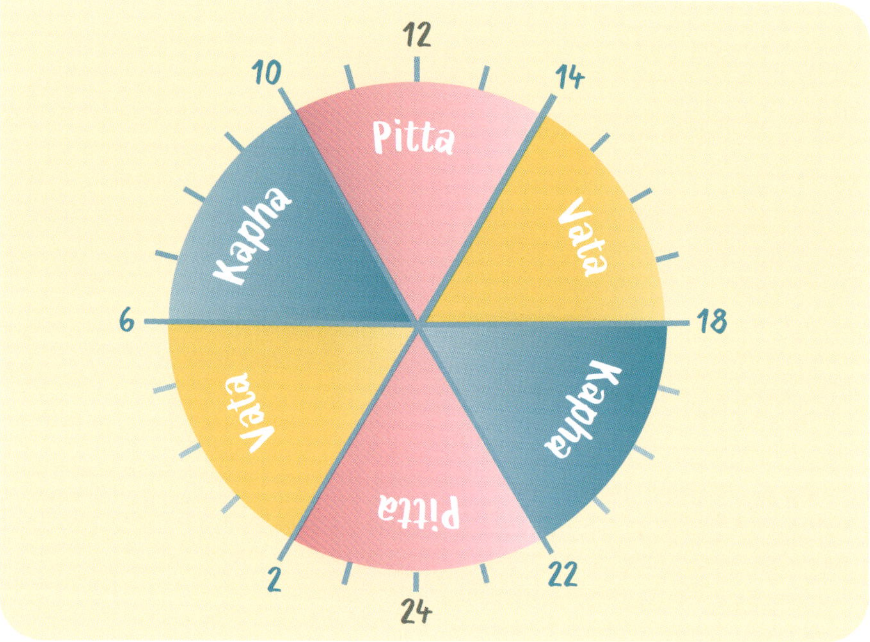

Weitere Einschlafhilfen

Auch die uralte indische Gesundheitslehre Ayurveda weiß um die Wichtigkeit der Ganzheitlichkeit und einen damit verbundenen erholsamen Schlaf. Dieser hängt aus Sicht des Ayurveda eng mit unserem Lebensstil, Schlafrhythmen und Essgewohnheiten zusammen. Im Ayurveda geht es um die Harmonie und Balance, vor allem zwischen den drei Doshas (Seite 204). Jedes Dosha hat seine eigene Wirkungszeit.

Während Kapha uns hilft, schwer und müde zu werden, ist die Pitta--Zeit ab 22.00 Uhr unsere innere Putzfrau, die den Dreck aus den hintersten Ecken holt. Die darauffolgende Vata-Energie sorgt für den Abtransport. Die dafür notwendigen Voraussetzungen sind ein Zubettgehen vor 22.00 Uhr und eine abgeschlossene Verdauung. Hier empfiehlt die ayurvedische Lehre, am Abend leichte Nahrung zu sich zu nehmen und 1–2 Stunden vor dem Schlafengehen nichts mehr zu essen. Auf Rohkost sollte eher verzichtet werden.

Abgesehen davon bringen Stress, Zeitmangel, Reisen und ein unstetiger Lebenswandel zu viel

Vata-Energie. Dadurch schlafen wir schlecht ein und meist auch nicht durch. Es herrscht zu viel Bewegung.

Weiter lassen uns unruhige und negative Gedanken, intensive Gefühle und Träume nicht in einen erholsamen Schlaf finden. Der Körper läuft auf Hochtouren und schüttet das Stresshormon Cortisol aus. Um diese Überenergie an Pitta zu reduzieren, ist es wichtig, körperlich Säure zu reduzieren. Dies bedingt einen Verzicht auf Alkohol, Zucker, rotes Fleisch und Kaffee. Iss basische Lebensmittel und genieße vor dem Schlafengehen ein Basenbad (Seite 128).

Auch die Schlafdauer differiert zwischen den einzelnen Dosha-Typen. Während Vata mindestens 8 Stunden benötigt, sind für Pitta 8 Stunden genau richtig. Kapha hingegen kommt mit weit weniger Schlaf aus. Auch ein Mittagsschläfchen ist nach ayurvedischer Sicht empfehlenswert, um Kapha und damit einen guten Schlaf zu fördern.

Ein klassisches ayurvedisches Rezept ist warme (verdünnte) Milch mit Honig und Gewürzen wie Muskatnuss, Kardamom, Ingwer, Zimt oder Safran.

Einschlafrituale

Schaffe dein Einschlafritual, um Vata zu beruhigen und einen guten Melatoninspiegel aufzubauen. Nutze sanfte Yogaübungen, Meditation und Atemübungen. Auch weitere Gewohnheiten wie ein kleines Wellnessprogramm beispielsweise mit der ayurvedischen Gesichtsmaske sind hilfreich. Vermeide am Abend noch in den Computer oder auf das Smartphone zu schauen, aufregende Filme zu sehen oder und anregende Gespräche zu führen. Lüfte den Schlafraum gut durch und nutze entspannende Musik.

Beruhigende Gesichtsmaske

Du benötigst eine halbe Banane, eine halbe Avocado und ein Stück Gurke. Püriere die Zutaten, bis eine streichfähige Masse entsteht. Ist die Konsistenz noch zu dünn, gib gerne noch etwas gemahlene Mandeln hinzu. Trage die Maske auf das gereinigte Gesicht auf und lasse sie 10–15 Minuten einwirken. Entferne danach die Reste mit einem Tuch oder spüle mit Wasser ab.

Affirmationen

Hier können auch Affirmationen helfen. Selbst wenn du nicht an die Worte der Affirmationen glaubst, so können sie doch im Hintergrund wirken. Zwinge dich zu nichts. Mach es so, wie du dich wohlfühlst.

Beispiele für Affirmationen

Jede Nacht genieße ich tiefen, erholsamen Schlaf.
Es geht mir gut.
Ich bin glücklich und gesund.
Ich kann tief und durchschlafen.
Ich erfreue mich voller Gesundheit.
Ich bin erfolgreich in allem, was ich tue.
Ich bin voller positiver Energie.
Ich bin dankbar für den Reichtum in meinem Leben.
Ich kann meine Ziele mit Freude und Leichtigkeit umsetzen.
Mein ganzes System ist im Einklang.
Während der Nacht erhole ich mich.
Am Morgen wache ich erfrischt auf.

Die Chakren

Die uralte Lehre stammt, zusammen mit Yoga, aus Indien. Als Chakra (aus dem Sanskrit, = Kreis, Rad), Chakras bzw. Chakren bezeichnet man Energiezentren. Man kann sich ein Chakra gut als Rad oder Energieball mit schnellen, kreisenden oder vibrierenden Schwingungen vorstellen.

Oft werden die Chakren auch mit einer Lotusblüte symbolisiert, wobei jedes Blütenblatt für die Geschwindigkeit der Schwingung steht. Die sieben Chakren befinden sich entlang der Wirbelsäule, genauer gesagt, entlang des Hauptenergiekanals Sushumna.

Physisch lassen sich die Chakren verschiedenen Körperbereichen, aber auch Drüsen zuordnen. Zuständig sind diese für die Hormonproduktion im Körper und sie sind den Organen übergeordnet. So lässt sich auch die intensive Wirkung auf das körperliche Wohlbefinden erklären, das durch die Chakra-Arbeit entsteht. Emotional und seelisch sind die Chakren für unsere Empfindlichkeiten verantwortlich. Liegt eine Blockade vor, spricht man auch von einer Störung oder Verunreinigung des jeweiligen Chakras. Im Gegensatz dazu zeigen sie sich als Talente und Wohlgefühl, wenn eine harmonische Schwingung vom Chakra vorliegt und dieses klar und leuchtend ist. Neben den sieben Hauptchakren gibt es weitere Nebenchakren, unter anderem in Händen und Füßen.

Die 4-blättrige Lotusblüte, das Symbol für das 1. Chakra oder Wurzelchakra

- Das Wurzelchakra steht für die Erdung und Verwurzelung, die Familie, das innere Gleichgewicht und die Stabilität, die Lebenskraft und Willenskraft, für den Mut und die Durchsetzungskraft.
- Bei Blockaden in diesem Bereich können Ängste bis hin zu Depressionen entstehen. Auch Misstrauen, Wutanfälle oder mangelndes Selbstbewusstsein deuten auf ein blockiertes 1. Chakra hin. Das kann schließlich zur Kraftlosigkeit und Erschöpfung führen.
- In Sanskrit heißt es Muladhara Chakra.
- Lokal wird es dem Beckenboden zugeordnet.
- Farblich leuchtet dieses Chakra rot.
- Es strahlt nach unten aus.

Affirmationen:

- *Ich bin geschützt und voller Zuversicht.*
- *Ich fühle mich erfüllt von Gesundheit und Vitalität.*
- *Ich bin geerdet und stehe stabil im Leben.*
- *Die Kraft der Natur schenkt mir Erdung und Zuversicht.*

Die 6-blättrige Lotusblüte, das Symbol für das 2. Chakra oder Sexualchakra bzw. Sakralchakra

- Das Sakralchakra steht für die Partnerschaft und Sexualität, die Schöpferkraft und Kreativität. Es beinhaltet unsere Lust, die Sinnlichkeit und Lebensfreude.
- Bei Blockaden kann es zu Schuldgefühlen, Sorgen oder sexuellen Störungen kommen. Als Folge entsteht teilweise eine bedrückende Freudlosigkeit.
- In Sanskrit heißt es Svadhisthana Chakra.
- Es ist im Unterbauch lokalisiert.
- Farblich leuchtet dieses Chakra orange.
- Es strahlt nach vorne und hinten aus.

Affirmationen:

- *Ich bin lebendig, schöpferisch und liebevoll.*
- *Ich vertraue auf meine innere Weisheit, die mich selbst wachsen und entwickeln lässt.*
- *Alles, was ich tue, sage und bin, ist gut, so, wie es ist.*
- *Ich fühle mich erfüllt von Lust und Sinnlichkeit.*

Die 10-blättrige Lotosblüte, das Symbol für das 3. Chakra oder Nabelchakra bzw. Solarplexuschakra

- Das Nabelchakra steht für einen guten Selbstwert und Emotionen, die sich in Balance befinden. Es beinhaltet ein gutes Bauchgefühl, eine Entscheidungsfähigkeit und insgesamt eine starke Mitte.
- Bei Blockaden kommt es zu Gefühlsschwankungen, Kummer und Abhängigkeiten von anderen. Machtthemen, Kontrollzwänge oder Entscheidungsprobleme können auftreten.
- In Sanskrit heißt es Manipura Chakra.
- Es ist im Oberbauch lokalisiert.
- Farblich leuchtet dieses Chakra gelb.
- Es strahlt nach vorne und hinten aus.

Affirmationen:

- *Ich höre auf meine innere Stimme und vertraue auf meine Entscheidungen.*
- *Ich vertraue meinen Gefühlen und erfreue mich an der Fülle des Lebens.*
- *Ich löse mich vom Urteilen und nehme an, was und wie es geschieht.*
- *Ich liebe und akzeptiere mich so, wie ich bin.*

Die 12-blättrige Lotusblüte, das Symbol für das 4. Chakra oder Herzchakra

- Das Herzchakra steht für die Liebe, die Herzenswärme. Es schließt die Harmonie, Vergebung und Versöhnung mit ein. Außerdem ist es der Inbegriff für Frieden, Güte und Heilung.
- Bei Blockaden kommt es zu Streitigkeiten, Verbitterung, Trauer, Groll und einer unterkühlten Ausstrahlung. Begleitet wird dies oft von Lieblosigkeit, Eifersucht und Vorwürfen. Nicht selten führen solche Blockaden zur Kontaktarmut oder sogar zur Einsamkeit.
- In Sanskrit heißt es Anahata Chakra.
- Es ist in der Brustmitte lokalisiert. Nicht wie das Herz in der Anatomie links liegend!
- Farblich leuchtet dieses Chakra rosa und grün.
- Es strahlt nach vorne und hinten aus.

Affirmationen:

- *Mein Herz ist weit geöffnet für die Liebe.*
- *Ich spüre den inneren Frieden und die Harmonie in mir.*
- *Ich verzeihe mir.*
- *Ich habe ein offenes Herz, um Liebe zu geben und zu nehmen.*

Die 16-blättrige Lotusblüte, das Symbol für das 5. Chakra oder Halschakra bzw. Kehl(kopf)chakra

- Das Kehlchakra steht für Ausdrucksfähigkeit und Kreativität. Ist es im Fluss, fällt uns das Lernen leicht, und wir haben eine klare Kommunikation. Es lässt uns freundlich und offen sein.
- Bei Blockaden treten Schüchternheit, Vergesslichkeit, Ideenlosigkeit oder Sprachlosigkeit und Antriebsschwäche auf. Auch das Gegenteil – die Geschwätzigkeit – ist ein Hinweis auf eine Blockade.
- In Sanskrit heißt es Vishuddha Chakra.
- Es ist im Halsbereich, auf der Höhe vom Kehlkopf, lokalisiert.
- Farblich leuchtet es hellblau und türkis.
- Es strahlt nach vorne und hinten aus.

Affirmationen:

- *Ich werde meine negativen Gewohnheiten hinter mir lassen und Raum für meine Kreativität schaffen.*
- *Die Freundlichkeit lässt mich ganz, offen und vollständig fühlen.*
- *Ich rede ehrlich mit den Menschen und finde Worte, die meinem Herzen entspringen.*
- *Ich freue mich über meine Kreativität und meine Ausdrucksmöglichkeiten.*

Die 96-blättrige Lotusblüte, das Symbol für das 6. Chakra oder Dritte Auge bzw. Stirnchakra

- Das Stirnchakra steht für Wissen und Weisheit. Das beinhaltet die Erkenntnis, die Intuition und das Bewusstsein. Auch das Vertrauen und die Fantasie gehören dazu.
- Bei Blockaden kommt es leicht zu Überlastungen oder Unkonzentriertheit. Es drohen Verlustängste, Überbetonung des Verstandes und das Gefühl der Bedeutungslosigkeit.
- In Sanskrit heißt es Ajna Chakra.
- Es ist in der Stirnmitte, als Punkt zwischen den Augenbrauen, lokalisiert.
- Farblich leuchtet es indigo und dunkelblau.
- Es strahlt nach vorne und hinten aus.

Affirmationen:

- *Ich lasse meine Intuition fließen, um mich neuen Erfahrungen und meinen tiefsten Erkenntnissen zu öffnen.*
- *Ich erfreue mich an neuen Ideen, Menschen und Situationen, die mir ein Glücksgefühl schenken.*
- *Ich lasse negative Gedanken über mich und meine Mitmenschen los und wandle sie ins Positive.*
- *Ich vertraue meiner Intuition.*

Die 1000-blättrige Lotosblüte, das Symbol für das 7. Chakra oder Scheitelchakra bzw. Kronenchakra

- Das Kronenchakra steht für Spiritualität und Anbindung an das Göttliche. Darin enthalten sind die Stille, der Sinn des Lebens, die Vollkommenheit und das Gefühl des Aufgehobenseins. Es ist der Inbegriff für Frieden – ALLES IST EINS.
- Bei Blockaden kommt es zur Ziellosigkeit oder gar Verzweiflung. Allgemeiner Stress, Angst vor Krankheit und Tod beherrschen häufig die Gedanken. Es folgt teilweise ein Gefühl der Sinnlosigkeit und des Weltschmerzes.
- In Sanskrit heißt es Sahasrara Chakra.
- Lokalisiert ist es am Scheitelpunkt oben auf dem Kopf.
- Farblich leuchtet es violett, weiß, golden.
- Es strahlt nach oben aus.

Affirmationen:

- *Ich möchte meine eigenen Grenzen überschreiten und große Freude in mein Leben lassen.*
- *Ich öffne mich für jeden neuen Schritt in meinem Leben.*
- *Ich bin bereit, die Güte und die Fülle des Universums in mir aufzunehmen.*
- *Ich lasse Licht und Frieden mein Herz erfüllen.*

Chakrameditation

Um die Chakren zu stärken und anzuregen, muss man sie zuerst reinigen. Dabei geht es darum, energetische Blockaden im Körper zu lösen. Das Chakra kann dann mit neuer Energie versorgt werden und seine eigentliche Kraft entfalten.

- Finde in einen bequemen Sitz und lege dich entspannt auf die Matte. Schließe die Augen und beginne dich ganz auf deinen Atem einzustimmen. Nimm wahr, wo du die Unterlage berührst.
- Nimm die Verbindung zur Erde wahr und beginne dann, dich auf dein erstes Chakra, das Wurzelchakra, mit Sitz in deinem Becken zu konzentrieren. Wie fühlt es sich an? Wie sieht es aus? Kannst du es gut wahrnehmen und spüren?
- Beginne jetzt, es in deiner Vorstellung zu reinigen. Verwende hier Bilder von Wasser und Wind. Lass es schwingen, klar und leuchtend werden.
- Dann verbinde den Atem mit einem kraftvollen roten Licht und lass ihn tief in dein Becken strömen. Gehe ganz in die Intension von Stabilität, Kraft und Erdung.
- Wenn du möchtest, unterstütze die Meditation, indem du die Hände auf den Bereich des Chakras legst oder seine Mudra hältst. Gerne kannst du eine der Affirmationen (Seite 63) oder ein Mantra rezitieren. Atme hier für einige Atemzüge mehr und lass die Aufmerksamkeit dann zum nächsten Chakra wandern.

Die sieben Chakren und ihre Mudras

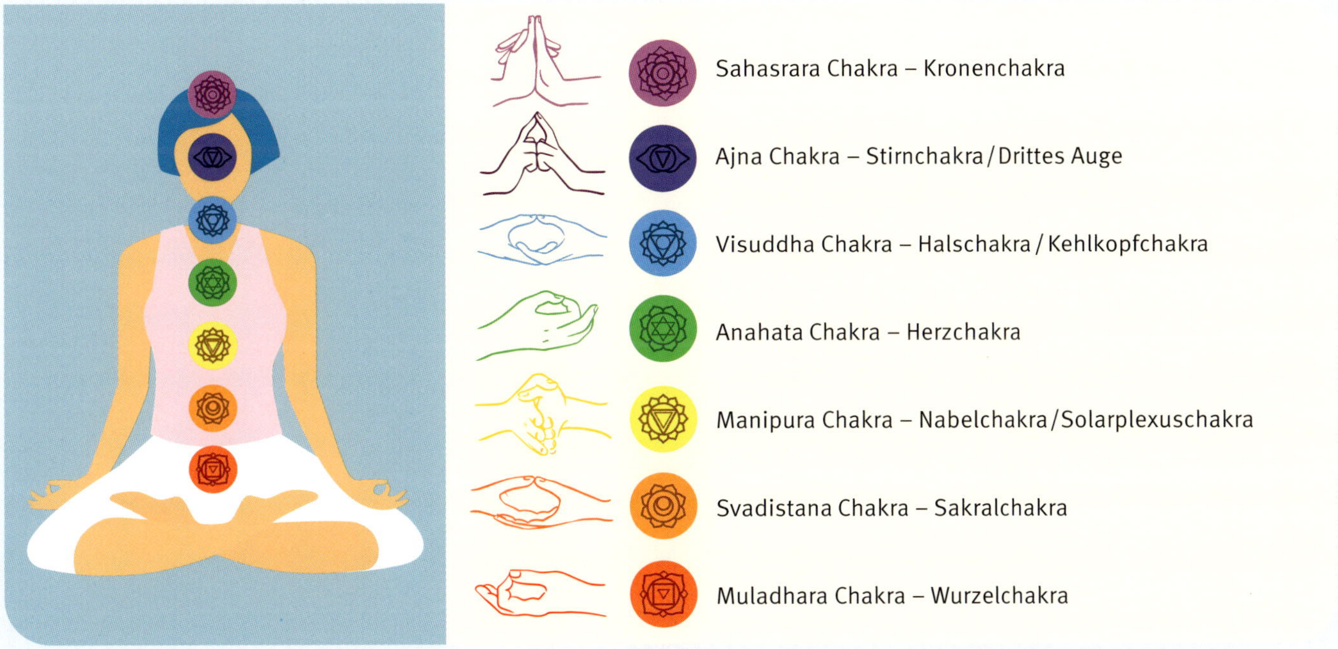

- Gehe so von Chakra zu Chakra und spüre, was sich verändert.
- Am Ende atmest du noch einige Male etwas tiefer und spürst nach. Genieße dein Erwachen.
- Ziel ist es, alle Chakren zu öffnen, um körperliche, geistige und seelische Blockaden zu vermeiden. Die geöffneten Chakren kannst du dir wie leuchtende Energiewirbel vorstellen. Du fühlst dich voller Energie, stabil und in deiner Mitte. Ohne große Anstrengung lebst du deine Fähigkeiten und Talente.

Die Schwingungen der hier genannten Mantras unterstützen die Schwingung der Chakren zusätzlich.

- Kronenchakra = Ang
- Stirnchakra = Aum / Om
- Kehlkopfchakra = Ham
- Herzchakra = Yam
- Solarplexuschakra = Ram
- Sakralchakra = Vam
- Wurzelchakra = Lam

Eine Mudra für jedes Chakra

Jeder Finger, das Handgelenk und die Handinnenfläche sind einem bestimmten Chakra zugeordnet. So kann durch gewisse Handhaltungen – Mudras – Einfluss auf die Chakren genommen werden.

Mudras können helfen, wenn die Energie durch ein Chakra nicht frei fließen kann oder auch, wenn der Energiefluss zwischen den einzelnen Chakren gestört ist. So kannst du die vorgegebenen Mudras zu den Chakren nutzen oder selbst Mudras kreieren. Nutze dafür die zusätzliche Grafik mit der Zuordnung der Chakren in Hand und Fingern. Hier kannst du zum Beispiel nur die Ringfinger aneinanderlegen, um das Chakra zu erreichen. Alternativ könntest du mit einer Hand den Ringfinger der anderen Hand halten, um Energie in dieses Chakra zu bringen. Lasse deiner Kreativität freien Lauf.

Bei der Ausführung der jeweiligen Mudra ist es wichtig, sich ganz auf die Körperstelle zu konzentrieren, an der sich das Chakra befindet. Am besten stellst du dir das Chakra auch mit seiner Farbe vor.

Wenn wir in diesem Buch von Mudras sprechen, meinen wir immer die Hand- bzw. Fingerhaltungen. Allerdings gibt es auch viele weitere Möglichkeiten, Energie durch Mudras zu lenken, wie:

- Khechari mudra, Zungenmudra: Hier wird die Zunge nach oben an den Gaumen gedrückt.
- Drishti – Augenmudra: So werden im Yoga die Blickpunkte genannt, die während einer Yogaübung gesetzt werden, um den Geist zu fokussieren und zur Ruhe zu bringen. Der bekannteste ist Nasagrai Dristhi. Hier geht der Blick über die Nase Richtung Boden. Es kann in jeder Yogaposition praktiziert werden.

Mantra

Ein Mantra ist ein Klang, eine Silbe, ein Wort oder ein Satz. Es hat eine spirituelle Bedeutung. Durch das ständige Rezitieren – Wiederholen – kannst du die Wirkung spüren. Möglich ist dies in der Meditation – in den Gedanken –, du kannst es aber auch laut oder leise sprechen und singen. Das wohl bekannteste Mantra ist der Urklang »Om«. Ein weiteres das Gayatri mantra: »om bhur bhuvah swah, tat savitur varenyam, ahargo sevasya dhimahi, dhiyo yo nah prachodayat«. Ein Mantra, das der gesamten Schöpfung Licht und Strahlen bringen soll.

---

* Eine eingesprochene Chakrenmeditation ist online verfügbar, siehe Seite 228.

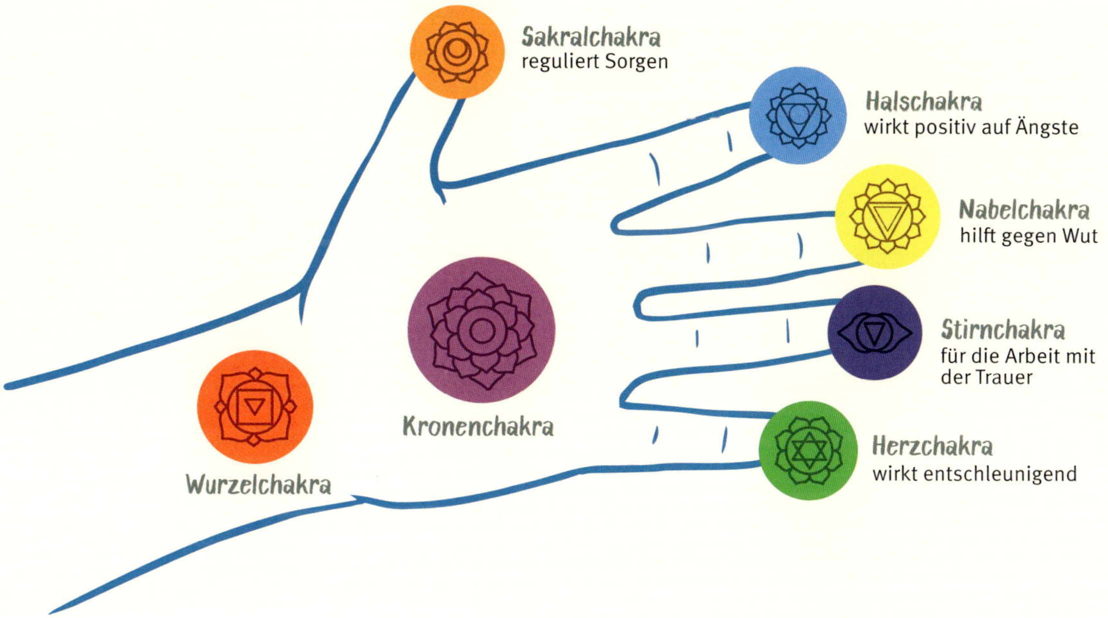

Zusätzliche Zuordnung der Chakren in Hand und Fingern

Nervenerkrankungen

Unser Nervensystem dient der Wahrnehmung, Verarbeitung und Steuerung von Reizen aus der Umwelt und unserem Inneren.

Jeder von uns braucht starke Nerven für die täglichen physischen und psychischen Aufgaben.

Topografisch wird das Nervensystem unterteilt in:

- das zentrale Nervensystem (ZNS), das aus Gehirn und Rückenmark gebildet wird, und
- das periphere Nervensystem (PNS), zu dem alle Teile des Nervensystems außerhalb des ZNS gehören. Du kannst es dir vorstellen wie ein Telefonnetz, das den ganzen Körper durchzieht.

Die Zusammenarbeit von ZNS und PNS ist für unsere Körperfunktionen und die Steuerung von Bewegungsabläufen unentbehrlich. Dabei hat das PNS die Funktion, Information aus der Umwelt an das ZNS, also an unser Gehirn, weiterzuleiten. Von dort wird die Information wiederum über Nervenfasern an die Peripherie geleitet, um die nötigen Bewegungsabläufe zu koordinieren oder Körperfunktionen zu steuern.

Funktional wird das Nervensystem folgendermaßen aufgegliedert:

- das willkürliche, somatische Nervensystem. Dieses System steuert vorwiegend Bewegungen und kümmert sich um alles, was dem Bewusstsein und Willen unterworfen ist. Dies umfasst sowohl die Wahrnehmung äußerer Reize als auch von Reizen aus dem Körperinneren. Auch unsere Sinne gehören zum willkürlichen Nervensystem.
- das vegetative, autonome Nervensystem. Das autonome Nervensystem ist der unwillkürlich arbeitende Teil, der aus Sympathikus und Parasympathikus besteht. Die Funktionen der beiden Anteile kann man mit Yin und Yang vergleichen. Die sympathischen Neuronen sind für die Erregung im Körper zuständig. Sie beschleunigen z. B. den Herzschlag und arbeiten für die körperliche Aktivität und die Leistungssteigerung. Im Gegensatz hierzu sorgen die parasympathischen Neuronen für die Entspannung. Sie verlangsamen den Herzschlag und kümmern sich um die Erholung und Regeneration im Körper.

Bei Störungen in unserem Nervensystem kann es zur Einschränkung bis hin zum Verlust von motorischen Funktionen kommen. Beispielsweise kann sich bei einer Fußheberschwäche oder -parese das komplette Gangbild verändern und haben. Dabei sind es oft nur Kleinigkeiten, die unser Nervengewebe wieder beruhigen können.

Durch den Selbsttest hast du sicher schon Fehlhaltungen entdeckt und kannst nun mit deiner Auswahl an Techniken, wie Asanas, Meditationen usw., den Weg zu deiner Gesundheit beginnen. Wähle bei Nervenreizungen anfangs immer eine sanfte Dosis und sei geduldig mit dir und deinen Erwartungen. Alles braucht seine Zeit. Wichtig ist nur, den ersten Schritt zu machen.

zu Überbelastungen und Schmerzen angrenzender Gelenke führen.

Nicht minder wichtig ist die sensorische Funktion, bei der es um die Sensibilität, also um das Spüren von Reizen, geht. Ein Beispiel hierfür ist das Berühren einer heißen Herdplatte. Aufgrund einer Störung kommt es zu einer mangelhaften Reaktion, die schwere Verbrennungen zur Folge hat.

Schon kleine Einengungen von Nervenwurzeln oder -bahnen können chronische Schmerzen oder Missempfindungen, z. B. Kribbeln in Armen, Händen, Beinen oder Füßen, zur Folge haben. Diese andauernden Nervenschmerzen können nicht nur körperlich, sondern auch psychisch starke negative Auswirkungen

Überblick über die Erkrankungen

Es gibt sehr viele neurologische Erkrankungen, von denen wir dir im Folgenden die häufigst auftretenden vorstellen möchten:

- Hemiparesen = Halbseitenlähmungen, z. B. nach einem Schlaganfall
- Parkinson-Syndrom
- Nervenausstrahlungen oder -ausfälle, z. B. nach Bandscheibenvorfällen
- ALS = amyotrophe Lateralsklerose (Krankheitsverlauf mit Muskellähmungen bis hin zum Verlust des Schluckens, Sprechens und Atmens)
- MS = multiple Sklerose (eine chronisch-entzündliche, neurologische Autoimmunerkrankung, die unzählige unterschiedliche Verlaufsformen aufzeigt)
- Polyneuropathien = Sensibilitätsstörungen, z. B. spürbar durch mangelnde Wahrnehmung in Armen, Beinen und oftmals Zehen. Der Betroffene kämpft mit Missempfindungen, Kribbeln, stechenden oder brennenden Schmerzen.

Je früher die Nervenschädigung erkannt wird, umso wahrscheinlicher kann durch therapeutische Maßnahmen die Nervenschädigung positiv beeinflusst werden.

Yoga bietet mit den geeigneten Techniken die Möglichkeit, die Atemhilfsmuskulatur zu entspannen, das Gleichgewicht zu verbessern und im Falle einer einseitigen Störung die geschädigte Seite der gesunden langsam wieder anzupassen. Durch regelmäßiges Praktizieren verbesserst du deinen Stoffwechsel, optimierst die Organsteuerung und sorgst für ein Gleichgewicht von Sympathikus und Parasympathikus.

Yoga kann dich dabei unterstützen, geschädigte Nerven zu stimulieren. Entscheidend ist dabei, die richtige Dosis zu wählen, d. h. keine Überforderung, aber auch keine Unterforderung bei den Übungen herbeizuführen.

Berghaltung

» Tadasana, Samasthiti; Tada = Berg; Asana = Haltung; Sama = aufrecht, gerade, Sthiti = stehen, bleiben

Diese Grundposition kräftigt die Beine und schafft Stabilität. Diese Übung verbessert die gesamte Körperhaltung und -wahrnehmung. Sie kräftigt die Beine und kann bei Problemen im Iliosakralbereich helfen. Dabei wirkt sie positiv auf die Balance, bringt Ruhe und Konzentration.

- Richte dich im Stehen so auf, dass die zweiten Zehen parallel sind. Alternativ können sich die Zehen berühren oder du kannst hüftbreit stehen. Hebe die Zehen noch mal an, spreize sie und lege sie dann weich ab. Verlagere das Gewicht nach vorne und hinten, rechts und links. Optional können sich dabei Teile der Füße heben. Lass die Bewegung kleiner werden, bis du still stehst und das Gewicht möglichst auf beiden Füßen gleichermaßen verteilt ist.

- Aktiviere die Oberschenkel und ziehe die Fußgelenke nach oben, um das Fußgewölbe zu kräftigen.

- Drehe die Oberschenkel leicht auswärts, ziehe das Steißbein sanft Richtung Boden und hebe das Schambein an. Lass die Schultern nach hinten und unten sinken. Hebe das Brustbein. Die Rippenbögen bleiben geschlossen (Seite 40). Die Arme sind neben dem Oberkörper.

- Die Schädeldecke schwebt mittig über dem Becken. Die Unterseite des Kinns steht waagrecht, der Kiefer ist entspannt und der Blick geht weich über die Nase zum Boden. (1)

Als Variante kannst du die Augen schließen, um die 3-Punkte-Belastung besonders gut zu erspüren. Konzentriere dich auf die Punkte: Großzehballen, Kleinzehballen und Ferse.

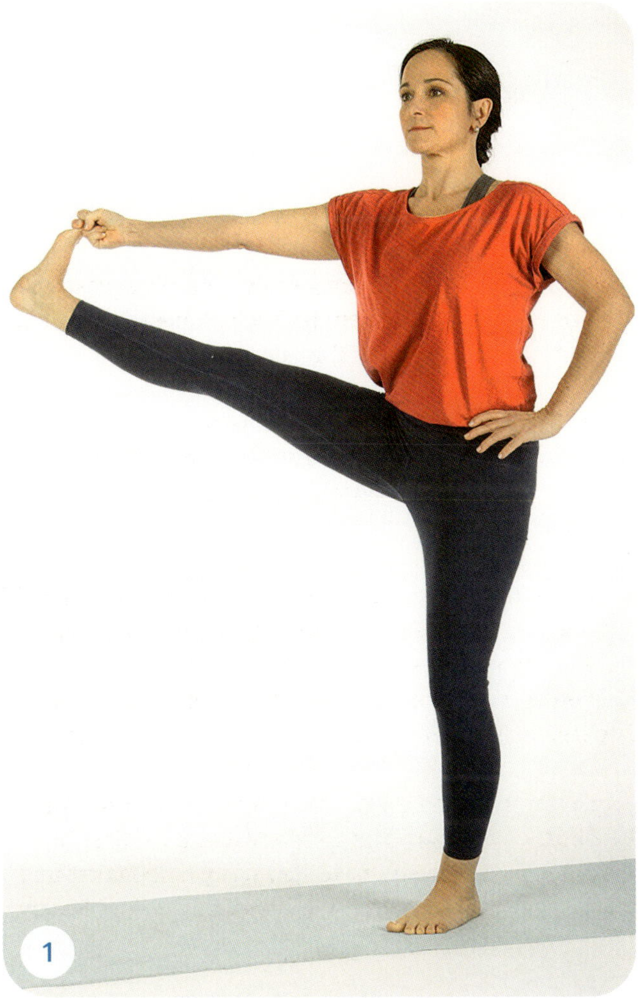
1

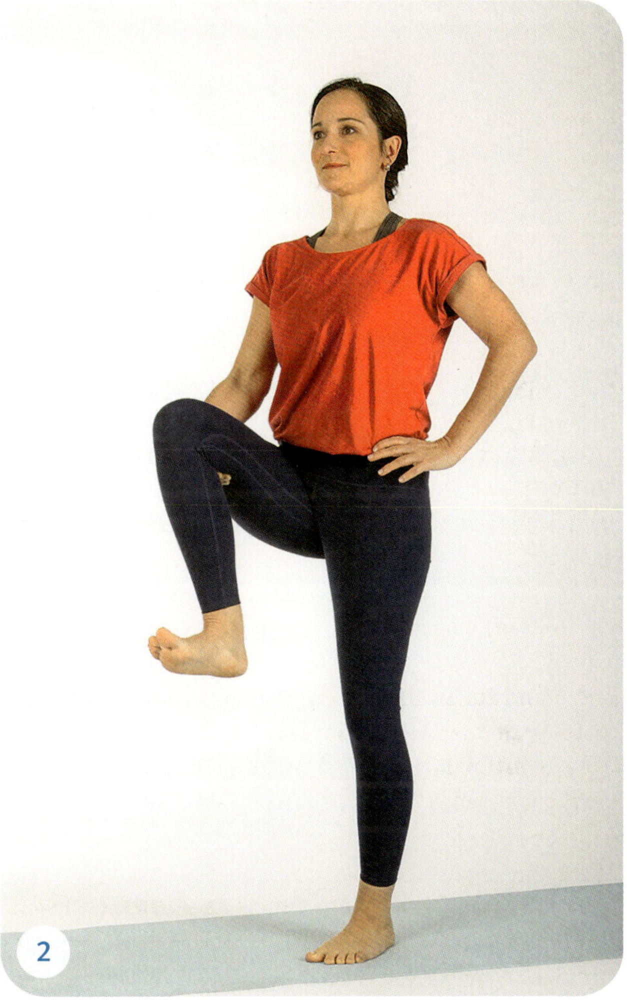
2

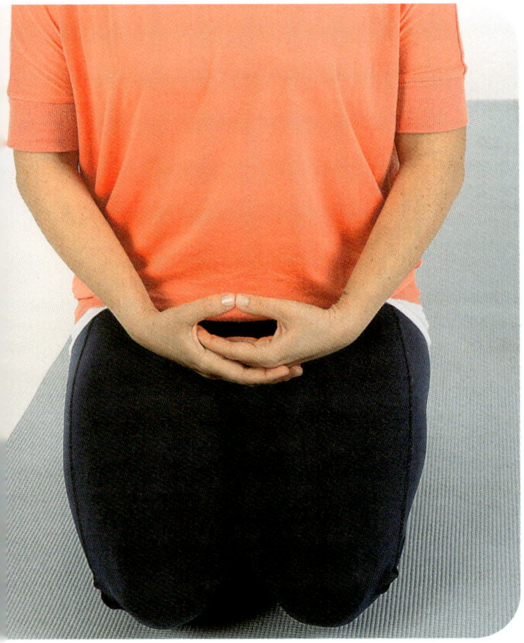

Dyana Mudra – Geste der Versenkung für innere Stille

Bereits Buddha soll mit dieser Mudra unter einem Feigenbaum sitzend meditiert haben.

Ausführung

- Lege die Hände wie Schalen in den Schoß. Die linke Hand liegt auf der rechten und die Daumen berühren sich. Schließe die Augen und richte den inneren Blick auf den Punkt zwischen deinen Augenbrauen, um die Versenkung zu vertiefen. Bring die Aufmerksamkeit zur Atmung. Nimm wahr, wie der Atem strömt.
- Lass die Gedanken still werden.

Bei anfänglichen Problemen nutze zusätzlich ein Mantra wie z. B. »OM« oder »Loslassen« – einatmend »lass«, ausatmend »los«. Lenke dein Bewusstsein auf das, was dir wichtig ist.

Handakupressur

Unterstütze die Mudra gerne mit einer anschließenden Handakupressur. Diese beruht auf der Tatsache, dass der ganze Körper seine Entsprechung in Händen und Fingern findet. Massiert man diese Punkte mit leichtem Druck, fließt neues Prana in diese Bereiche und die Selbstheilungskräfte werden aktiviert. Diese Technik ist der Traditionellen Chinesischen Medizin zuzuordnen und somit eine jahrtausendalte Lehre. Auch befinden sich in unseren Händen Energieleitbahnen – die Meridiane. Deren Verlauf zu massieren, kann Schmerzlinderung, eine innere Balance sowie neue Energie herbeiführen (siehe Seite 220).

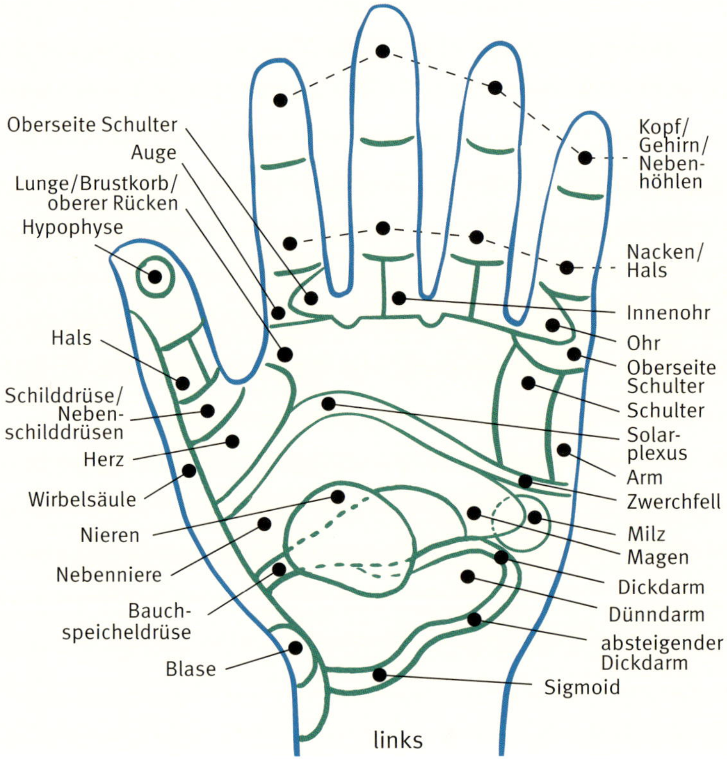

Pranayama: Verlängerung der Ein- und Ausatmung

Pranayama (Atemübungen im Yoga) wirkt auf verschiedenen Ebenen: körperlich, energetisch und geistig. Es beseitigt Blockaden und lässt Prana, unsere Lebensenergie, über die Energiekanäle, die Nadis, besser fließen. Unser vegetatives Nervensystem wird in seinem Gleichgewicht unterstützt und unsere allgemeine Nervenaktivität (Reizweiterleitung = Schmerzempfindlichkeit) wird besänftigt.

Ausführung

- Setze dich bequem und aufrecht hin. Du kannst am Boden sitzen oder auf einem Stuhl, auch im Rollstuhl ist das möglich. Unterlagere gern dein Becken, indem du dich auf ein Kissen oder eine gefaltete Decke setzt. Falls nichts von diesen Ausgangspositionen möglich ist, lege dich entspannt in deine Rückenlage. Eine weitere Alternative ist dein aufrechter Stand.
- Nimm deine Atmung und deine aufrechte Körperposition wahr und schließe dabei gerne deine Augen. Nimm dir ein paar Atemzüge Zeit, ganz bei dir anzukommen und zu spüren, wie deine Atmung durch die Nase kommt und geht.
- Verlängere deine nächste Einatmung so, dass du das Gefühl hast, deine Lunge ist vollständig mit Sauerstoff gefüllt. Beachte, dass beim Einatmen deine Rippen weit werden, deine Bauchdecke sich hebt und die Luft in jeden Winkel deiner Lungenflügel strömt. Nutze jeden noch so kleinen Raum, in dem noch etwas Platz für die Atemluft ist, aus. Wenn du ganz ausgefüllt bist, atme kontrolliert und langsam wieder durch die Nase aus. Deine Rippen werden eng, der Bauch senkt sich und deine Schultern sinken schwer nach unten und lassen alle Spannung los. Die Lunge leert sich vollständig.
- Mit jedem weiteren Atemzug verlängerst du deine Einatemdauer und verlangsamst die Ausatmung. Werde immer ruhiger und sanfter mit deiner Atmung. Diesen Ablauf wiederholst du mindestens 5 Minuten lang.

Steigerungsmöglichkeiten: Die Dauer kannst du bis auf 20 Minuten verlängern.

Außerdem ist es möglich, Atempausen einzufügen, wenn du die oben beschriebenen Atemzyklen schon gut beherrscht. Dazu verharre nach deiner tiefen Einatmung so lange in der Pause, wie du keine Atemnot verspürst. Dann atme vollständig und lange aus. Auch hier kannst du eine Atempause praktizieren und im Anschluss die Atmung genauso fortführen.

Spüre, wenn du deine Praxis beendet hast, noch für ein paar Minuten nach. Lass die Atmung passiv, also ohne dass du sie selbst lenkst, fließen.

Yoga Nidra als Körperreise

Yoga Nidra kann dich in einen hypnotischen Zustand führen, der zwischen dem Zustand des bewussten Wachseins und einem schlafähnlichen Zustand liegt. Ziel ist es, tiefe Entspannungszustände zu erreichen, die sich positiv auf dein Nervensystem auswirken können.

Ausführung

- Zu Beginn suche dir entweder einen bequemen und aufrechten Sitz oder eine entspannte Liegeposition, die du gerne mit einer leichten Decke ergänzen kannst, um dich noch wohler zu fühlen. Hast du dich für das Liegen entschieden, dann suche dir gerne ein weiches Kissen als Unterlage für deinen Kopf oder leg eine Rolle unter deine Kniekehlen, falls nötig.
- Schließe gerne schon sanft deine Augen. Deine Füße fallen locker nach außen, die Beine sind ungefähr hüftbreit abgelegt. Die Arme ruhen neben deinem Oberkörper, die Handrücken liegen auf dem Boden, sodass die Handinnenflächen nach oben zeigen. Deine Schultern sind entspannt.
- Dein Körper soll sich in seiner jetzigen Position so angenehm anfühlen, dass du nicht mehr den Drang verspürst, ein oder mehrere Körperteile bewegen zu wollen. Bleibe ab diesem Moment so lange in deiner Ruheposition, bis du von mir wieder aufgefordert wirst, dich zu bewegen.
- Achte in den nächsten 15 Minuten darauf, dass du trotz einer tiefen Entspannung bewusst wach bleibst, um die Wirkung von Yoga Nidra voll nutzen zu können. Sage dir gerne in deinen Gedanken: »Ich bleibe wach!« Dann erlaube dir, ruhig und entspannt in diesem Moment anzukommen. Nimm dir 3 Atemzüge Zeit, die Ruhe und das Gefühl der Gelassenheit in dir zu spüren. Atme ganz tief ein und aus.
- Nimm die Geräusche um dich herum wahr – die nahen und auch die, die du in der Ferne hören kannst. Das kann z. B. ein Auto sein oder der Wind, vielleicht ein Vogel oder das Ticken einer Uhr. Höre genau hin, was um dich herum geschieht.
- Fasse nun einen kurzen, prägnanten, positiven Entschluss, der aus deinem Innersten rührt, wie beispielsweise »Ich bin mutig!«, »Ich bin gelassen!«, »Ich bin zufrieden!« Wiederhole ihn 3 Mal kurz in deinen Gedanken und nimm dir vor, dass er wahr wird. Im Yoga nennt man diesen Glaubenssatz Samkalpa.
- Anschließend beginnst du mit der bewussten Wahrnehmung deines Körpers: Wiederhole jedes Körperteil in Gedanken dreimal.
- Sei dir deiner rechten Gliedmaßen bewusst. Spüre deinen Daumen – Zeigefinger – Mittelfinger – Ringfinger – kleinen Finger – Handgelenk – Unterarm – Ellenbogen – Oberarm – Schulter – Seite nach

unten bis zur Hüfte – Knie – Unterschenkel – Fuß – großen Zeh – zweiten Zeh – mittleren Zeh – vierten Zeh – kleinen Zeh – ganzen Fuß – Fußsohle – zum Schluss ganze rechte Seite.

- Sei dir deiner linken Gliedmaßen bewusst. Spüre deinen Daumen – Zeigefinger – Mittelfinger – Ringfinger – kleinen Finger – Handgelenk – Unterarm – Ellenbogen – Oberarm – Schulter – Seite nach unten bis zur Hüfte – Knie – Unterschenkel – Fuß – großen Zeh – zweiten Zeh – mittleren Zeh – vierten Zeh – kleinen Zeh – ganzen Fuß – Fußsohle – zum Schluss ganze linke Seite.
- Geh mit deiner Aufmerksamkeit in die Körperrückseite: deinen Hinterkopf – rechte Schulter – linke Schulter – unteren Rücken – Gesäß – Beinrückseiten – Fersen – zum Schluss die ganze Körperrückseite.
- Nimm deine Körpervorderseite wahr: dein Gesicht – Stirn – Augen – Ohren – Nase – Mund – Kinn – Hals – Brustkorb – Bauch – Becken – Oberschenkelvorderseite – Unterschenkelvorderseite – Fußspann – die ganze Körpervorderseite.
- Geh nun mit deiner Aufmerksamkeit in das rechte Bein – das linke Bein – beide Beine – den rechten Arm – linken Arm – beide Arme – Körperrückseite – Körpervorderseite – Kopf – in den ganzen Körper – die Beine – Arme – Hinterseite – Vorderseite – den ganzen Körper. Spüre deinen ganzen Körper auf der Unterlage. Nimm die Berührungspunkte auf der Unterlage wahr. Bleibe wach und spüre die Ruhe und Entspannung in dir.
- Gehe mit deiner Wahrnehmung zu deinem Gesicht: Spüre deine glatte Stirn – die Augenlider, die sanft und schwer geschlossen sind – deine Augen, die entspannt in der Augenhöhle ruhen – die Lippen, die sich nur sanft berühren.
- Komme mit deiner Aufmerksamkeit zu deiner Atmung: Atme ein und aus. – Du bist wach.
- Konzentriere dich auf deine Bauchdecke: Du atmest ein – deine Bauchdecke hebt sich, du atmest aus – deine Bauchdecke senkt sich wieder. Spüre die Energie im ganzen Bauch.
- Konzentriere dich auf deinen Brustkorb: Atme ein – deine Rippen weiten sich, atme aus – die Rippen senken sich wieder. Spüre die Energie im ganzen Brustraum.
- Du bist wach, visualisierst die folgenden Bilder je 3 Mal und achtest dabei auf die Gefühle, die du damit verbindest:
  - loderndes Feuer
  - hohe Berge
  - der Mond am Nachthimmel
  - eine blühende Blumenwiese
  - lachende Kinder
  - Wind am Meer

PAUSE

- Wiederhole nun 3 Mal in Gedanken langsam deinen Entschluss, den du dir zu Beginn deiner Meditation gesetzt hast.
- Atme noch für 5 Atemzüge tief ein und wieder vollständig aus. Nimm Energie in dir auf. Komme mit deinen Gedanken zurück ins Hier und Jetzt und beginne, dich behutsam zu räkeln und zu strecken. Rolle dich in deinem eigenen Tempo nach oben zum Sitzen und öffne langsam wieder deine Augen.

---

* Die eingesprochene Version dieser Meditation ist online verfügbar, siehe Seite 228.

Jin Shin Jyutsu oder japanisches Heilströmen

Das Schöne am Heilströmen ist, dass man sich selbst und andere strömen kann. Heilströmen ist einfach anzuwenden. Dabei ist es sehr wirkungsvoll und sanft. Bringe mit ein paar Griffen deinen Energiefluss in Schwung. Am einfachsten ist dabei das Fingerströmen.

Diese Technik entwickelte der 1886 geborene Japaner Jiro Murai, nachdem er selbst jahrelang erkrankt war. Durch Mudras, Meditation und Heilfasten heilte er sich selbst. Danach lehrte er seine Erfahrungen. Die wohl bekannteste Lehre sind seine festgelegten Energietore, die durch einfaches Halten harmonisiert werden können.

Das Fingerströmen ist eine weitere Möglichkeit, über unsere Hände auf unsere Gesundheit und unser Energielevel Einfluss zu nehmen. Jeder Finger ist dabei einer Emotion zugeordnet. Durch das Halten des Fingers kannst du direkt auf dein Wohlbefinden und deine Nerven Einfluss nehmen. Probiere es einfach einmal aus.

Alle Finger strömen

Greife und umschließe mit der einen Hand den gewünschten Finger der anderen Hand ohne Druck. Für einen vollständigen Harmonieausgleich ströme alle Finger nacheinander 2–10 Minuten. Bei einem bestimmten Thema genügt es, einen Finger zu strömen.

Das Selbstwertgefühl sitzt im Daumen

Durch das Halten des Daumens wird unsere Erdung gestärkt. Wir stehen tief verwurzelt im Leben und nehmen gefestigt und selbstsicher jede Herausforderung an. Bereits Babys nutzen die Kraft des Daumens, indem sie daran nuckeln. Halte den Daumen bei

- Unsicherheit in allen Lebenslagen
- Schüchternheit
- Sorgen um sich selbst, aber auch um alles andere
- Vertrauensverlust
- Magenschmerzen

Während du den Finger hältst, visualisiere einen fest verwurzelten großen und stolzen Baum.

Der Mut sitzt im Zeigfinger

Mut ist oft ein Begleiter vieler anderer positiver Emotionen. Wir benötigen ihn für unsere Offenheit, unseren Lebenswillen und die Freude an Neuem. Sich einfach treiben zu lassen, loslassen und zu fließen – dafür braucht es viel Mut. Fehlt es uns an Mut, zeigt sich das oft in

- Angst
- dem Gefühl, eingeschränkt oder eingesperrt zu sein

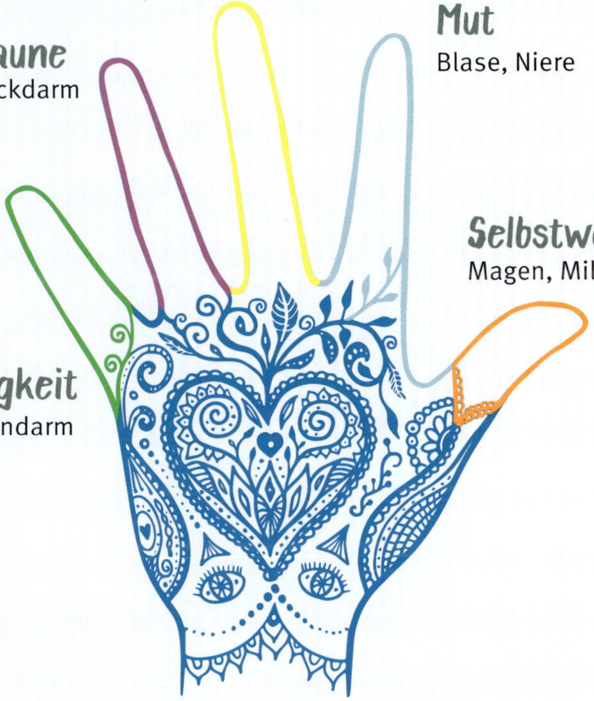

Jeder Finger steht für andere Gefühlsqualitäten oder Organe.

- festgefahrenen Lebensgewohnheiten und Einstellungen
- Niedergeschlagenheit
- Schulter- und Nackenschmerzen

Visualisiere eine kraftvoll leuchtende Sonne beim Strömen.

Die Gelassenheit sitzt im Mittelfinger

Herausforderungen begegnen uns jeden Tag. Ob beruflich oder privat, wir alle kommen immer wieder an unsere Grenzen. Hier allein hilft die Gelassenheit. Die Eigenschaft, die uns erlaubt, die Dinge so anzunehmen, wie sie sind. Eine innere Gewissheit, die uns sagt, dass alles doch seinen Sinn hat. Ströme deinen Mittelfinger bei

- Wut
- ständigem Genervtsein
- Ärger
- Zorn
- Problemen mit Blut und Augen

Stelle dir beim Strömen gerne eine Situation vor, die dich an deine Grenze der Gelassenheit gebracht hat und wie du die Situation mit Leichtigkeit meisterst.

Die Freude sitzt im Ringfinger

Manchmal fehlt uns die Luft zum Atmen. Wir fühlen uns so fremdbestimmt und eingeengt, dass unsere Freude in den Hintergrund rückt. Nutze den Ringfinger bei

- Abschieden
- Traurigkeit
- Gefühl von Überforderung
- Verdauungsproblemen, Haut- und Atemkrankheiten

Schenke dir selbst ein Lächeln.

Die Leichtigkeit sitzt im kleinen Finger

Wenn uns etwas leichtfällt, erledigen wir es »mit dem kleinen Finger«. Wir erledigen es ohne viel Mühe. Oft sind wir durch unseren Alltag gezwungen, uns auch mit Themen zu beschäftigen, die sehr viel Energie benötigen. Gibt es hier keine oder keine schnelle Lösung, ströme den kleinen Finger bei

- Schwere – körperlich und geistig
- Erschöpfung
- scheinbar unüberwindbaren Hindernissen
- Depressionen
- Herzproblemen

Umhülle dich in deiner Vorstellung mit Licht, während du strömst.

Erkrankungen des Rückens

Schmerzen oder Funktionsstörungen sind an allen Gelenken, Muskeln, Sehnen und Bändern des Körpers möglich, wenn wir diese fehl- bzw. überlasten. Rückenschmerzen gehören zu den Hauptursachen für Krankschreibungen in Deutschland.

Unser Bewegungsapparat setzt sich aus verschiedenen Körperteilen zusammen. Dazu gehören unser knöchernes Skelett und die Skelettmuskulatur, d. h., die Muskulatur, die unsere Knochen und Gelenke bewegen kann. Die Sehnen bilden den Übergang vom Muskel zum Ansatz- oder Endpunkt am Knochen und dienen dabei der Kraftübertragung. Die Bänder haben die Aufgabe, Gelenke zu stabilisieren. Zum Beispiel die Seitenbänder am Knie oder die Innen- und Außenbänder am Sprunggelenk des Fußes. Dabei sind alle Bestandteile des Bewegungsapparates in ständiger Beziehung zueinander. Bereits Moshé Feldenkrais wusste um die Bedeutung der Bewegung:

» *Leben ist Bewegung und ohne Bewegung findet Leben nicht statt.* «

Von damals bis heute hat sich trotz modernster Medizin daran nichts geändert.

Formen von Rückenschmerzen/Wirbelsäulensyndrom

Leider gibt es heutzutage sehr viele Menschen mit Rückenschmerzen und nicht selten haben diese täglich damit zu kämpfen. Laut einer Umfrage von 2019 gaben 13 % der Befragten an, jeden Tag unter Rückenschmerzen zu leiden. Jeder, der davon schon einmal betroffen war oder ist, weiß, wie stark diese Schmerzen einen im Alltag ausbremsen können. Immer häufiger lassen sich Arbeitnehmer aus diesem Grund krankschreiben. 2017 beruhten in Deutschland 60 Millionen Fehltage auf dieser Diagnose. Der häufigste Grund für eine Berufsunfähigkeit in Deutschland ist der Rückenschmerz.

Aber auch die Lebensqualität, die Freude an Freizeitaktivitäten, sozialen Kontakten oder die Teilnahme an geliebten Hobbys ist stark eingeschränkt oder sogar kaum möglich. Man könnte meinen, Rückenschmerzen sind Alterserscheinungen. Aber Studien belegen, dass das Durchschnittsalter bedauerlicherweise stetig sinkt. Es gibt kaum noch Patienten, die nicht unter Rückenschmerzen, Nackenverspannungen oder Mobilitätseinschränkungen der Wirbelsäule leiden. Häufige Ursachen sind:

- muskuläre Verspannungen oder Verkürzungen
- Fehl- bzw. Überbelastungen im Job und im Privatleben
- Muskelschwächen, die meist die stabilisierenden Muskelanteile betreffen
- Bandscheibenvorfälle: Am häufigsten betroffen ist die Lendenwirbelsäule (LWS), weniger die Halswirbelsäule (HWS), am wenigsten die Brustwirbelsäule (BWS).
- Spondylolisthesis bzw. Wirbelgleiten: Man spricht hierbei von einer Instabilität der Wirbelsäule, bei der der obere Wirbel nach vorn gleitet (z. B. bei der LWS in Richtung Bauchraum).

Bei all diesen Wirbelsäulenproblematiken und den damit verbundenen Schmerzen ist es wichtig, zu erkennen:

- Welche Muskeln sind zu schwach, welche unnötig unter Anspannung?
- Wann treten meine Schmerzen auf und was kann ich in dieser Situation verändern, um sie zu reduzieren?
- Überfordere ich mich regelmäßig im Beruf oder Privatleben?

Jeder Betroffene sollte die Schwächen erkennen, um an diesen arbeiten zu können.

Yoga hilft dabei, den Körper besser kennenzulernen und dadurch wieder eine Balance zwischen schwacher, verspannter und zu dominanter Muskulatur herzustellen.

Yoga sorgt durch den ganzheitlichen Ansatz dafür, Muskelinsuffizienzen zu beseitigen, Verspannungen zu lindern oder sogar ganz zu lösen, Überbelastungen zu vermeiden und folglich dauerhaft sein Gleichgewicht zu finden.

Körper in Balance

Voraussetzung für einen gesunden Rücken und eine starke Mitte sind die Bandhas. Alles ist ein Zusammenspiel von Yin und Yang: einerseits der Rücken, andererseits Beckenboden (Mula Bandha, Seite 24) und Bauch (Uddiyana Bandha, Seite 25).

Eine starke Wirbelsäule benötigt eine kraftvolle Bauchmuskulatur und einen gut trainierten Beckenboden, um die innere Achse in Balance zu halten. Lernst du, beides kontrolliert an- und entspannen zu können, wirst du bald eine stabile Mitte bekommen und deine Schmerzen werden sich deutlich reduzieren oder sich sogar ganz verabschieden.

Der Kinnverschluss – Jalandhara Bandha (Seite 26) – hält den Kopf in einer geraden Körperachse und vervollständigt so die Aufrichtung. Dieses Bandha ist vor allem für diejenigen sehr wichtig, die unter Nacken- oder Kopfschmerzen leiden. Es entlastet die Halswirbelsäule und hat als weiterlaufende Kette, wie bei einem Zahnrad, auch einen positiven Einfluss auf die Kiefergelenke. Eine weitere Hilfe kann das fasziale Fußsohlenausrollen sein (Seite 118).

Bitte praktiziere vor den folgenden Übungen immer »die acht Bewegungsrichtungen der Wirbelsäule« (Seite 20), vor allem für die Lateralflexion (Seitneigung).

Katze – Kuh

» Marjaryasana; Marjari = Katze; Asana = Haltung; Bitilasana; Bitila = Kuh; Asana = Haltung

Die Katze dehnt Rücken und Nacken, massiert die Organe in der Bauchhöhle. Die Bewegung der Kuh dehnt die Vorderseite des Rumpfes. Zusammen mobilisieren sie die gesamte Wirbelsäule. Außerdem lindert diese Bewegungsabfolge Stress und löst Verspannungen.

- Komme in den Vierfußstand und richte Hände und Füße so ein, dass die Knie genau unter den Hüften stehen und Handgelenke, Ellbogen und Schultern senkrecht übereinander ausgerichtet sind. Der Kopf bleibt neutral in Verlängerung der Brustwirbelsäule. Der Blick geht über die Nase zum Boden.

- Mit einer Ausatmung rundest du den Rücken vom Becken ausgehend nach oben wie einen Katzenbuckel. Dabei bleiben die Schultern und Hüften in ihrer Ausrichtung über Händen und Knien. Der Kopf sinkt locker nach unten. Der Blick wandert zu den Oberschenkeln oder wenn möglich zum Bauchnabel. (1)

- Mit der Einatmung heben sich Sitzknochen, Brust und Kopf und du lässt den Bauch sinken. Der Blick geht nun gerade nach vorne. (2)

- Der Atem vertieft die Bewegung und du nimmst bewusst die feinen Bewegungen der einzelnen Wirbel wahr.

- Wiederhole diese Übung mindestens 10 Mal im eigenen Atemrhythmus. Vertiefe dabei die Atmung.

Tipp Bei Nackenverletzungen oder Kopfschmerzproblematiken bitte die Halswirbelsäule neutral halten. Schmerzen die Handgelenke, kann die Übung auch im Sitzen durchgeführt werden. Bei Problemen in den Knien, bitte mit einer Decke unterlagern.

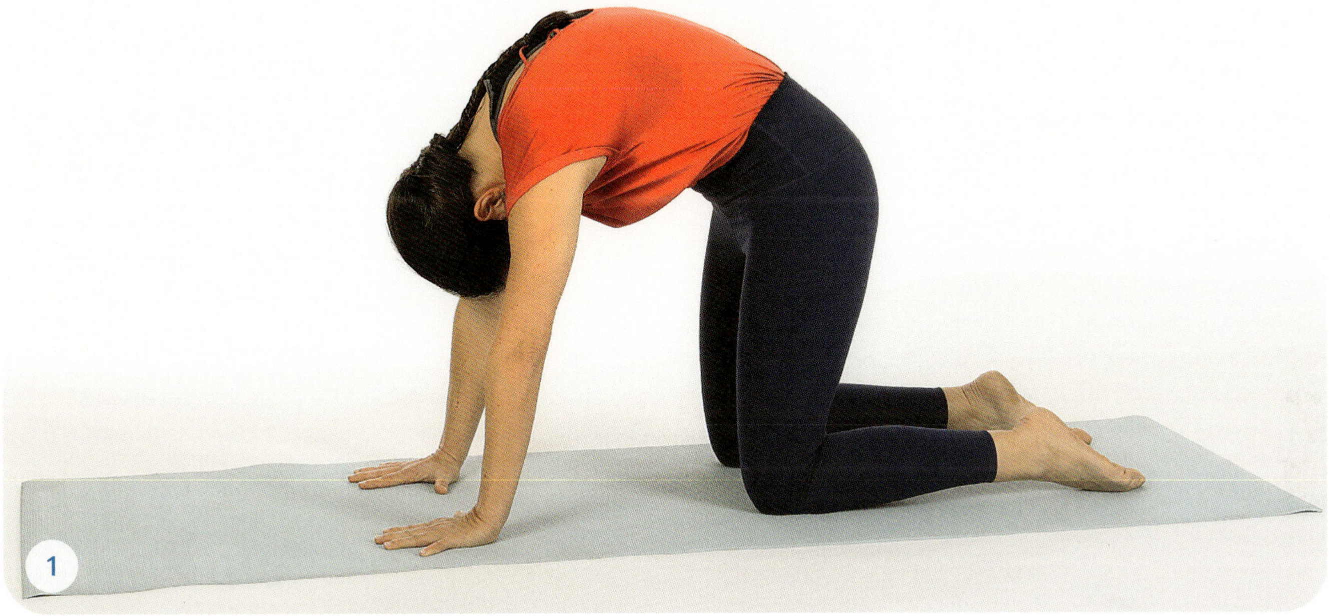
1

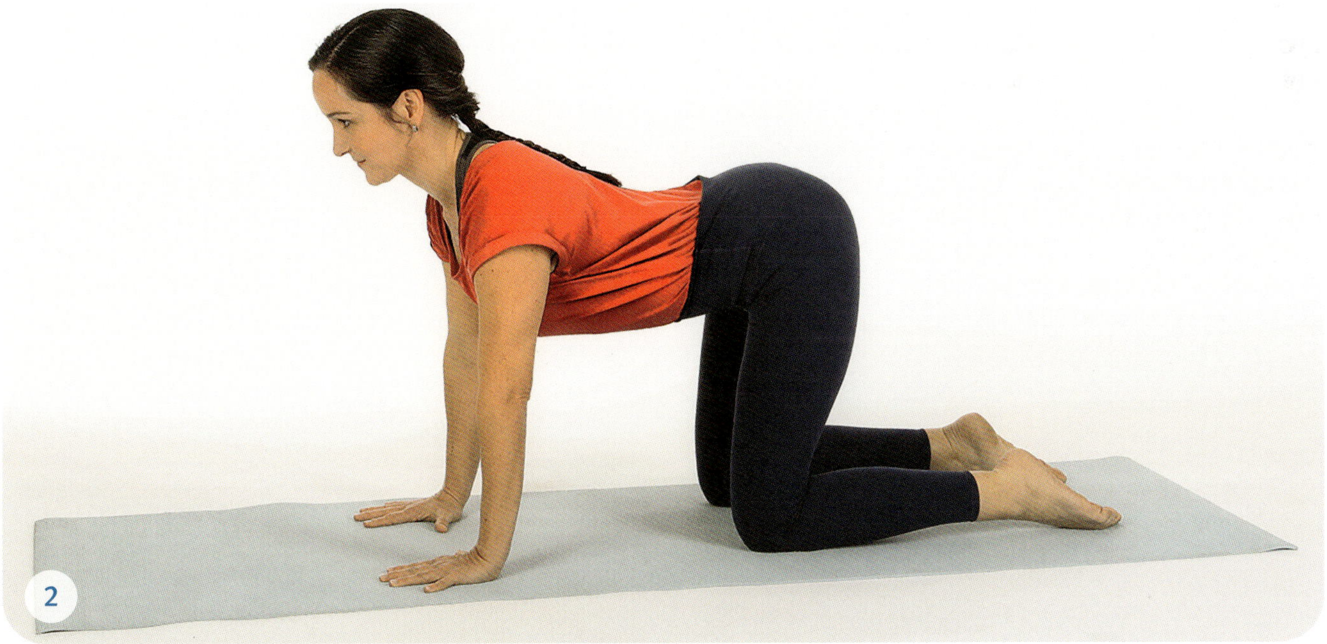
2

Tiger

» Vyaghrasana; Vyaghra = tiger; Asana = Haltung

Um die Körpermitte zu festigen und dem Rücken Stabilität zu geben, empfiehlt sich diese Übung. Zusätzlich bringt sie Elastizität in Wirbelsäule und Hüfte, Schultergürtel und Arme werden gekräftigt. Die Balance wird geschult und durch die aufgestellten Füße wird zusätzlich die Zehenmobilität erhöht.

- Gehe in die Vierfußposition und stelle die Zehen auf. Prüfe, dass die Schultern über den Handgelenken und das Becken über den Knien steht. Löse dann erst ein, optional beide Knie, 3–5 cm vom Boden und halte sie.

- Wenn das gut klappt, schiebe die Armaußenseiten nach innen und verwurzle deine Daumenballen. Das Grundgelenk des Zeigefingers drückt fest nach unten. Ziehe die Schulterblätter dicht an den Rücken, in die Breite und Richtung Becken. Gleichzeitig schaffe Weite zwischen den Schlüsselbeinen. Dann strecke ein Bein nach hinten aus. ❶ Ziehe das Steißbein Richtung Ferse. Wenn das zu viel ist, lasse die Knie zunächst am Boden. Hebe von hier aus das linke Bein und strecke es nach hinten aus. Wenn das gut klappt, beginne, das rechte Knie zu lösen. Hier muss das Knie gar nicht in der Luft schweben, um den Effekt zu spüren. ❷

- Der Kronenpunkt zieht weit nach vorne. Der Blick geht gerade zum Boden. Kehle, Augen und Kiefer sind entspannt. Halte ca. 1 Minute. Dann die Knie wieder ablegen und im Kind (Seite 210) nachfühlen. Um die Übung zu intensivieren, kannst du den gegenüberliegenden Arm noch heben und strecken. Achte hierbei besonders darauf, dass die Schulter im Gelenk bleibt und nicht zum Ohr zieht.

Bei schmerzenden Handgelenken kannst du das Boot (Seite 90) und seine Vorstufen üben.

Für Tiger und Boothaltung gilt Bei beiden Übungen ist sehr wichtig, die Mitte zu halten. Setze die Bandhas in Beckenboden und Bauch, sodass der Rücken lang und gerade bleibt. Erspüre deine eigene Grenze. Sobald der Rücken rund wird, sich die Schultern verspannen oder die Bauchmuskulatur die Bauchdecke nicht mehr flach halten kann, löse die Übung.

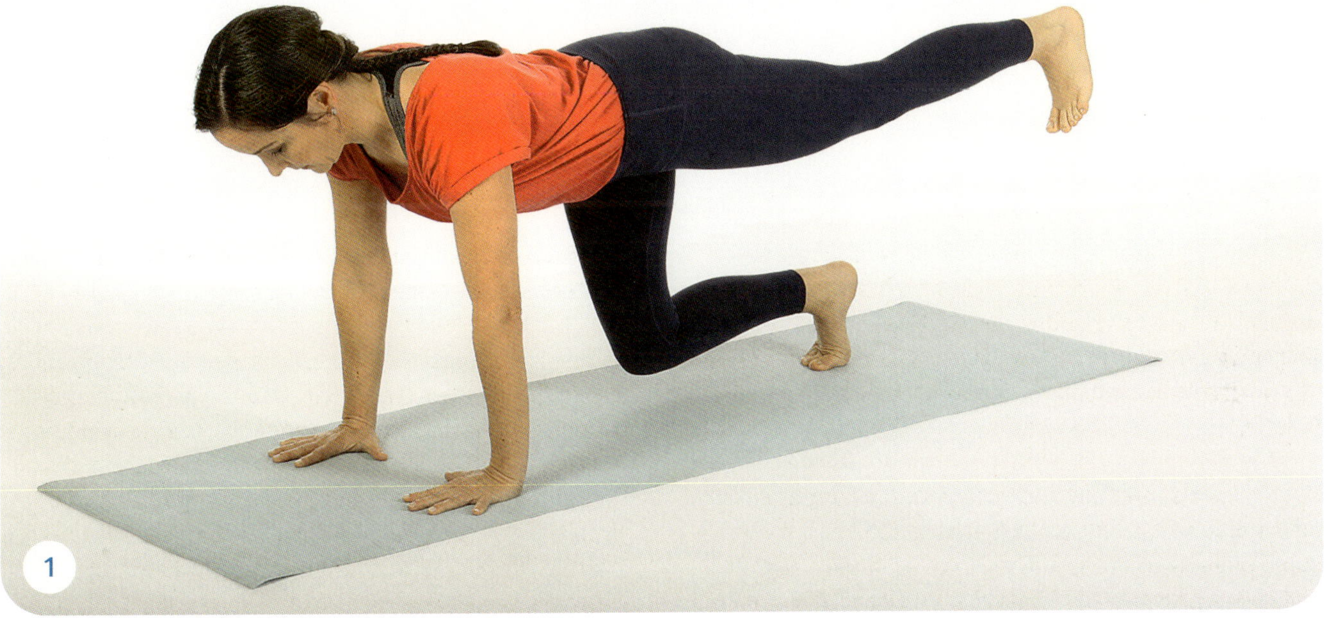
1

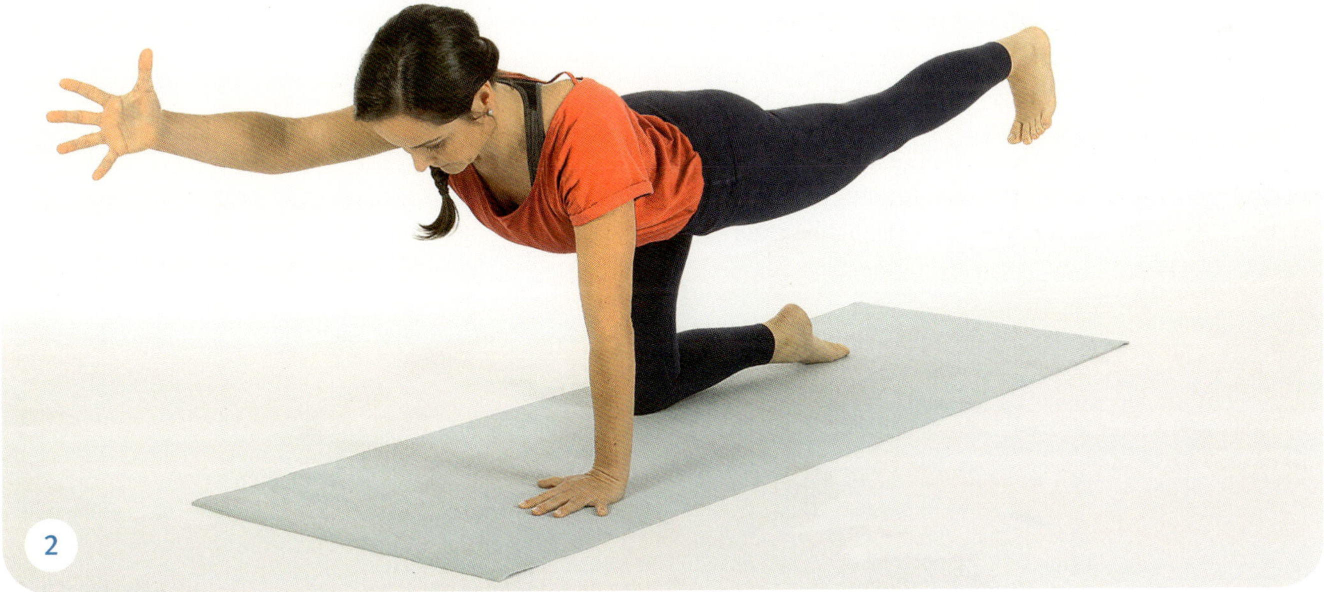
2

Boothaltung

» Paripurna Navasana; Paripurna = vollständig; Nava = Boot; Asana = Haltung

Auch das Boot ist ein absoluter Allrounder für die Gesundheit: Bauch, Beine und Rücken werden gekräftigt. Außerdem wirkt die Übung positiv auf die Verdauung, Nieren und Schilddrüse. Die Balance wird verbessert. Das Stressempfinden wird reduziert.

- Setze dich mit aufgestellten Beinen auf die Matte. Die Hände setzt du mit nach vorne zeigenden Fingern neben dir auf. Die Arme sind gestreckt. Hebe die Brust und lehne dich etwas nach hinten. Achte besonders darauf, dass der Rücken gerade bleibt. Beckenboden und Bauch sind aktiv.

- Mit der Ausatmung hebst du erst ein Bein, wenn möglich, dann beide Beine an, bis die Unterschenkel parallel zum Boden ausgerichtet sind. (1)

- Diese Übung kannst du intensivieren, indem du die Arme vom Boden löst und sie gerade nach vorne streckst. Weiterhin können die Beine gestreckt werden, bis die Zehenspitzen etwas über der Augenhöhe sind. (2)

- Ist das nicht möglich, halte mit den Händen auch die Kniekehle oder Oberschenkelrückseite. Atme ruhig und gleichmäßig. Hebe dein Brustbein, sodass der Nacken lang und die Schultern entspannt bleiben können. Halte die Position einige Atemzüge. Dann setze behutsam die Beine mit der Ausatmung wieder ab.

Tipp Bei Schmerzen in der Steißbeinregion kann eine gefaltete Decke unter dem Gesäß helfen. Hilft die Decke nicht ausreichend, ist oft ein Osteopath oder Orthopäde hilfreich, der beurteilen kann, ob das Steißbein in seiner Lage korrigiert werden sollte.

Für Tiger und Boothaltung gilt Bei beiden Übungen ist sehr wichtig, die Mitte zu halten. Setze die Bandhas in Beckenboden und Bauch, sodass der Rücken lang und gerade bleibt. Erspüre deine eigene Grenze. Sobald der Rücken rund wird, sich die Schultern verspannen oder die Bauchmuskulatur die Bauchdecke nicht mehr flach halten kann, löse die Übung.

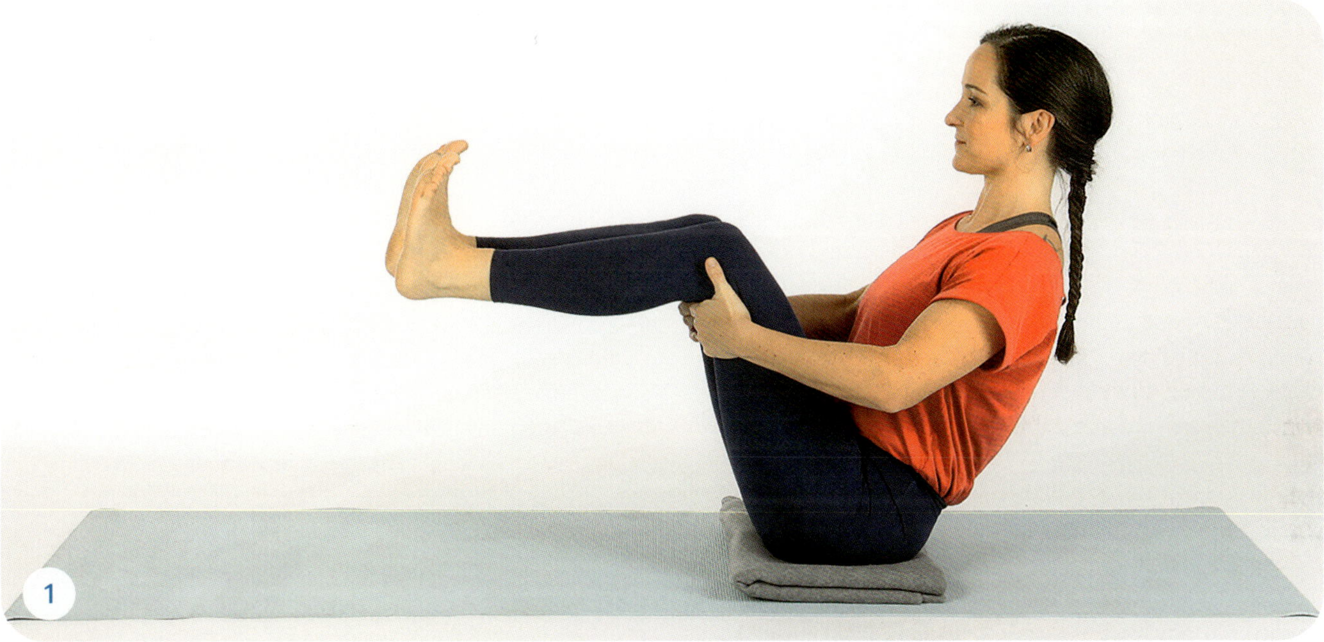
1

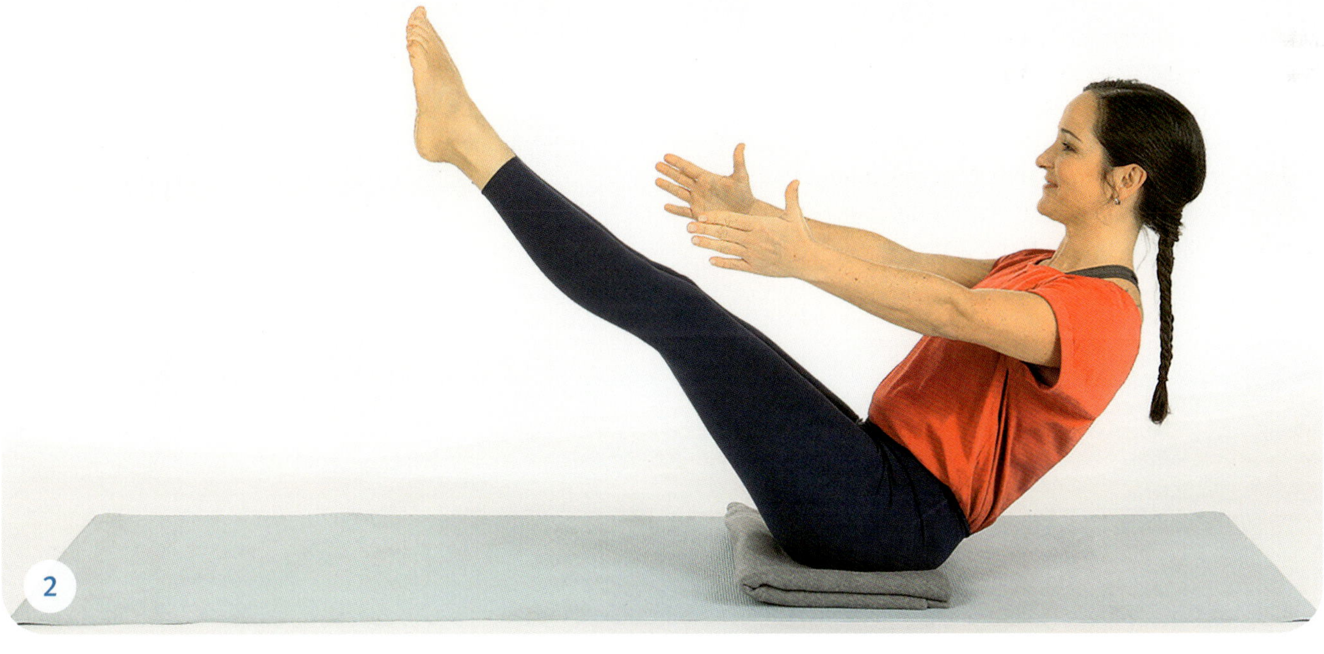
2

Nadelöhr

» Agnistambhasana; Agni = Feuer; Stambha = Statue; Asana = Haltung

Das Nadelöhr dehnt die tiefe Hüft- und Gesäßmuskulatur, wirkt ausgleichend und entspannend. Im Sitzen wird zusätzlich der Rücken gekräftigt und der Brustraum gedehnt. In Rückenlage regt sie außerdem die Verdauung an und entspannt den unteren Rücken.

- Komm zum Sitzen mit aufgestellten Beinen. Lege gerne eine gefaltete Decke unters Gesäß. Zieh die Schultern nach oben und rolle sie dann nach hinten und unten. Schiebe die unteren Spitzen der Schulterblätter gegen den Rücken und richte dich auf. Setze das linke Sprunggelenk über das rechte Knie. (1)

- Um die Übung zu intensivieren, kannst du den Oberkörper noch mehr aufrichten oder das rechte Bein nach außen klappen, sodass die Schienbeine »gestapelt« übereinanderliegen. Mit der Ausatmung kannst du den Oberkörper nach vorne sinken lassen. Mit der Einatmung gewinnt der Oberkörper noch mehr an Länge.

- Um die Übung zu vereinfachen, kannst du dich langsam auf den Rücken sinken lassen und mit den Händen die rechte Oberschenkelrückseite oder das Schienbein greifen. Zieh das rechte Bein mit der Ausatmung sanft zum Brustkorb. (2)

- Bleibe 2–3 Minuten oder länger in der Haltung. Dann richte dich mit der Einatmung wieder auf, löse die Beinhaltung im Sitzen oder in der Rückenlage auf. Lockere die Beine und beginne mit der anderen Seite.

Tipp Wenn möglich flexe deinen linken Fuß, um eventuelle Belastungen auf das linke Knie zu vermeiden.

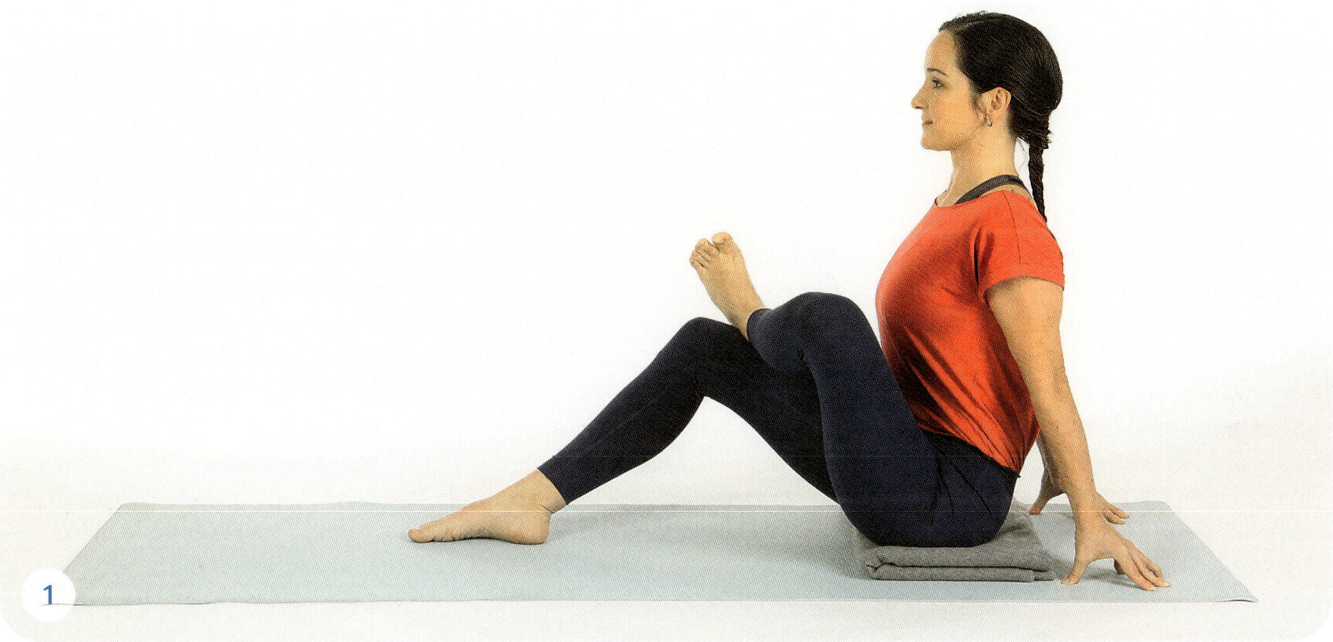

1

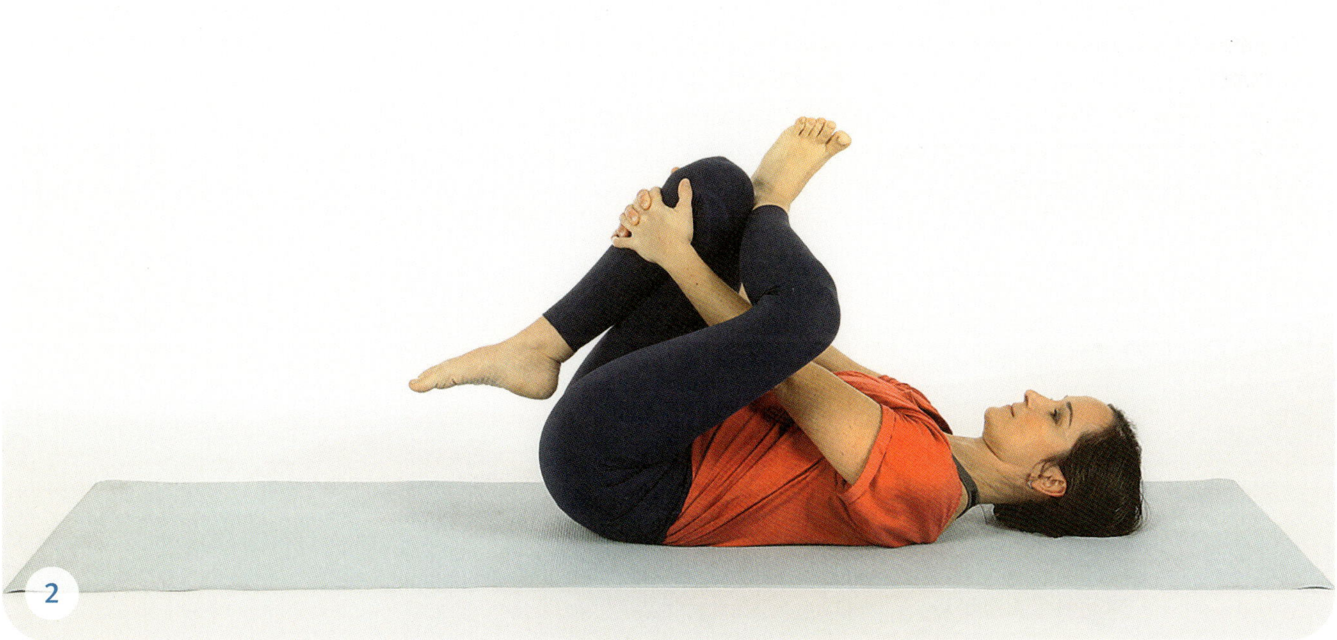

2

Pranayama: Anahata-Atmung

Für unsere Herzöffnung und die Aufrichtung der oberen Wirbelsäule ist die Anahata-Atmung eine Bereicherung zu allen sonstigen herzöffnenden Asanas und Techniken.

Ausführung

- Setze dich, gerne erhöht auf einem Kissen, aufrecht und bequem hin. Deine Hände ruhen auf deinen Oberschenkeln.
- Schenke deiner gesamten Wirbelsäule ganz viel Länge und erde dich von deinen Sitzbeinhöckern nach unten in den Boden.
- Atme einige Male ein und aus, lasse deine Schultern dabei tief sinken und komme mit deiner Achtsamkeit bei dir und deiner Wirbelsäule an.
- Spüre, wie bei der Einatmung dein Brustkorb sich weitet und dein Herzraum sich öffnet.
- Gehe mit deiner Aufmerksamkeit an deine Körperrückseite – zu deiner gesamten Brustwirbelsäule. Stelle dir vor, du atmest über diesen Bereich ein und lässt über die gesamte Einatemlänge den Atemstrom nach vorn zu deinem Brustbein ziehen. Deine Brustwirbelsäule folgt dem Atemfluss und richtet sich nach oben auf. Das Brustbein hebt sich an und du öffnest dein Herz. Mit deiner Ausatmung hältst du diese Position der Wirbelsäule und fühlst eine stützende Hand, die dir dabei hilft. Lass währenddessen deine Schultern tief nach unten sinken (weg von deinen Ohren).
- Atme ein – spüre den Atemfluss von hinten nach vorn. Hebe dein Herz, lass die Schultern los.
- Atme aus – aktiviere dein Uddiyana Bandha (Seite 25), um den unteren Rücken zu schützen und nicht ins »Hohlkreuz« zu ziehen.
- Beginne die Rippenbögen zu schließen (Seite 40).
- Fühl dich gestützt.
- Atme für mehrere Atemzüge genauso ein und aus. Wenn möglich praktiziere diese Atemtechnik anfangs 5 Minuten und steigere dich bis zu 20 Minuten.
- Zum Ende deines Übens lege dich behutsam in deine Rückenlage, schließe deine Augen und spüre nach. Wenn du deinen unteren Rücken merkst, dann achte bitte beim nächsten Praktizieren der Anahata-Atmung noch mehr auf dein Uddiyana Bandha, um die Lendenwirbelsäule nicht unnötig zu belasten.

Gehmeditation

Jeden Tag benutzen wir das Gehen, um von A nach B zu gelangen, ohne uns des Gehens selbst bewusst zu sein. Bei deiner Gehmeditation drehen wir diese Intention um: Es ist nicht wichtig, wohin du läufst – der Weg ist das Ziel!

Der Wert der Gehmeditation wird sehr oft unterschätzt. Dabei ist es eine hervorragende Möglichkeit, deinen Geist zur Ruhe zu bringen. Der große Vorteil an dieser Technik ist, dass du sie jederzeit und an jedem Ort praktizieren kannst. Wie immer bedarf es einiger Übung, um ganz ankommen zu können und den Geist vom Alltag zu lösen.

Bei der Gehmeditation geht es nicht darum, das Rad neu zu erfinden, sondern darum, etwas Alltägliches für einige Minuten zu etwas Besonderem werden zu lassen oder wie Thích Nhất Hạnh einmal gesagt hat:

»Gehe, als würden deine Füße die Erde küssen.«

Ausführung

- Bevor du startest, achtsam zu gehen, halte kurz inne und spüre in deinen Körper hinein. Wie stehst du? Nimm die Berührungspunkte deiner Füße mit der Erde wahr. Wir empfehlen dir, um die Berührung besser wahrnehmen zu können, anfangs möglichst barfuß zu meditieren. Richte stolz deinen ganzen Körper auf: Hebe dein Brustbein, lass die Schultern nach hinten unten sinken und fühle dich, vom Scheitelpunkt ausgehend, nach oben in die Länge gezogen.
- Falls du keine oder wenig Erfahrung im Meditieren hast, sei dir bewusst, dass unser Geist dazu neigt, unruhig zu sein, und es dir wahrscheinlich schwerfallen wird, dich nicht ablenken zu lassen.
- Starte mit wenigen Schritten.
- Gehe mit einer physiologischen Abrollbewegung des Fußes: Die Ferse setzt zuerst auf, rolle den Fuß bis zum Großzehenballen ab, hebe den Fuß, indem du dich über den großen Zeh abdrückst.
- Nimm dabei deine Atmung und die Empfindungen in deinen Füßen wahr.
- Fühlst du die Erdung? Bleibt dein Geist ruhig? Darf deine Atmung harmonisch weiterfließen?
- Steigere deine achtsame Gehstrecke immer nur so weit, dass deine Gedanken nicht abschweifen und du fokussiert bei dir selbst und dem Ablauf deiner Gehmeditation bleiben kannst.

Ein kleiner Tipp Schenke dir bei deiner Gehmeditation ein Lächeln ganz für dich.

Übung macht den Meister. Gib nicht auf und du wirst dein achtsames Gehen bald nicht mehr missen wollen.

---

* Die eingesprochene Version dieser Meditation ist online verfügbar, siehe Seite 228.

Obere Extremität

Yoga lässt uns durch Praktizieren verschiedener Asanas erkennen, wo Schwächen oder Bewegungseinschränkungen der oberen Extremität vorliegen, diese verbessern und ein Gleichgewicht herstellen, das nötig ist, um Verletzungen und Schmerzen vorzubeugen.

Die sitzenden Tätigkeiten im Büro und im privaten Alltag werden leider durch die Arbeit am PC immer präsenter und nehmen einen Großteil des Tages in Anspruch. Diese Tatsache, aber selbstverständlich auch sportlich oder beruflich bedingte einseitige Tätigkeiten unserer Schulter- und Armmuskulatur lassen zahlreiche Überlastungen im Bereich der oberen Extremität entstehen, wie

- Ansatzreizungen/Überlastungssyndrome, z. B. Tennisellbogen, Mausarm oder Entzündung der Bizepssehne
- Einschränkungen der normalen Gelenkfunktionen, z. B. der Stützfunktion der Hände, Schultergelenkbeweglichkeit wie der »Schürzengriff«. Kannst du dich am Rücken noch kratzen? Kannst du deinen BH schließen?
- Instabilitäten, z. B. durch insuffiziente stabilisierende Schultermuskulatur. Der Oberarmkopf sitzt dann nicht mehr zentriert in der Gelenkpfanne der Schulter. Folgen sind Schmerzen und Entzündungen in diesen Gelenken bis hin zur Gefahr des Sehnenabrisses, z. B. der Rotatorenmanschette.

Dabei sind Erkrankungen weder alters- noch geschlechtsspezifisch. Die Schulter ist das beweglichste, aber auch instabilste Gelenk im menschlichen Körper. Das Zusammenspiel von Muskeln und Sehnen in der sogenannten Rotatorenmanschette ist komplex. Die Therapie ist vielschichtig und oft langwierig. Erste Anzeichen von Schmerz werden oft ignoriert, bis die Schmerzwelle so hoch ist, dass der Besuch beim Physiotherapeuten oder Arzt unumgänglich ist. Bis dann Besserung oder Heilung eintritt, vergehen oft mehrere Monate. Durch die ständige Alltagsbelastung der Schulter-Arm-Region ist es uns fast unmöglich, diesen Bereich vollständig zu schonen. Geduld mit sich selber und der Einschränkung spielt eine wichtige Rolle. Zwei der häufigsten Erkrankungen stellen wir dir hier genauer vor:

Das Karpaltunnelsyndrom

Ausgelöst werden Schmerzen im Handgelenk, Taubheitsgefühl, Missempfindungen bis hin zu Lähmungen und Funktionsstörungen durch einen Engpass im Handgelenk. Das Sehnenfach, der sogenannte Karpaltunnel, wird vom Handwurzelknochen und einem Bindegewebsband gebildet. Ist dieses im Handgelenk verengt, wird dadurch der Mittelarmnerv durch den Druck belastet und gereizt. Dieser verläuft von der Schulter über Ober- und Unterarm. Durch die Reizung schwillt der Nerv noch mehr an und der Teufelskreis beginnt. Eine weitere Ursache sind entzündete und geschwollene Sehnenscheiden, die durch den Karpaltunnel laufen. Bei akutem Karpaltunnelsyndrom solltest du Asanas mit Druck auf das Handgelenk vermeiden.

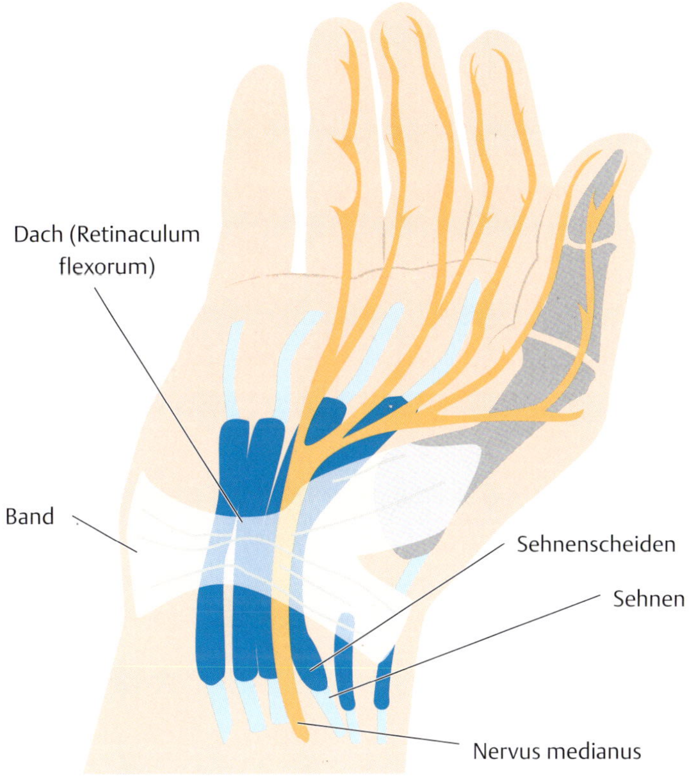

I care Pflege. 2. überarbeitete Auflage. Stuttgart: Thieme; 2020

Karpaltunnel, bestehend aus Unterarm- und Handwurzelknochen sowie einem Dach aus sehnenartigem Gewebe

Das Impingement-Syndrom

Das sogenannte Engpasssyndrom tritt meist am Schultergelenk auf. Etwa 10 Prozent der Bevölkerung leiden darunter. Durch das Einengen der Supraspinatussehne zwischen Oberarmkopf und Schulterdach, dem Akromion, entstehen Schmerzen beim Armheben oder bei Drehbewegungen. Ursache können sein:

- Schleimbeutelentzündung – Bursitis
- Verschleißerscheinungen
- Verletzungen

Je nach Dauer der Erkrankung kann eine sekundäre Schultersteife, eine sogenannte Frozen Shoulder, entstehen. Stechende, plötzliche und heftige Schmerzen sind typische Symptome. Es folgt eine Bewegungseinschränkung. Bis zum »Auftauen« der Schulter können schnell bis zu 18 Monate vergehen. Also bitte achtsam und sorgsam die Schulter be- und entlasten.

Hastha Bandha

» Hastha = die Hand; Bandha = Verschluss

Hastha Bandha dehnt und kräftigt die Hand- und Fingermuskulatur. Es bringt neue Beweglichkeit in die Finger und das Handgelenk, entlastet dadurch Handgelenk und Schulter und schafft Erdung.

- Komm in den Vierfußstand. Wenn das für dich nicht möglich ist, nutze im Stehen eine Wand. Lege die Hände erst einmal flach auf, sodass die Fingerspitzen nach vorne bzw. oben zeigen. Spüre die Druckbelastung in der Hand.

- Strecke alle Finger lang aus – auch den Daumen. Drücke Hand- und Fingerballen gleichmäßig in Boden oder Wand. Auch die Fingerspitzen schieben nach. Die Handinnenfläche zieht leicht nach oben. Spüre dein Hastha Bandha. (1)

- Dann beginne, die Hände achtsam zu drehen. Beginne mit der Innen- und Außenrotation. Anschließend versuchst du, dich auf die Handrücken zu stützen. Bleibe hier unbedingt achtsam. Die Übungen sollten niemals Schmerzen bereiten.

Bei jeder Variante kannst du dein Gewicht verlagern, dich nach rechts oder links neigen und den Unterschied spüren. Schüttle deine Hände aus und spüre nach.

Tipp: Zur Kräftigung und Anregung kannst du im Sitzen mit den Händen auch Fäuste bilden und diese dann katapultartig öffnen. Wiederhole das einige Male. Der Effekt ist schnell spürbar.

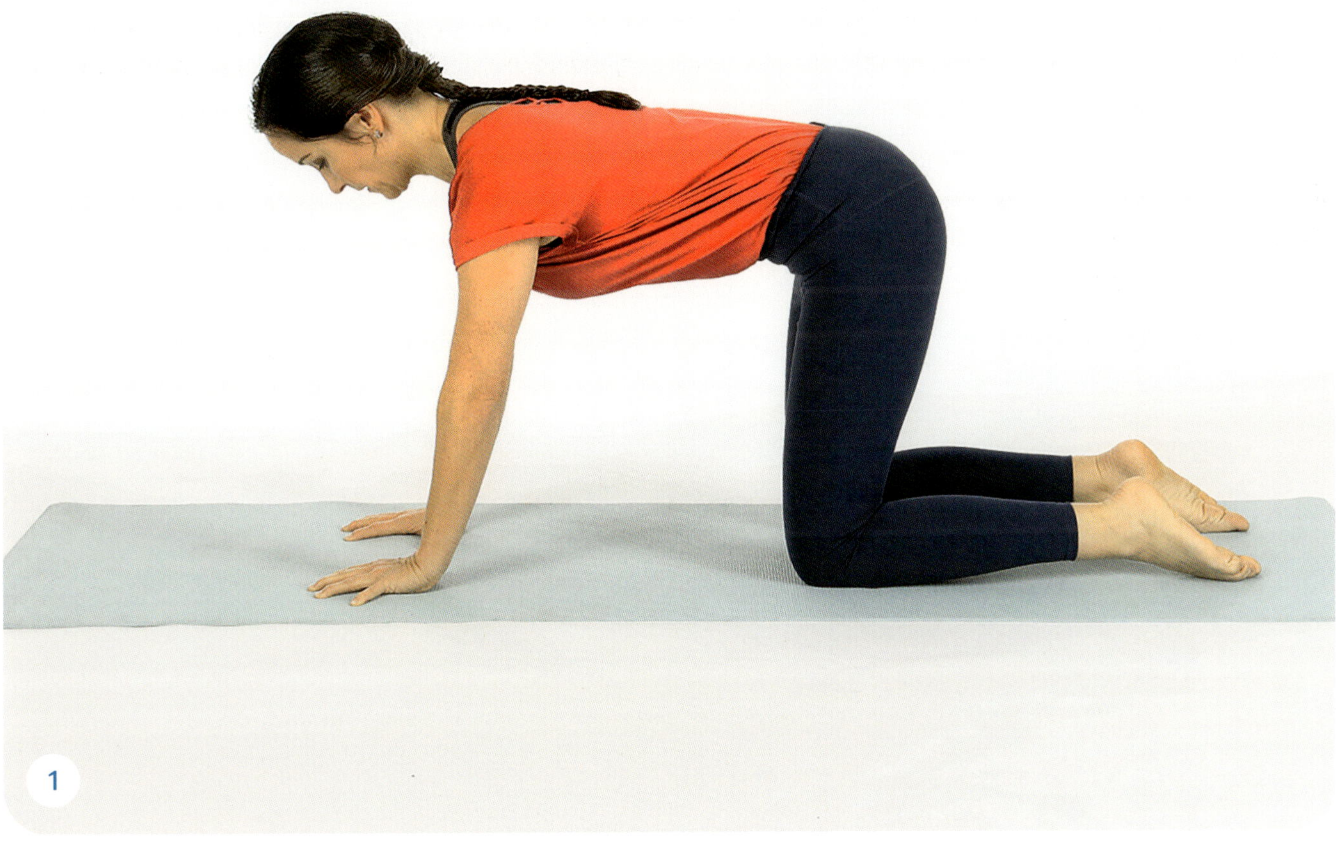
1

Brett und Varianten

» Dandasana; Danda = Brett; Asana = Haltung

Diese Übung schult die Körperwahrnehmung vor allem in den oberen Extremitäten. Sie stabilisiert die Schulter, den oberen Rücken und gesamten Rumpf. Außerdem werden die Handgelenke und der ganze Körper gekräftigt.

- Ausgangshaltung ist der Vierfußstand. Strecke ein Bein nach hinten aus und stelle die Zehen auf. Die Hände sind nach vorne ausgerichtet. Setze Hastha Bandha (Seite 98) und verwurzle zusätzlich die Daumenballen und das Grundgelenk des Zeigefingers fest am Boden. Stelle die Fußzehen auf und verlängere deine Beinrückseite, indem du die Ferse nach hinten schiebst. Halte die Beinrückseite ganz gestreckt. Wenn möglich strecke jetzt auch das zweite Bein. (1)

- Ziehe die Schulterblätter nach unten außen – weg von deinen Ohren – und stelle dir vor, sie wollen sich an deine Rippenbögen ansaugen. Schaffe Weite zwischen den Schlüsselbeinen. Der Schädelansatz zieht nach vorne und weg vom Nacken. Richte den Blick über die Nase zum Boden. Halte Blick und Atem entspannt.

Alternativ stelle dich mit ausreichend Abstand an eine Wand und stütz dich mit den Händen an der Wand ab. Das Gewicht ist hier nach vorne verlagert.

Bhramari

» Bhramari Atmung = die Yoga Biene

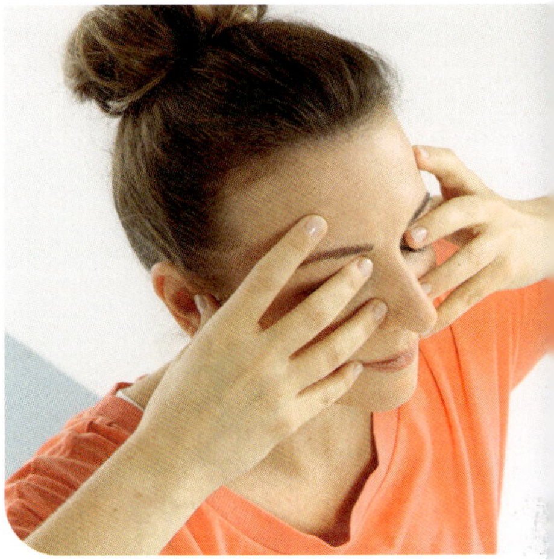

Benannt nach einer schwarzen indischen Bienenart – Bhramari. Die Ausatmung bei dieser Technik ähnelt dem typischen Summen einer Biene.

Diese Übung bringt Freude ins Herz, verbessert Stimme und Stimmung, dabei entspannt sie Bauch und Brust. Die Schwingungen lösen Spannungen und Ablagerungen auf, harmonisieren die Schleimproduktion in der Kehle und beruhigen den Geist. Anspannung, Wut und Angst werden sofort gelöst. Sie ist sehr effektiv bei Menschen, die unter übermäßigem Stress leiden, da sie den unruhigen Geist sofort besänftigt. Auch bei Bluthochdruck, innerer Hitze, Kopfschmerzen bis zu Migräne und Konzentrationsproblemen kann Brahmari helfen. Das laute Summen fordert erst einmal etwas Überwindung. Dann wirkt es aber sehr befreiend und stärkt das Selbstvertrauen.

Ausführung

- Setze dich aufrecht an einen stillen, gut gelüfteten Ort. Schließe die Augen und entspanne deine Gesichtsmuskeln mit einem sanften Lächeln.
- Atme tief ein (Nasenatmung). Beim Ausatmen machst du ein lautes, summendes Geräusch wie eine Biene.
- Es ist möglich, in einer tieferen oder höheren Tonlage zu summen. Probiere es aus und spüre den Unterschied.
- Atme wieder ein und wiederhole den Vorgange 6–7 Mal, entspanne dabei bewusst deine Schultern.
- Halte im Anschluss deine Augen eine Weile geschlossen. Beobachte die Empfindungen und die Stille in dir.
- Versuche diese Atemtechnik auch gerne in Rücken- oder Seitenlage.

Variation Während des Ausatmens einfach die Zeigefinger sanft auf die Ohrknorpel drücken. Alternativ kann die Shanmukhi Mudra genutzt werden: Dafür legst du zuerst die Daumen auf die Ohren, um diese zu verschließen. Dann lege die Zeigefinger auf die Stirn und die Mittelfinger auf die geschlossenen Augenlider. Platziere die Ringfinger an den Nasenflügeln und die kleinen Finger an den Mundwinkeln. Durch das Halten der Mudra kannst du das Summen noch intensiver wahrnehmen und die Aufmerksamkeit nach innen richten.

Meditation: friedlicher Beobachter

Eine Beobachterrolle einzunehmen, kann uns dabei helfen, die Dinge neu zu betrachten. Die Emotionen werden reguliert und die Wichtigkeit in Frage gestellt. In der Beobachterrolle können wir Rollen tauschen und dabei freundlich mit uns, unseren Gedanken und Gefühlen sein.

Was habe ich mir auf die Schultern geladen? Die Nachsicht und das Verständnis anderen gegenüber fällt uns oft leichter als mit uns selbst.

Ausführung

- Lege oder setze dich ganz bequem hin.
- Achte im Sitz auf deine aufgerichtete Wirbelsäule und lege dir gerne ein Kissen oder eine gefaltete Decke unter dein Gesäß, um es dir leichter zu machen, »gerade« sitzen zu bleiben.
- Hast du dich für die Rückenlage entschieden, nimm wahr, ob du etwas unter deinen Kopf oder deine Knie legen möchtest, um besser entspannen zu können.
- Kreise oder bewege deine Schultern noch 2–3 Mal und lasse sie im Sitz entspannt sinken, in Rückenlage legst du sie ganz gelöst ab.
- Schließe sanft deine Augen, entspanne all deine Gesichtszüge und lass deinen Schulter-Nacken-Bereich los.
- Nimm einen tiefen Atemzug – halte kurz inne –, atme lösend mit offenem Mund aus.
- Wiederhole es 2 Mal und entspanne dich mit deiner Ausatmung mehr und mehr.
- Spüre deinen Körper. Beobachte, welche Abschnitte schon loslassen können und wo noch Spannung in dir ist. Erlaube dir, alle Dinge mal so sein zu lassen, wie sie sind. Habe den Mut, dich vollkommen zu akzeptieren, wie du bist. Erkenne, dass dieses Annehmen die reinste Form der Selbstliebe ist. Erlaube dir, dich selbst zu lieben, und lass alles los, was dich davon abhält.
- Spüre nun deinen Geist. Beobachte, welche Gedanken in deinem Kopf kreisen. Kannst du deine innere Stimme hören? Diese Stimme, die uns tagtäglich begleitet und in unserem Kopf unterschiedlichste Gedanken kreisen lässt. Werde dir bewusst: Du bist nicht diese Stimme. Du kannst beobachten und wahrnehmen, was diese Stimme beschäftigt, welche Last auf ihren Schultern liegt.
- Du bist ein friedlicher Beobachter. Nimm wahr, welche Emotionen, Empfindungen und Gedanken deine Stimme belasten. Werde dir bewusst, dass diese Gedanken nur Angebote deines Unterbewusstseins sind. Du selbst kannst entscheiden: Nehme ich diese Gedanken an oder lass ich sie ziehen? Wenn du das erkennst, gehst du den wichtigsten Schritt in deine eigene Freiheit. Du bestimmst selbst: Möchte ich diese Last tragen oder lass ich sie weiterziehen?

- Der Schlüssel, dich frei zu fühlen, liegt genau vor dir. Erlaube dir, negative Gedanken, Emotionen und Empfindungen gehen zu lassen.
- Atme ein – nimm die Stille in dir auf.
- Atme aus – lass alle Last gehen.
- Atme ein – nimm dich an, so, wie du bist.
- Atme aus – spüre deinen inneren Frieden.
- Lass dich mit jedem Atemzug in dieses Gefühl sinken. Nimm alle Last von deinen Schultern und fühle dich frei.
- Beobachte, wie deine Gedanken weitergezogen sind, du sie freigegeben hast. Nimm wahr, wie du dich damit fühlst.
- Atme die Ruhe, die absolute Stille in dir ein. Atme Zweifel, Unsicherheit und jede unnötige Last aus.
- 1–2 Minuten Pause.
- Erkenne, dass du selbst es in der Hand hast, Dinge anzunehmen. Annehmen lässt dich inneren Frieden erfahren. Annehmen heißt, die Last von deinen Schultern zu nehmen.
- Sei stets geduldig und liebevoll zu dir selbst. Erlaube dir, zu jeder Zeit in dieses Gefühl einzutauchen.
- Atme noch einmal tief ein und lösend aus. Beginne, behutsam Füße und Hände zu bewegen, dich in alle Richtungen zu strecken, und finde über eine Seite den Weg in deinen Sitz.
- Öffne sanft deine Augen und verneige dich vor dir selbst, dass du erkannt hast, wie liebenswert und einzigartig du bist.

* Die eingesprochene Version dieser Meditation ist online verfügbar, siehe Seite 228.

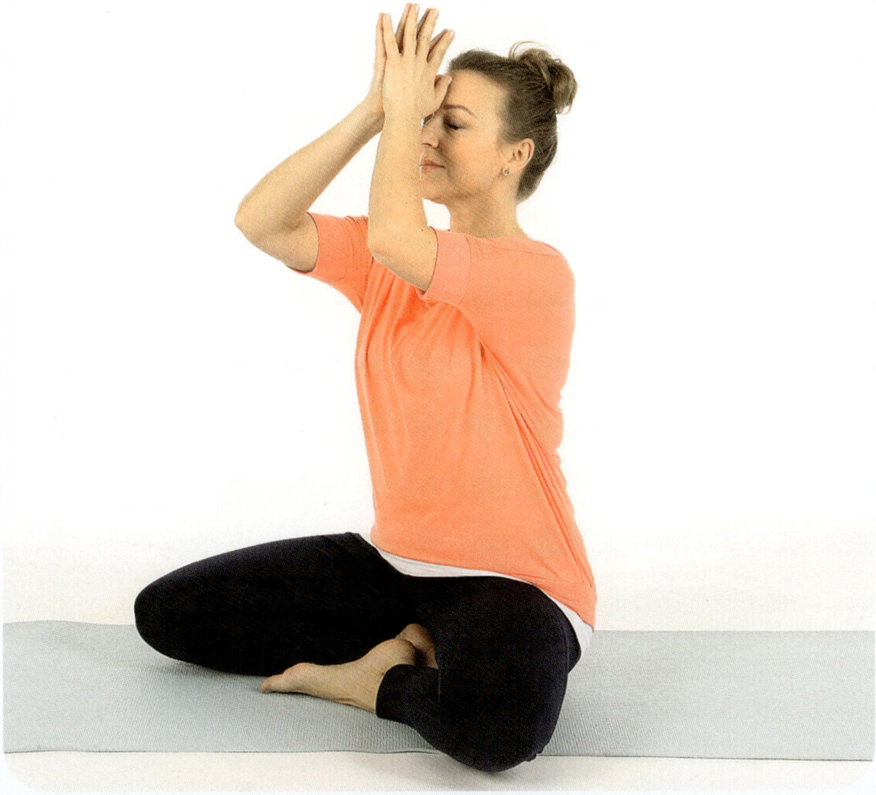

Meditationssitz mit Anjali Mudra und Fokus auf Ajna Chakra

Untere Extremität

Das Bewegungsverhalten unserer heutigen Gesellschaft führt auch zu einer Zunahme der Beschwerdebilder der unteren Extremität. Auch hier kannst du mit den richtigen Übungen viel erreichen.

Natürlich spielt die erbliche Disposition bei Krankheiten eine Rolle. Überlege einmal, ob schwere Arthroseerkrankungen, Osteoporose o. Ä. gehäuft in deiner Familie vorkommen. Aber im Großen und Ganzen liegt die Entwicklung von stetig steigenden Hüft- und Knie-Operationen sicherlich an mangelnder gezielter bzw. ausgleichender Bewegung, zu schwachen Muskelanteilen und zu wenig vorhandener Körperwahrnehmung, um dies frühzeitig zu erkennen.

Hüft- oder Kniearthrosen, Belastungs-, aber auch Ruheschmerzen in der Hüfte, im Knie oder Sprunggelenk kennen die meisten von sich selbst. Oft resultieren daraus OPs, wie Hüft- oder Knietotalendoprothesen (Hüft-TEP, Knie-TEP), also künstliche Gelenke.

Ist es nicht erstaunlich, dass deutsche Ärzte weltweit die meisten Hüftoperationen durchführen? Im Jahr sind es 150 000 künstliche Hüftgelenke, die aufgrund einer bestehenden Arthrose eingesetzt werden. Bei Kniearthrosen sind es laut EPRD (Endoprothesenregister Deutschland) 11 000 TEP-Operationen.

Was wir bei diesem Punkt nicht unerwähnt lassen wollen, sind unsere Füße. Diesem Körperteil wird, obwohl es doch das Fundament unseres gesamten Körpers ist, viel zu wenig Aufmerksamkeit geschenkt. Der Großteil unserer Bevölkerung (das fängt leider schon mit unseren Kindern an) hat ein abgeflachtes Fußgewölbe, Fußfehlstellungen oder instabile Sprunggelenke. Stimmt unser Fundament nicht, kann unmöglich der Rest des Körpers stabil und im Einklang sein. Oder wie Anton Bruckner es beschrieben hat:

> »*Wer hohe Türme bauen will, muss lange beim Fundament verweilen. Denn die Basis ist ausschlaggebend für alles, was darauf werden kann, ohne einzustürzen oder zu wanken. Man denke nur an den Schiefen Turm von Pisa.*«

Yoga sollte immer eine Wahrnehmung der Füße beinhalten, du solltest an der Verbesserung des Fußgewölbes arbeiten und aufsteigend die gesamte Beinachse (Knie und Hüfte) betrachten und korrigieren. Yoga kann dadurch Schmerzen dauerhaft lindern, Muskelschwächen erkennen und diese stärken, und zu kurze Muskelanteile dehnen.

Ein sicherer, stabiler Stand ist für die unteren Extremitäten besonders wichtig. Lies dazu auch gerne Samasthiti, die Grundposition (Seite 72) mit der 3-Punkte-Belastung.

Propriozeptionstraining

Um deine gesamte Stabilisation im Stand, beim Gehen oder Sport zu verbessern, möchten wir dir das Propriozeptionstraining vorstellen. Es wirkt nicht nur auf die unteren Extremitäten, sondern auf die gesamte Tiefenmuskulatur. Somit auch auf die kleinsten Muskeln der Wirbelsäule, die sogenannten Musculi multifidi.

Du kennst sicherlich diese Situation, in der man nicht darauf achtet, wo man gerade läuft, umknickt oder droht zu stürzen und ganz schnell, intuitiv, das Gleichgewicht wiederfinden muss. Dieser Prozess läuft in der beschriebenen Situation reaktiv ab und kann durch regelmäßiges Balancetraining verbessert werden. Die Muskeln, die dafür wichtig sind, werden trainiert, deine Gelenke stabilisiert und langfristig beugst du dadurch Sportverletzungen und einer Sturzgefahr vor.

Im Propriozeptionstraining steht die Körperwahrnehmung in Verbindung mit deiner Balance im Vordergrund. Wenn du folgenden Übungsablauf regelmäßig übst, reichen schon 5–20 Minuten einmal pro Woche aus, um die beschriebenen Erfolge zu erzielen. Du kannst es natürlich auch gerne in deine Yogapraxis miteinfließen lassen.

Übungsablauf

Voraussetzung ist, dass du die im Selbsttest gelernte Beinachse einordnest und sich deine Füße in der 3-Punkte-Belastung befinden.

- Beginne gerne, dich rechts und links im Einbeinstand zu stabilisieren und dabei ruhig weiterzuatmen.
- Dann nimm eine gefaltete Matte als labile Unterlage, um die Schwierigkeit zu steigern.
- Klappt dies gut, schließe deine Augen und versuche, die physiologische Knie- und Fußposition zu halten.

Du hast verschiedene weitere Steigerungsmöglichkeiten:

- Hast du einen sicheren Stand, beginne gerne, deine Arme mit der Einatmung zu heben und mit der Ausatmung zu senken, oder kreise sie im Wechsel nach vorn und hinten.
- Noch anspruchsvoller ist es, den Oberkörper in die Kreise miteinzubeziehen und deinen Blick der Bewegung folgen zu lassen.
- Halte den Oberkörper aufrecht und deine Füße verwurzelt und beginne, deine Knie zu beugen und zu strecken.
- Variiere deine labile Unterlage. Es gibt eine Vielzahl an Möglichkeiten wie Trampolin, Ballkissen, Therapiekreisel, Kippbrett oder natürliche Untergründe wie Sand, Wiese, feinen Zierkies. Steigere am besten dann, wenn du dich bei deiner momentanen Übungsreihe sicher fühlst.

Tipp Übe dein Propriozeptionstraining quasi nebenher, zum Beispiel beim Zähneputzen oder Kochen.

Krieger I

» Virabhadrasana I; Virabhadra = Name eines Helden aus der indischen Mythologie (wörtlich: guter Held); Asana = Haltung

Diese Übung dehnt den Hüftbeugemuskel, der sehr unter den heutigen Alltagsbewegungen zu leiden hat. Sie stärkt Fußknöchel und Knie. Außerdem kräftigt sie Beckenboden, Beine und Rücken. Schultern, Nacken und Rücken werden beweglicher und Verspannungen gelöst.

- Beginne im herabschauenden Hund (Seite 160). Schwinge das rechte Bein nach vorne zwischen die Hände. Lass den Atem fließen. Richte das Knie über dem rechten Fußgelenk aus. Das linke Bein bleibt gestreckt und aktiv. ❶

- Alternativ legst du das Knie auf die Matte ab. Bei Schmerzen im Knie gerne mit einer Decke unterlagert. Die Ferse bleibt in der Luft. ❷

- Optional kannst du den Oberkörper anheben und in den Krieger I mit angehobener Ferse und Druck auf deinen Fußballen kommen.

- Alternativ setze die Hände auf den Oberschenkel und hebe so den Oberkörper an. Halte die Rippen geschlossen und das Becken aufgerichtet.

- Eine weitere Möglichkeit ist, am Boden zu bleiben und sich auf die Unterarme zu stützen. Achte dabei besonders darauf, dass der Rücken gerade bleibt und nicht rund wird.

Tipp: Alternativ kannst du auch aus dem Stand in die Position finden. Starte in Samasthiti (Seite 72) und setze das linke Bein weit zurück auf die Matte.

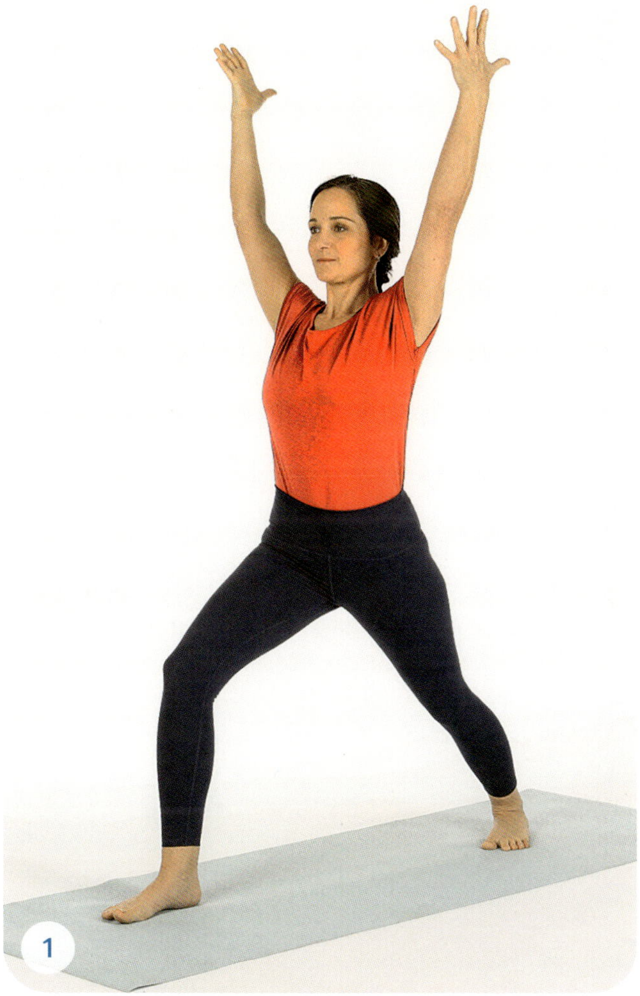
1

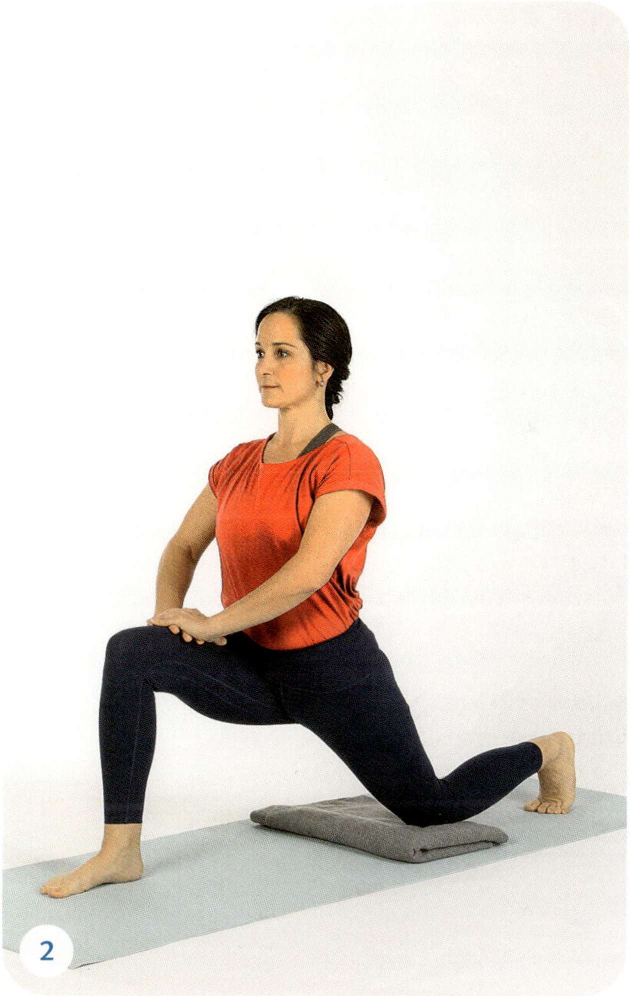
2

Krieger II

» Virabhadrasana II; Virabhadra = Name eines Helden aus der indischen Mythologie (wörtlich: guter Held); Asana = Haltung

Der Krieger II dehnt und kräftigt die Beine. Er stimuliert den Atem und die inneren Organe. Die Leisten werden gedehnt. Gleichzeitig weitet er die Brust, Lungen und Schultern. Dabei werden die Arme und Schultern besonders gekräftigt.

- Komm in den aufrechten Stand, Tadasana, die Bergstellung (Seite 72). Setze den linken Fuß mit einem großen Schritt nach hinten auf die Matte. Dreh den linken Fuß um 90 Grad nach außen auf. Beuge das vordere Knie. Öffne das vordere Knie nach außen, sodass es über dem Fußgelenk steht und nicht nach innen fällt. Oft kann es helfen, den hinteren Fuß etwas mehr nach innen zu drehen und die 90 Grad zu verkleinern.

- Schiebe die Fußaußenkanten in den Boden. Verwurzle die Beine und Füße.

- Strecke die Arme waagrecht nach außen aus. Dabei stellst du den Rumpf mittig über das Becken. Beide Flanken bleiben gleich lang. Die Schultern stehen senkrecht über dem Becken. Richte dein Becken auf, indem du das Steißbein einrollst. Drehe den Kopf und richte den Blick über die vordere Hand. (1)

- Bleibe hier einige Atemzüge und wechsle dann die Seite.

Tipp Wenn die Kraft fehlt, dann unterstütze den vorderen Oberschenkel mit einem Stuhl. Als Armvariation kannst du die Handinnenflächen nach oben drehen oder die Hände locker in die Hüfte stemmen. (2)

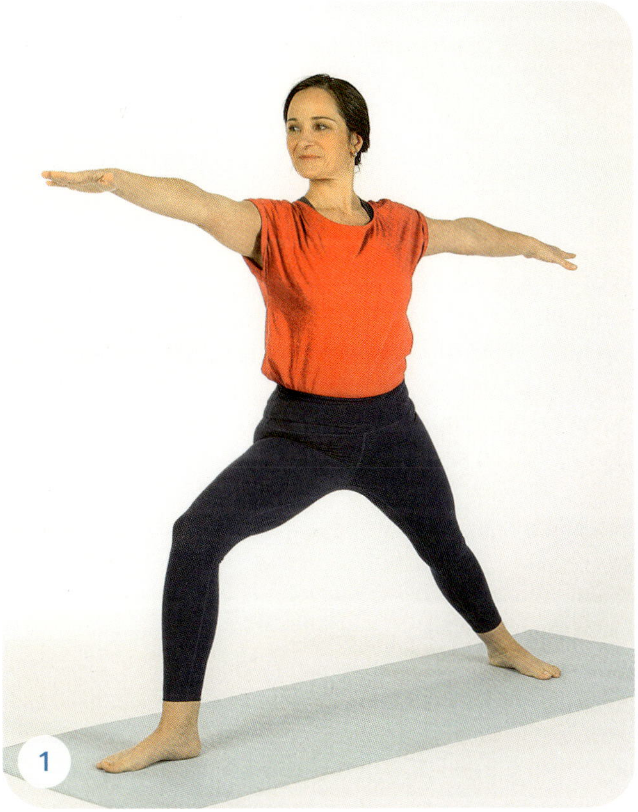
1

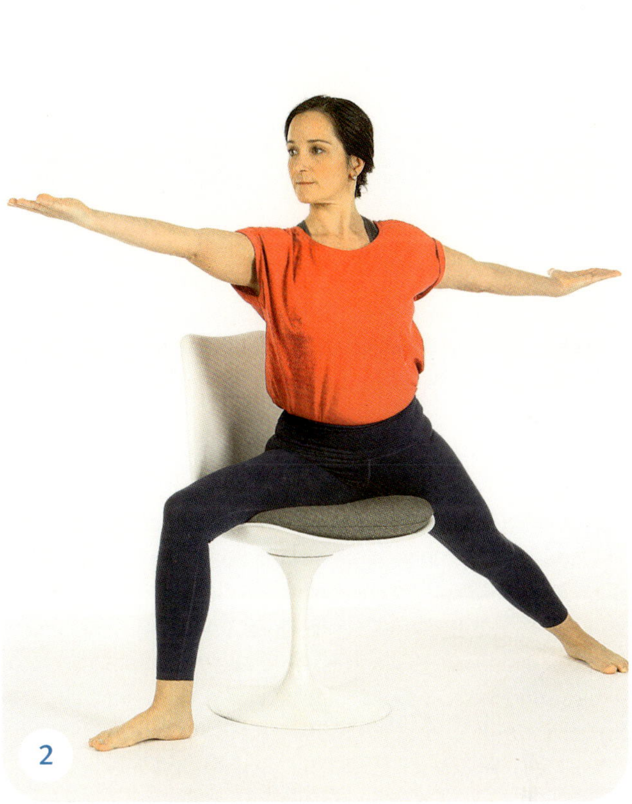
2

Taube

» Kapotasana; Kapota = Taube; Asana = Haltung

Die Taube stimuliert die inneren Organe und verbessert die Haltung. Sie kräftigt den Rücken und den Hüftbeuger (Iliopsoas). Die gesamte Körpervorderseite sowie die hüftumgebende Muskulatur wird gedehnt.

- Komme in den Vierfußstand. Mit der Einatmung streckst du das linke Bein nach hinten aus. Mit der Ausatmung holst du das rechte Knie nach vorne zwischen die Hände. Hebe den Brustkorb. Weite die Lungen. Der Blick geht weich über die Nase. Versuche, das linke Bein lang nach hinten auszustrecken. Ist das nicht möglich, leg es angewinkelt zur linken Seite ab. (1)

- Schiebe die Handflächen in den Boden und heb den Kopf. Halte die Hüfte so parallel wie möglich zum Boden. Beginne, mit dem Winkel im vorderen Knie etwas zu spielen. Je kleiner der Winkel gewählt ist, desto leichter wird es dir fallen, das Becken parallel zu halten. Vergrößerst du den Winkel, sodass der Unterschenkel parallel zum kurzen Mattenende liegt, hast du die intensivste Öffnung und Dehnung.

- Mit der Einatmung hebe die Brust. Mit der Ausatmung lässt du den Oberkörper absinken. Wiederhole einige Male und bleibe dann entspannt in der Vorbeuge. (2)

- Mit der Einatmung weitet sich der Brustkorb und mit Ausatmung wird der Bauch weich.

- Um die Übung aufzulösen, strecke die Arme, hebe den Oberkörper an und komme zurück in den Vierfußstand oder zum Ausgleich in den herabschauenden Hund.

- Wechsle die Seite und entspanne abschließend in Balasana, der Kindsstellung (Seite 196).

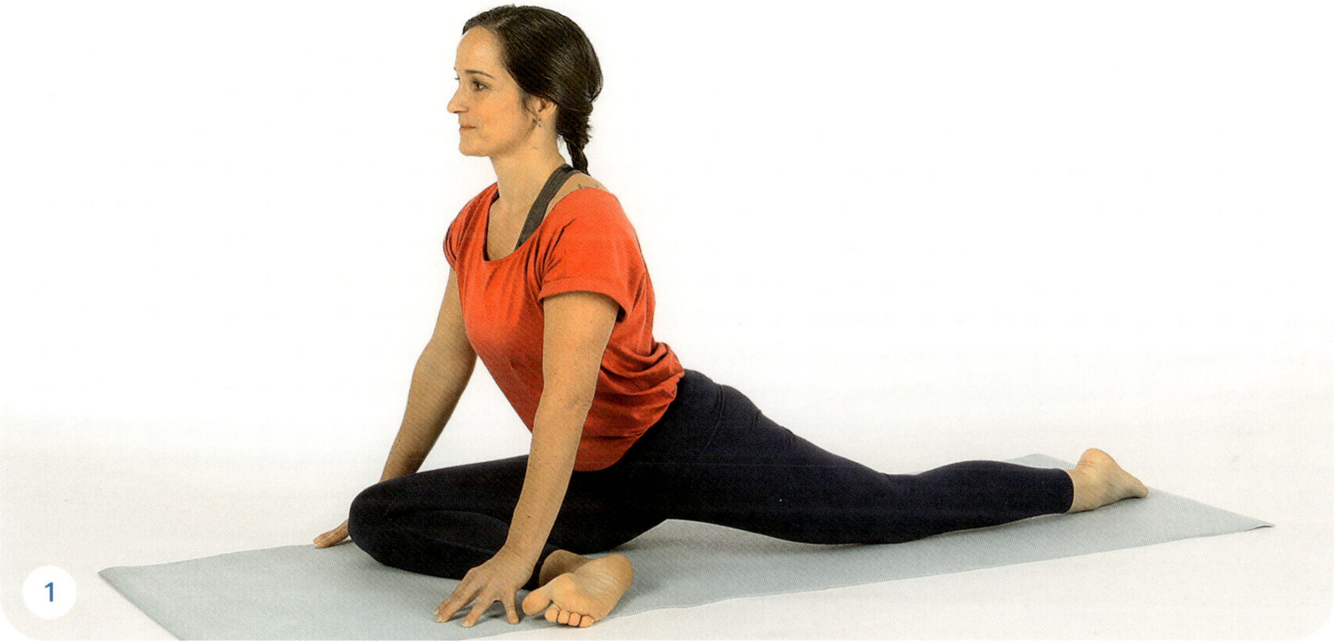

1

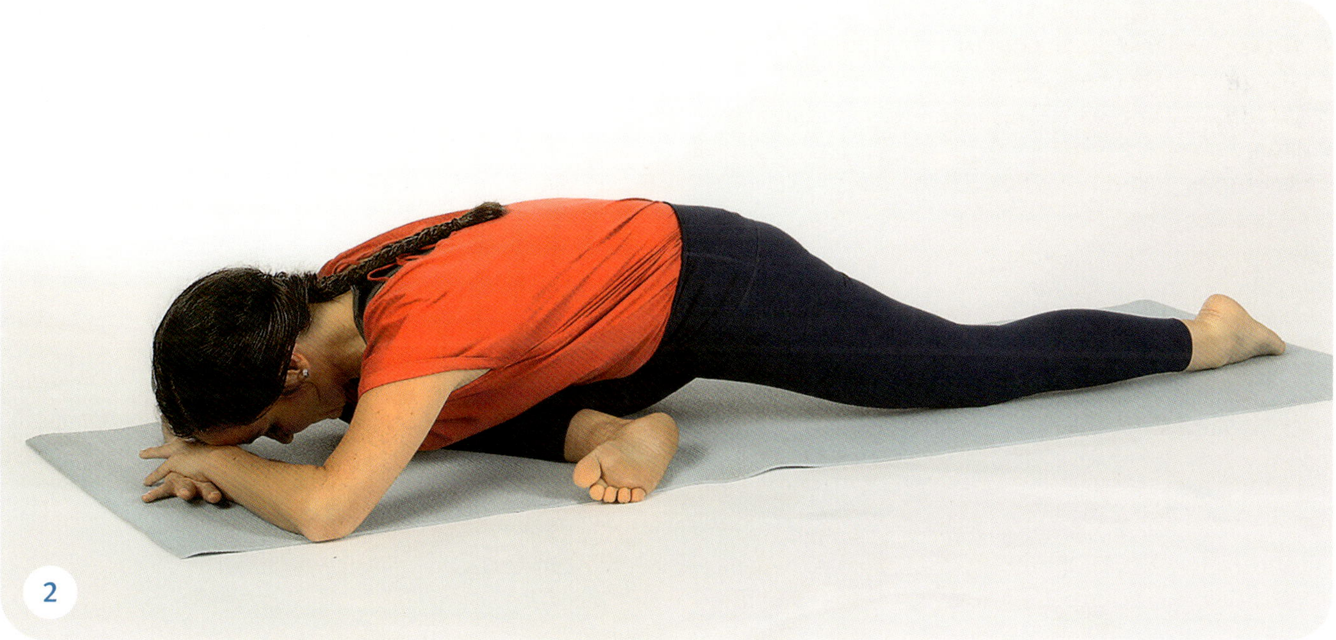

2

Pranayama: Unterschied Bauch- und Brustatmung

Als Ausgangsposition kannst du Shavasana (Rückenlage mit hüftbreit geöffneten, abgelegten Beinen und seitlich abgelegten Armen) oder einen aufrechten Sitz, z. B. Fersensitz, Schneidersitz oder Padmasana, wählen.

Ausführung: Bauchatmung

- Lege deine Hände auf deinen Bauch. Die Daumen sollten, wenn möglich, die untersten Rippen berühren, die kleinen Finger liegen auf den Beckenknochen.
- Atme rhythmisch ein und aus und zähle dabei jeweils bis 3. Spüre, wie sich dein Bauch bei der Einatmung hebt und die Hände sich voneinander entfernen. Bei der Ausatmung zieht sich dein Bauch zusammen, der Bauchnabel geht nach innen (Richtung Wirbelsäule) und deine Hände nähern sich wieder an.
- Praktiziere diesen Ablauf für 1 Minute und lege abschießend deine Arme und Hände neben deinem Oberkörper ab bzw. lasse sie im Sitz auf deinen Oberschenkeln ruhen. Spüre kurz nach.

Ausführung: Brustatmung

- Wechsle deine Handstellung und lege mit entspannten Schultern beide Hände auf deinen oberen Brustkorb, deine Mittelfinger treffen sich in der Mitte des Brustbeins.
- Atme tief auf 3 Zeiten ein und nimm wahr, wie sich dein gesamter Brustkorb hebt. Deine Mittelfinger entfernen sich ein Stück voneinander und deine Schultern bleiben entspannt. Atme auf 3 Zeiten vollständig aus und spüre, wie sich dein Brustkorb wieder senkt. Deine Mittelfingerspitzen nähern sich an und berühren sich am Ende deiner Ausatmung wieder.
- Entspanne deine Zwischenrippenmuskeln. Du kannst das wahrnehmen, indem sich jede einzelne Rippe nach unten senkt und sich die Zwischenräume der Rippen verkleinern.
- Praktiziere diesen Ablauf für 1 Minute. Lege anschließend deine Arme und Hände entspannt ab und spüre kurz nach.

Ausführung: Unterschied Brust- und Bauchatmung

- Lege eine Hand auf deinen Bauch und eine Hand auf deinen Brustkorb. Kontrolliere, ob dein Schulter-Nacken-Bereich entspannt ist.
- Beginne mit einer tiefen Einatmung in deinen Bauch. Spüre, wie sich deine Bauchdecke hebt. Atme aus und nimm wahr, wie sich dein Bauch wieder senkt.
- Mit deiner nächsten Einatmung legst du den Fokus auf deinen Brustkorb. Atme tief ein und spüre, wie dein Brustkorb sich weitet. Mit der Ausatmung geht er in seine Ausgangsposition zurück.
- Der kommende Atemzug füllt und senkt wieder deinen Bauch.
- Führe diesen wechselnden Ablauf von Bauch- und Brustatmung für 1 Minute durch.
- Am Ende dieser Pranayama-Übung: Spüre passiv deinem Atemfluss nach. Lege deine Hände entspannt ab und lass die Atmung, ohne dass du sie beeinflussen möchtest, kommen und gehen.

Falls du diese Atemtechnik erweitern möchtest, empfehlen wir dir die yogische Vollatmung (Seite 216).

Meditation »Loslassen«

Durch regelmäßiges Üben von Meditationstechniken fällt dir das Loslassen innerhalb kürzester Zeit deutlich leichter. Deine Achtsamkeit, Konzentration und innere Stärke werden gefördert und du wirst spüren, wie dein Körper und dein Geist sich besser und schneller erholen können.

Ausführung

- Finde eine angenehme und aufrechte Sitzposition oder lege dich so auf deine Unterlage, dass du deinen Körper völlig entspannen kannst.
- Für die nächsten 10–15 Minuten sollst du dir ganz ungestört Zeit für dich selbst nehmen.
- Schließe sanft deine Augen und entspanne deine Gesichtszüge.
- Nimm einen tiefen Atemzug – fülle deine Lunge mit Sauerstoff. Halte einen kurzen Moment inne und atme anschließend lösend durch den offenen Mund aus. Es darf dabei ein »seufzendes« Atemgeräusch entstehen. Praktiziere diesen Ablauf für 3 weitere Atemzüge.
- Spüre in deinen Körper hinein:
  - Entspanne deine Schultern – es gibt keine Last, die du in diesem Moment tragen musst.
  - Löse deinen Kiefer – es gibt in diesem Moment nichts, was du sagen musst.
  - Lass deine Stirn los, lass alle Sorgen und alle Falten verschwinden – du musst in diesem Moment nichts denken. Du darfst einfach nur sein.
- Dinge annehmen – Emotionen nicht unterdrücken oder bewerten, dabei ruhig und gelassen sein – das heißt loslassen. Spüre die Freude und die Zufriedenheit in dir.
- Du ruhst in dir, obwohl alles in dir und um dich herum fließt. Mit jedem Atemzug spürst du die tiefe Ruhe und Gelassenheit in dir.
- Nimm dir einen Moment Zeit. Lass die Gedanken kommen und gehen. Hadere nicht mit ihnen – sie gehören zu dir. Atme ein und aus und halte dich nicht daran fest. Lass los!
- Nimm an, was dich in deiner Vergangenheit begleitet und belastet hat. Nimm an, was gerade in deinem Leben passiert. Dann lass gehen, was du als Last wahrnimmst.
- Atme ein – verteile diesen Frieden und die Ruhe in deinem ganzen Körper.
- Atme aus – lass los!
- Wiederhole gedanklich diesen Ablauf mehrmals nacheinander, bis du ganz in deiner Entspannung angekommen bist.
- Spüre nun zum Ende deiner heutigen Meditation in dich hinein: Wie fühlst du dich? Kannst du loslassen?
- Nimm die Ruhe und den Frieden mit in deinen Alltag. Öffne behutsam deine Augen und atme vollständig ein und aus. Schenk dir ein ehrlich gemeintes inneres Lächeln und sei stolz darauf, dich von deinen negativen Gefühlen befreit zu haben.
- Nimm dir immer wieder Zeit für dich und deine innere Ruhe.

---

* Die eingesprochene Langversion dieser Meditation ist online verfügbar, siehe Seite 228. Hier handelt es sich um eine gekürzte Version.

Fasziales Fußsohlenausrollen

Unsere Füße sind unser Fundament, die uns durch das ganze Leben tragen. Dennoch wird ihnen kaum Aufmerksamkeit geschenkt. Ein erster Schritt ist unser Selbsttest am Anfang des Buches. Hier findest du zusätzlich hilfreiche Übungen für gesunde Füße.

Plantarfaszie

In besonderer Verbindung stehen die Plantar- und die oberflächliche Rückenfaszie, die von den Zehengrundgelenken über die Plantarfaszie und die rückwärtige Seite des Körpers hoch über die Schädeldecke bis zu den Augenbrauen verläuft. Somit wirken Fuß und Rücken untrennbar aufeinander, was die Statik und fasziale Strukturen betrifft.

Die Plantarfaszie befindet sich an unserer Fußsohle. Um Verklebungen zu lösen und die Faszie mit neuer Flüssigkeit zu versorgen, braucht es einen gewissen Druck. Diesen erzeugen wir durch das fasziale Fußausrollen. Bitte drücke nie so fest, dass du einen unangenehmen Schmerz empfindest. Denn Stress und Schmerz wirken negativ auf fasziale Strukturen. Ein Wohlfühlschmerz darf durchaus wahrgenommen werden.

- Nimm dir einen Tennisball. Beginne, schwungvoll die Fußsohle darauf auf- und abzurollen. Gehe hier ganz nach deinem Gefühl.
- Sobald die Faszie erwärmt ist, rolle mit dem Ball nur von vorne nach hinten Richtung Ferse. Achte darauf, nicht nur den Mittelfuß, sondern auch die Leitbahnen innen und außen auszurollen. Mache diese Bewegung sehr langsam, ca. 1 cm pro Minute. Wiederhole diese Übung maximal 1–2 Mal pro Woche.
- Für mehr Intensität verlagere das Gewicht mehr auf Fuß und Rolle oder nutze einen Golfball.
- Achte vor allem darauf, dass der Druck nicht zu groß ist und dein Gesicht, Kiefer und Gemüt vollkommen entspannt bleiben.
- Beende die Übung mit einer kleineren Massage von Fuß, Zehen und Sprunggelenk.

Faszien bilden Verbindungen

Ausrollen und massieren fördert die Beweglichkeit und regt den Stoffwechsel in der Faszie an. Dies führt zu weniger Problemen im Fuß, kann aber auch zu Schmerzlinderung bei z. B. Rückenschmerzen führen. In den Faszien befinden sich unzählige Rezeptoren und Nervenendigungen. Viele Probleme des gesamten Bewegungsapparates führt man auf Verklebungen und mangelnde Versorgung der Faszien zurück. Und auch wenn die Faszien in unterschiedliche Ströme und Verläufe unterteilt werden, sind sie doch untrennbar miteinander verbunden.

Dies erklärt, warum Schmerz sich oft an anderer Stelle zeigt, als dort, wo er entsteht, und therapeutische Interventionen in vermeintlich entfernten Körperregionen helfen können.

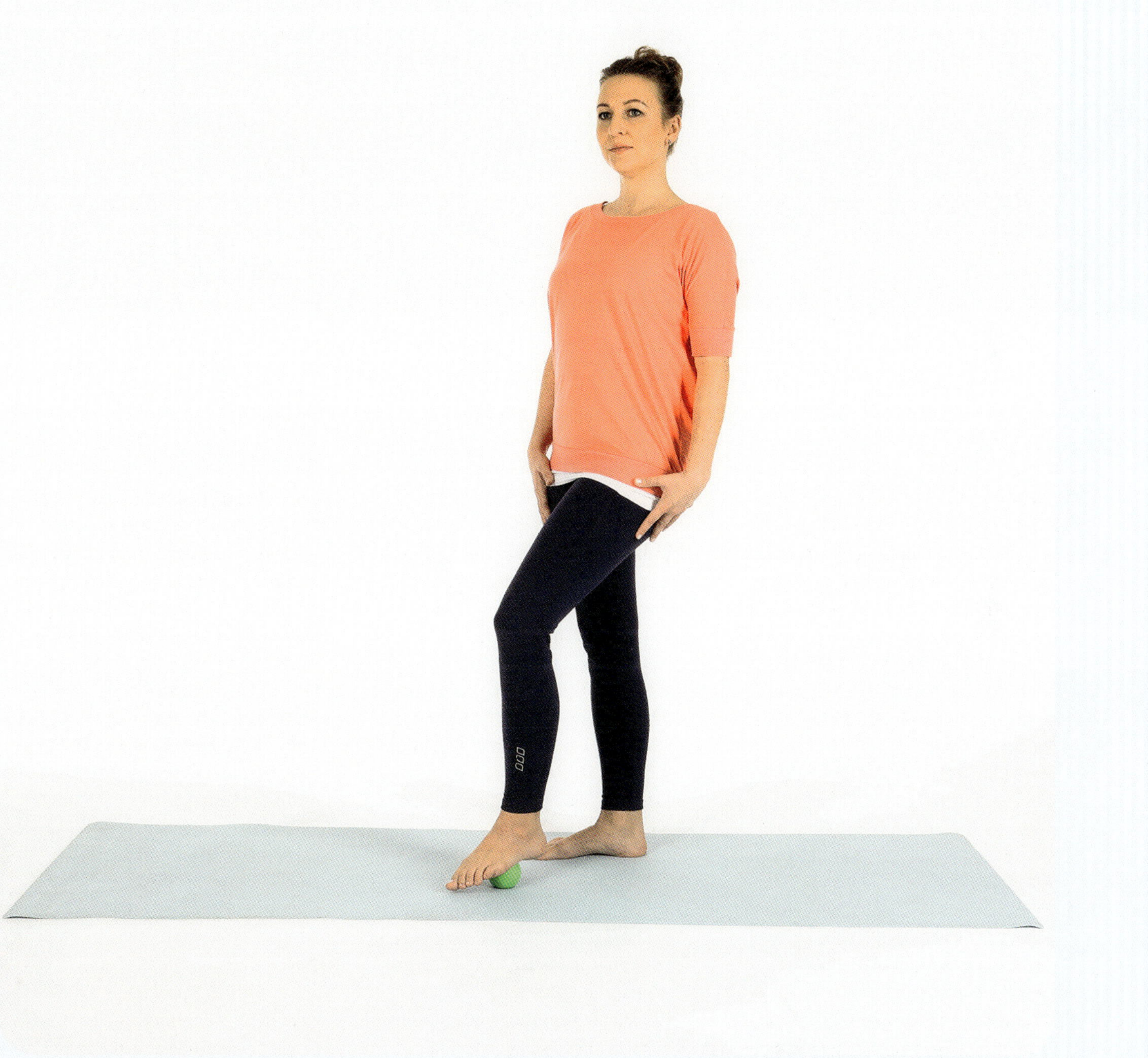

Rheumatische Erkrankungen

Rheuma ist ein Sammelbegriff für zahlreiche schmerzhafte Krankheiten des Stütz- und Bewegungsapparates und geht häufig mit entzündlichen Prozessen oder auch Autoimmunreaktionen im Körper einher. Gelenke, Muskeln oder Nerven können betroffen sein.

Die Erkrankungen

Weltweit leiden 1,5 Millionen Menschen unter entzündlichen Erkrankungen aus dem rheumatischen Formenkreis. Das entspricht etwa 2 Prozent der gesamten erwachsenen Bevölkerung. Im ersten Moment mag das wenig klingen, aber der Patientenzulauf bei Rheumatologen wird jedes Jahr mehr und die Dunkelziffer der rheumabedingten Schmerzpatienten liegt sehr wahrscheinlich deutlich höher. Erschreckend ist auch, dass sogar schon Kinder zu den Betroffenen zählen. 2019 wurden offiziell 15 000 Kinder und Jugendliche wegen juveniler Arthritis behandelt. Gerade bei dieser Gruppe ist es sehr wichtig, frühzeitig mit einer individuellen Behandlung zu beginnen. Ziel ist selbstverständlich die Schmerzlinderung durch die Förderung der Mobilität und die Vermeidung geschädigter Gelenke und Knochen. Neben Krankengymnastik lassen sich durch Yoga meist wunderbare Erfolge erzielen.

Die erkrankten Erwachsenen leiden meist unter starken Schmerzen, die teilweise in Schüben besonders intensiv auftreten können. Nicht selten sind die Schmerzgebiete geschwollen, was zu deutlichen Funktionseinschränkungen der Gelenke führen kann. Der Befall ist vorwiegend zuerst an den Händen spürbar, kann aber grundsätzlich an allen Gelenken und Weichteilgewebestellen auftreten. Morgensteifigkeit ist oft ein Indiz für eine rheumatoide Grunderkrankung.

Rheumatoide Arthritis

Diese Form ist die häufigste entzündliche Erkrankung der Gelenke und begleitet die Betroffenen meist ein Leben lang. Die typischen Symptome sind Schwellung, Schmerz, Überwärmung und Rötung. Zuweilen weiten sich diese Symptome bis zu einem Erguss oder Eiter im Gelenk aus. In diesem akuten Stadium hilft als Erstmaßnahme oft nur eine Ruhigstellung, eventuell mit Kälte und Schmerzmedikamenten kombiniert. Nur in dieser Phase der Erkrankung ist die Ruhe indiziert, sobald es besser geht, sollte unbedingt mit sanfter Mobilisation begonnen werden.

Harndrang während des Badens zu vermeiden.

Leg dir eine Zeitschrift oder dein aktuelles Lieblingsbuch parat.

Mindestens 1 Stunde vor dem Basenbad solltest du dich abschminken und im Anschluss möglichst keine Körperpflegeprodukte verwenden.

Temperatur Ideal sind 35–38 °C.

Säuregrad (pH-Wert) Der Säuregrad sollte vorher und ggf. bei einer längeren Badezeit zwischendurch über pH-Teststreifen oder ein digitales Messgerät überprüft werden. Optimal ist ein pH-Wert zwischen 8,5 und 9,0.

Badezusatz Du kannst dir aus der Apotheke oder dem Reformhaus ein fertiges, naturreines Produkt besorgen oder du stellst dir dein eigenes Basensalz her. Dazu benötigst du:

- Kristall- oder Badesalz (z.B. aus dem Reformhaus)
- reine ätherische Öle (z.B. Lavendelöl)
- 80 bis 100 g Natron pro Vollbad

Am Ende deines Basenbades solltest du dich nicht abduschen, sondern deine Haut nur sanft mit einem Handtuch abtupfen, um dem Effekt der Selbstfettung der Haut nach dem Bad nicht entgegenzuwirken.

Vorsicht

- Bei Herzbeschwerden, stark erhöhtem Blutdruck oder Diabetes nimm bitte erst Rücksprache mit deinem Arzt, ob diese Maßnahme sinnvoll für dich ist.
- Bei Krampfadern ist es zu empfehlen, die Wassertemperatur ein paar Grad unter der Körpertemperatur zu lassen.
- Der pH 9,5 sollte nicht überschritten werden.

Tee zur Förderung der Entzündungshemmung

Es gibt einige Laborstudien, die belegen, dass grüner Tee Gerbstoffe enthält, die entzündungshemmend auf die Gelenkschleimhautzellen wirken. Das bedeutet, Rheumatiker können durch den täglichen Genuss von grünem Tee Entzündungen im Körper reduzieren. Wir möchten dir aber gerne auch ein basisches Teerezept bei erhöhter Harnsäure und Rheuma zur Schmerzlinderung vorstellen. Alle Zutaten kannst du dir in der Apotheke besorgen oder du sammelst die Kräuter, die du kennst, direkt in der Natur. Achte dabei vor allem darauf, alles gut trocknen zu lassen, um Schimmelbildung zu vermeiden.

Basischer Tee

- 30 g Bittersüßstengel
- 25 g Holunderblüten
- 25 g Weidenrinde
- 10 g Sandelholz
- 10 g Wacholderbeeren

1 EL der Mischung mit 250 ml kochendem Wasser übergießen und mindestens 10 Minuten zugedeckt ziehen lassen.

Wassermeditation für deine innere Ruhe und Stärke

Das Element Wasser hat eine sehr beruhigende und ausgleichende Wirkung. Bereits im Mutterleib sind wir von Wasser umgeben und werden darin hin- und hergewiegt. Mit Wasser verbinden wir Frische, Kühle, Schwerelosigkeit. Ein Gefühl der Entspannung und des Getragenwerdens.

- Suche dir einen ruhigen und angenehmen Platz, um dich ganz auf deine Meditation einlassen zu können.
- Lege dich in die Rückenlage und unterlagere Körperteile, die nicht ganz flach liegen mögen, wie deine Kniekehlen oder deinen Kopf.
- Schließe sanft deine Augen und entspanne alle Muskeln in deinem Körper, auch deine Kiefermuskulatur. Dein Gesicht ist ganz weich.
- Lass dich schwer in deine Matte sinken und stell dir vor, du befindest dich an einem wunderschönen Platz mitten in der Natur.
- Du hörst die Vögel zwitschern und spürst die Sonnenstrahlen, die dich wunderbar warm umhüllen.
- In der Ferne hörst du ein leises Plätschern, das beim genaueren Hinhören nach dem gleichmäßigen Fließen eines Flusses klingt. Das beruhigende Geräusch des Wassers zieht dich magisch an und du näherst dich Schritt für Schritt dem Flussbett, bis du direkt davorstehst.
- Du kannst die Frische des Wassers riechen und spüren, wie kleine Wassertropfen sanft auf deinem Gesicht landen. Gerne würdest du ganz hineintauchen und streckst die Hände aus, um das erfrischende Wasser anzufassen. Du genießt den Moment, in dem du die Kühle an deinen Handgelenken spürst und dich eine belebende Energie durchströmt. Der Fluss hat dich in seinen Bann gezogen und du möchtest seinem Verlauf noch ein Stückchen folgen. Das Funkeln des reinen Wassers in der Sonne fasziniert dich und du entdeckst ständig neue Farbspiele, wenn die Kieselsteine am Grund des Flusses von den Sonnenstrahlen glitzernd erleuchtet werden.
- Betrachte die Umgebung um dich herum: Du siehst Bäume, Sträucher und Wiesen in einem saftigen Grün, Blumen, die in den leuchtendsten Farben blühen, und du triffst immer wieder neue Wegbegleiter. Bienen, die freudig um dich herum summen, Vögel, die frohe Lieder zwitschern, und kleine, bunte Fische, die sich von der Strömung treiben lassen.
- All diese Eindrücke füllen dich mit einem Gefühl der Ruhe und Geborgenheit. Alles befindet sich im Einklang – im Einklang mit dir und im Einklang mit der Natur.
- Lass die heilende Kraft dieser Umgebung durch deinen ganzen Körper fließen. Fühle dich frei und völlig unbeschwert.
- Noch ein Stück weit folgst du dem Fluss und nimmst dabei wahr, wie er immer größer und breiter wird. Dabei berühren dich kontinuierlich kleine, erfrischende Wassertropfen am ganzen Körper. Du erfreust dich an dieser Wohltat und nimmst mit

jedem weiteren Schritt neue Energie in dir auf.

- Lass das Alte mit der Strömung des Flusses gehen und erwarte das Neue – das Positive – in dir.
- Der Fluss endet plötzlich in einem tosenden Wasserfall. Schicke alles Belastende in diesen Wasserfall und verabschiede dich davon für immer.
- Lass die heilenden Kräfte des Wassers über dich kommen – reinige deinen Körper und Geist von alten Verletzungen, die dich so lange begleitet haben, und spüre die unendliche Kraft des Neuen in deinem ganzen Körper.
- Diese Kraft fließt von deinen Füßen über deine Unter- und Oberschenkel in deinen Becken- und Bauchraum, nimmt den Weg über deinen Oberkörper zu deinen Armen und Händen und kommt schließlich in deinem Hals- und Kopfbereich an.
- Altes geht, Neues kommt!
- Nimm dir noch ein paar Atemzüge Zeit, diesen Satz zu verinnerlichen.
- Komm jetzt langsam mit geschlossenen Augen aus der Fantasiewelt zurück ins Hier und Jetzt.
- Vertiefe deine Atmung und beginne, sanft Hände und Füße zu bewegen.
- Du fühlst dich absolut erfrischt und wach. Du spürst eine unermessliche Kraft im ganzen Körper und nimmst wahr, wie ausgeruht du bist.
- Atme noch einmal tief ein und vollständig aus und dann öffne behutsam deine Augen.

---

* Die eingesprochene Version dieser Meditation ist online verfügbar, siehe Seite 228.

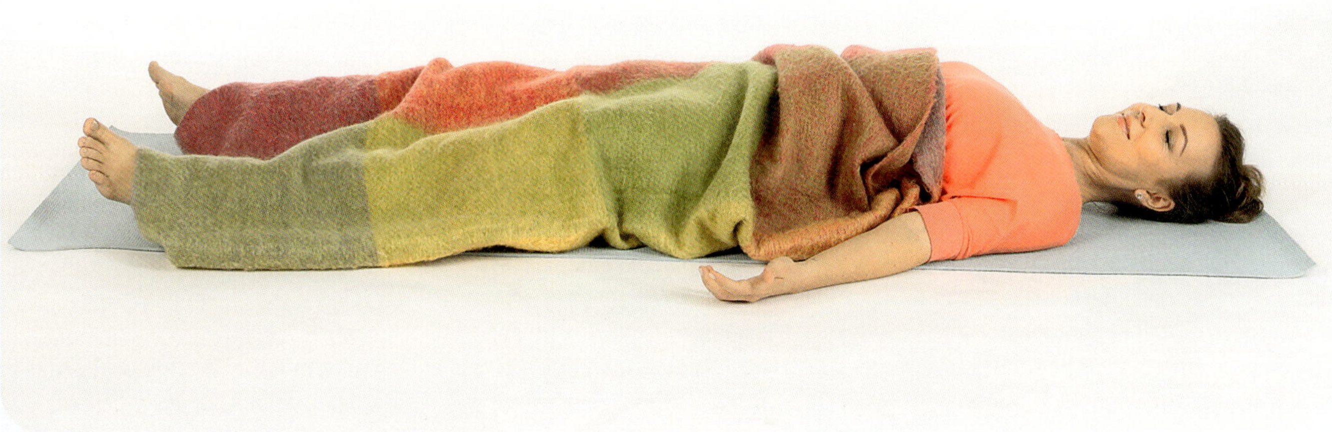

Shavasana – Entspannung in Rückenlage

Krebserkrankungen

Bei jeder Form von Krebs ist es elementar wichtig, die eigene Lebensweise als Ganzes zu betrachten. Die Selbstfürsorge sowohl als Prävention als auch bei bereits bestehender Erkrankung muss im Vordergrund stehen, um die eigene Gesundheit zu fördern.

Jährlich erkranken in Deutschland insgesamt ca. 492 000 Menschen neu an Krebs. Bei Männern kommt am häufigsten Prostatakrebs vor, gefolgt von Lungen- und Darmkrebs. Bei Frauen tritt Brustkrebs am häufigsten auf, gefolgt von Darm- und Lungenkrebs. Je früher man die Krebserkrankung erkennt, desto größer ist die Heilungschance.

Unsere heutige Lebensweise bringt leider häufig eher das Gegenteil mit sich: Bewegungsmangel, falsche Ernährung, Stress, Schadstoffe in unserer Umwelt und nicht zuletzt die fehlende Wahrnehmung von sich selbst steigern das Risiko, krank zu werden. Einige Risikofaktoren haben wir natürlich nicht selbst in der Hand. Andere aber schon. Die Weltgesundheitsorganisation (WHO) nimmt an, dass weltweit etwa 30–50 Prozent aller Krebsfälle verhindert werden könnten, wenn man entsprechend vorbeugen würde. Etwa 19 Prozent sind jährlich anteilig dem Rauchen zuzuordnen. Nicht minder entscheidend als Risikofaktor ist ein regelmäßiger Alkoholkonsum, gefolgt von Übergewicht und Bewegungsmangel. Erst vor Kurzem wurden von der Verbraucherzentrale Empfehlungen veröffentlicht, vor allem auf verarbeitetes Fleisch zu verzichten und maximal 300–600 Gramm Fleisch pro Woche zu konsumieren. Männer liegen mit durchschnittlich fast 1100 Gramm pro Woche deutlich darüber, Frauen mit durchschnittlich 600 Gramm genau an der Grenze. Generell solltest du auf eine ausgewogene und qualitativ hochwertige Ernährung mit viel Gemüse und täglichem Obst achten.

Nach dem Erfahren einer Krebsdiagnose ist es erst einmal sehr schwer, diese Erkrankung annehmen zu können. Der wohl wichtigste Schritt ist unserer Meinung nach, aus dem Gefühl der Handlungsunfähigkeit herauszukommen. Auch bzw. gerade als Krebspatient sollte man erkennen, dass es durchaus möglich ist, die Selbstheilungskräfte zu stärken und dadurch viel zur Genesung beitragen zu können.

Wirkungen von Yoga

Yoga kann dabei helfen, innere Stärke aufzubauen, die aktuelle Situation annehmen zu lernen und durch Achtsamkeitstraining, Asanas und Meditation Körper, Geist und Seele wieder in Einklang zu bringen. Gute Unterstützung bieten hier auch die entsprechenden Mudras und Mantras.

Grundsätzlich muss beim Schwerpunkt und bei der Schwierigkeitsstufe der Yogapraxis selbstverständlich zwischen der Akutphase und der Anschlussheilbehandlung und Nachsorge unterschieden werden. Passe die Dosis der Übungen immer an und vermeide einen Wettkampfcharakter.

Da Yoga auch immer auf die Zellerneuerung wirkt, raten wir während der Behandlung von einer intensiven Asanapraxis ab. Die Übungen und deren Ausführung sollten eher fürsorglich und mit Leichtigkeit zu bewältigen sein. Yoga zu praktizieren ist immer eine gute Idee. Den Körper annehmen und spüren. Das Zusammenspiel von Annehmen und Loslassen in jeder Qualität der Übungspraxis. Um die Selbstheilungskräfte weiter zu entfachen, kann dir auch ein Mantra helfen.

Gerade im Zusammenhang mit Krebs spielt das Thema Selbstliebe eine wichtige Rolle. Selbstliebe wird oft verwechselt mit Selbstverliebtheit und Egoismus. Dies ist aber weit gefehlt. Selbstliebe erlaubt uns, Mitgefühl mit uns selbst zu haben. Unsere eigenen Fehler und Unzulänglichkeiten genauso zu lieben wie unsere Talente und unser Können.

Lebe und genieße deine Einzigartigkeit. Beginne dich selbst noch mehr schätzen zu lernen und deine Selbstliebe zu pflegen. Und das Beste: Haben wir erst gelernt uns selbst zu lieben, können wir diese Liebe weitergeben.

Suche dir gerne eins der unten genannten Mantras aus oder definiere dein eigenes Mantra. Beginne damit, es aufzuschreiben. Lass es dann gerne in deine Meditation mit Bildern oder Farben einfließen. Wiederhole es in deinen Gedanken oder beginne, es zu sprechen, zu singen und zu tanzen.

Mantra der Liebe – Aham Prema
Bedeutet übersetzt: »Ich bin Liebe.« Dieses Mantra richtet sich an den leuchtenden Kern, den jeder von uns in sich trägt.

Mantra der Ganzheit – Aham Brahmasmi Heißt: »Ich bin das Eine, das Ewige, das Unendliche.« In der yogischen Lehre ist alles eins, alles miteinander verbunden. Dieses Mantra fördert das Einheitsgefühl und die Gewissheit, sich selbst genug zu sein.

Baum

» Vrikshasana; Vriksha = Baum; Asana = Haltung

Der Baum gibt Ruhe und Erdung. Er kräftigt die Beine, dehnt Leisten und Oberschenkel und verbessert das Gleichgewicht. Er bringt uns in den Moment der Gegenwart und vermittelt ein Gefühl der Verbundenheit.

- Stehe in der Berghaltung (Tadasana, Seite 72, der Grundposition. Verlagere das Gewicht auf dein rechtes Bein und verwurzle den rechten Fuß.

- Beginne, die linke Ferse zu heben. Wenn das gut klappt, lege die Fußsohle an die Innenseite des rechten Knöchels und drehe das linke Knie auswärts. Ansonsten stütze dich an einer Wand oder einem Stuhl ab.

- Das Becken bleibt nach vorne und mittig ausgerichtet.

- Lass den linken Fuß an der Wade oder Oberschenkelinnenseite höher steigen. Meide das Knie. Auch wenn es im ersten Moment Halt gibt, kann zusätzlicher Druck dem Kniegelenk schaden.

- Richte das Becken auf. Wenn das Becken zur Seite ausweicht, aktiviere den rechten Oberschenkel. Richte die Wirbelsäule stolz auf und schließe die Rippenbögen (Seite 40).

- Lege die Hände aneinander für Anjali Mudra (Seite 28). Der Blick geht weich über die Nase zum Boden. Alternativ kannst du die Arme nach oben strecken oder auch die Augen schließen. (1)

- Halte die Position für 8–10 Atemzüge und setze den linken Fuß dann wieder zurück auf die Matte. Spüre im Stand nach und wechsle dann die Seite.

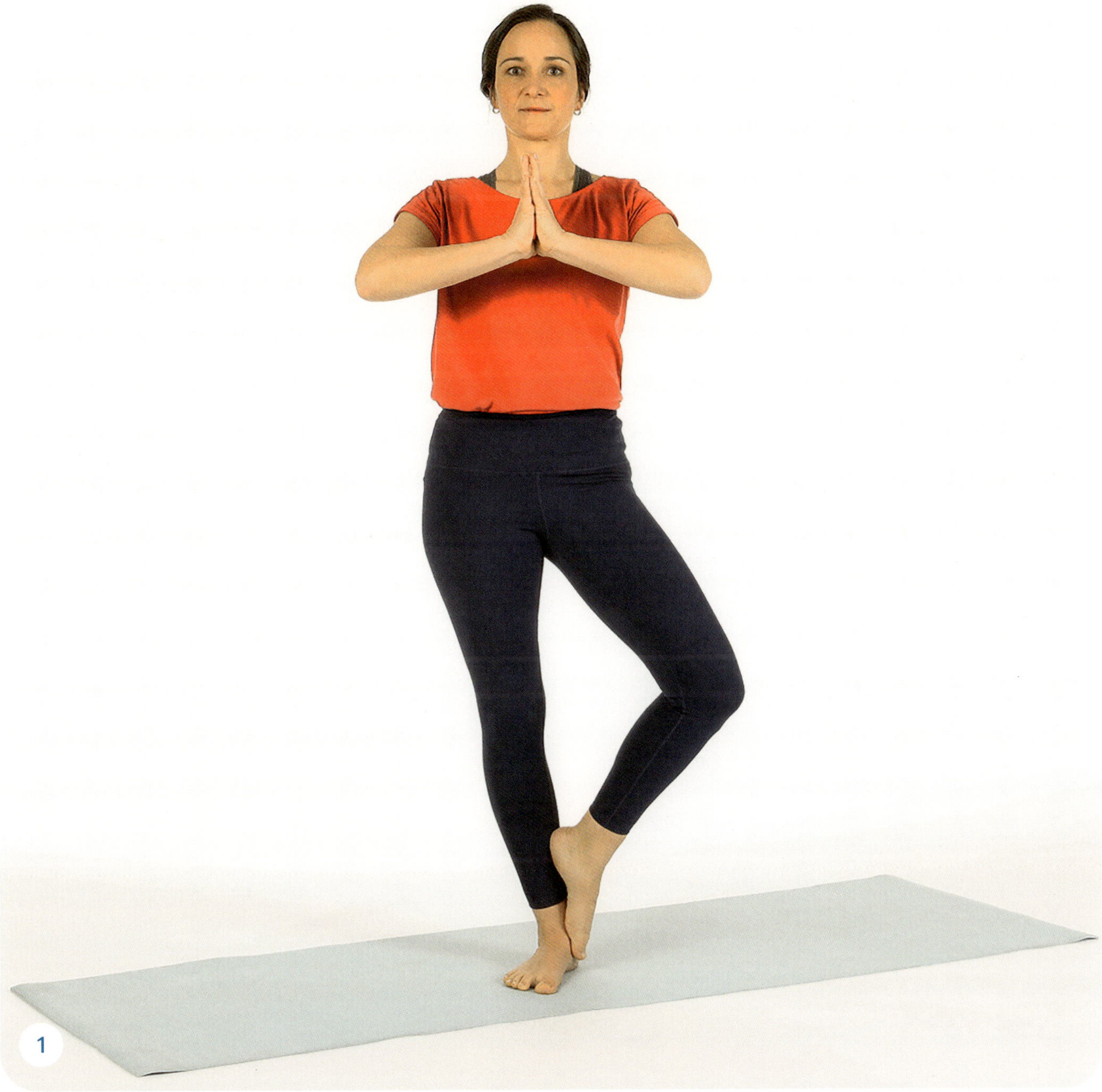
1

Shakti-Shake

» Schütteln und tanzen

Shakti bedeutet Kraft und Energie. In der indischen Mythologie wird so die Göttermutter bezeichnet. Sie steht für die schöpferische weibliche Kraft. Gleichzeitig kann sie zerstörerisch sein. Dies ist wichtig für jeden Neuanfang. Denn nur wer Altes gehen lassen kann, ist offen für Positives und Neues. Shakti-Shake bringt genau die richtige Energie, um an einem Morgen in den Tag zu starten oder einfach mal zwischendurch alles abzuschütteln.

Diese Übung bringt Spaß, Leichtigkeit und Lebensfreude. Außerdem erweckt sie die Lebensgeister und wirkt auf das ganze System. Der Körper, die Energie – alles wird spürbar und man kommt wieder ins Fühlen.

- Am besten übst du an einem ungestörten Platz. Stehe in der Berghaltung (Tadasana, Seite 72. Atme tief und spüre die Energie im ganzen Körper, besonders im Bauch und in der Brust.

- Lockere die Schultern und fang an, den ganzen Körper locker zu schütteln. Strecke die Arme dabei nach oben, zur Seite und lass sie auch gern wieder fallen. Bewege dich impulsartig aus dem Herzen. Wahrscheinlich kommt dir das am Anfang eher fremd oder befremdend vor. (1)

- Lächle. Schalte den Kopf ab. Bewege dich weich und locker, verlier nicht den Kontakt zum Boden. Lass alle Muskeln locker tanzen. Und atme bei all dem Rütteln und Schütteln einfach entspannt weiter. Am besten schließt du am Anfang erst einmal die Augen. Denn fallen die Augenlider, dann fallen meistens auch erste Hemmungen.

- Tanze die Lebensfreude, sei entdeckungs- und bewegungslustig. Der Shakti-Shake ist ein Pool an Möglichkeiten: manchmal geführt und lockernd, ein andermal albern und anstrengend. Gib dich spielerisch der Erfahrung hin und lass los.

- Gerne kann das Schütteln und Energetisieren auch in Tanzen übergehen.

Nutze für den Shakti-Shake gerne Musik, die dich inspiriert und in die Bewegung trägt.

Tipp Beginne die Übung, indem du in der Berghaltung die Arme hebst, dich aufspannst und tief einatmest. Mit der Ausatmung lässt du Arme und Oberkörper fallen und atmest über den Mund vollständig aus. Lass los. Wiederhole für 3 Atemzüge.

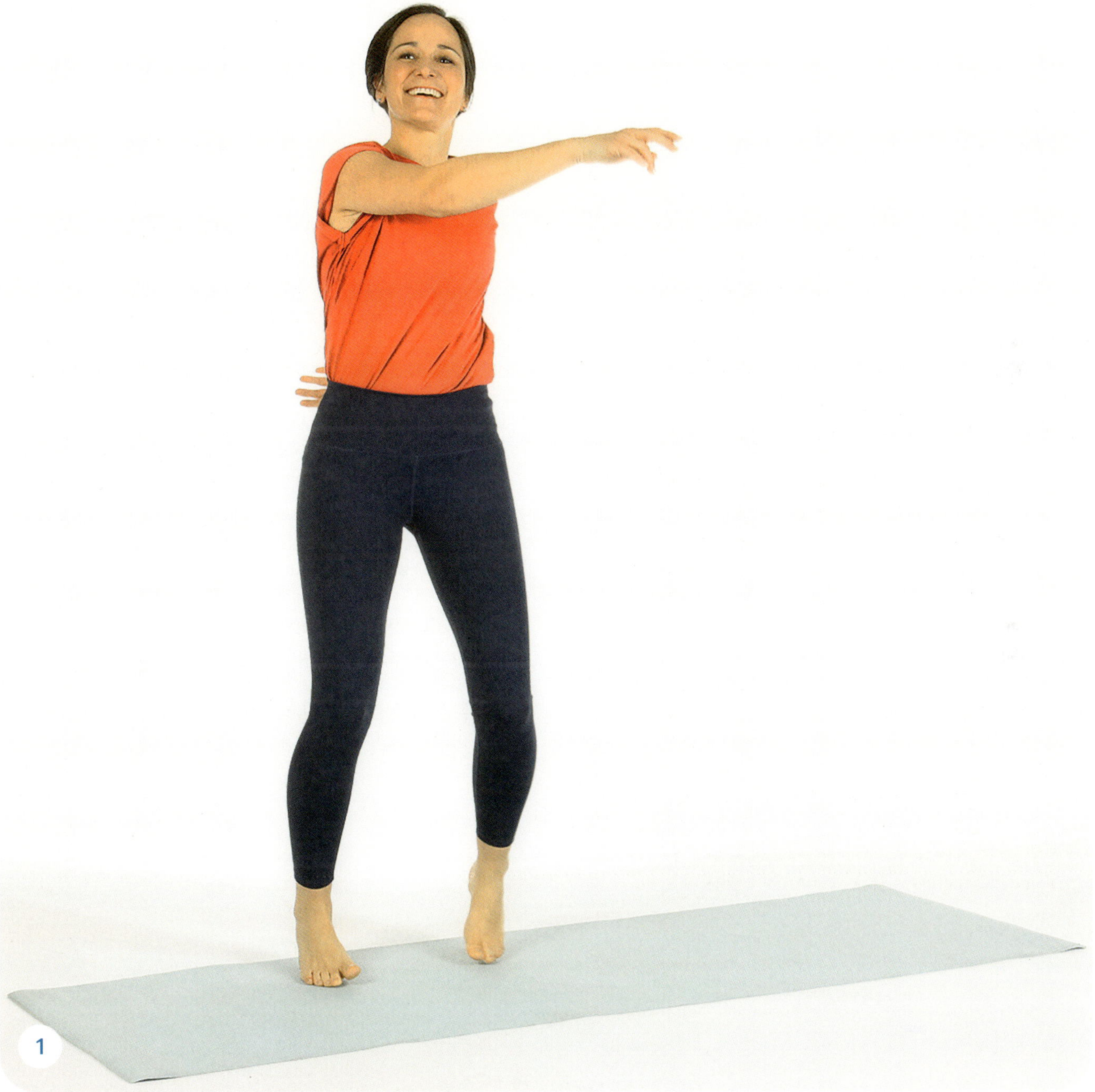
1

Schmelzendes Herz

» Anahatasana; Anahata = Herz; Asana = Haltung

Diese Übung öffnet das physische sowie das psychische Herz. Durch die Aktivierung von Anahata Chakra (Seite 64) wird Raum für Liebe und Mitgefühl geschaffen. Diese Emotionen richten sich an sich selbst, genauso wie an andere. Stress wird abgebaut und die Stimmung erhellt. Die Brust wird geweitet und der Geist beruhigt. Dieses Chakra unterstützt die Lungen- und Herzfunktion. Der Schultergürtel wird geöffnet und die Brustmuskulatur gedehnt.

- Beginne in einer Vierfußposition. Die Handgelenke sind unter den Schultern, die Knie unter der Hüfte. Lass deine Zehen aufgestellt.

- Bewege deine Hände nach vorne – mindestens eine Handlänge. Die Arme bleiben dabei gestreckt. Dann lass dich mit der Ausatmung sinken.

- Das Becken bleibt senkrecht über den Knien.

- Die Stirn kannst du am Boden ablegen oder nutze ein Hilfsmittel wie ein Kissen. Alternativ beuge einen Ellbogen um 90 Grad und lege deine Stirn auf den Unterarm auf. 1

- Drückt die Stirn zu fest in den Boden oder spürst du einen Druck in der Halswirbelsäule, kannst du den Kopf drehen und zur Seite ablegen.

- Alternativ stütze dich auf den Unterarmen ab und lass dein Brustbein in Richtung Boden sinken. »Schmelze« mit jedem Atemzug etwas mehr.

- Halte die Position für 8–10 Atemzüge und setze das Becken dann nach hinten auf die Ferse ab. Spüre nach in der Kindsstellung (Seite 196).

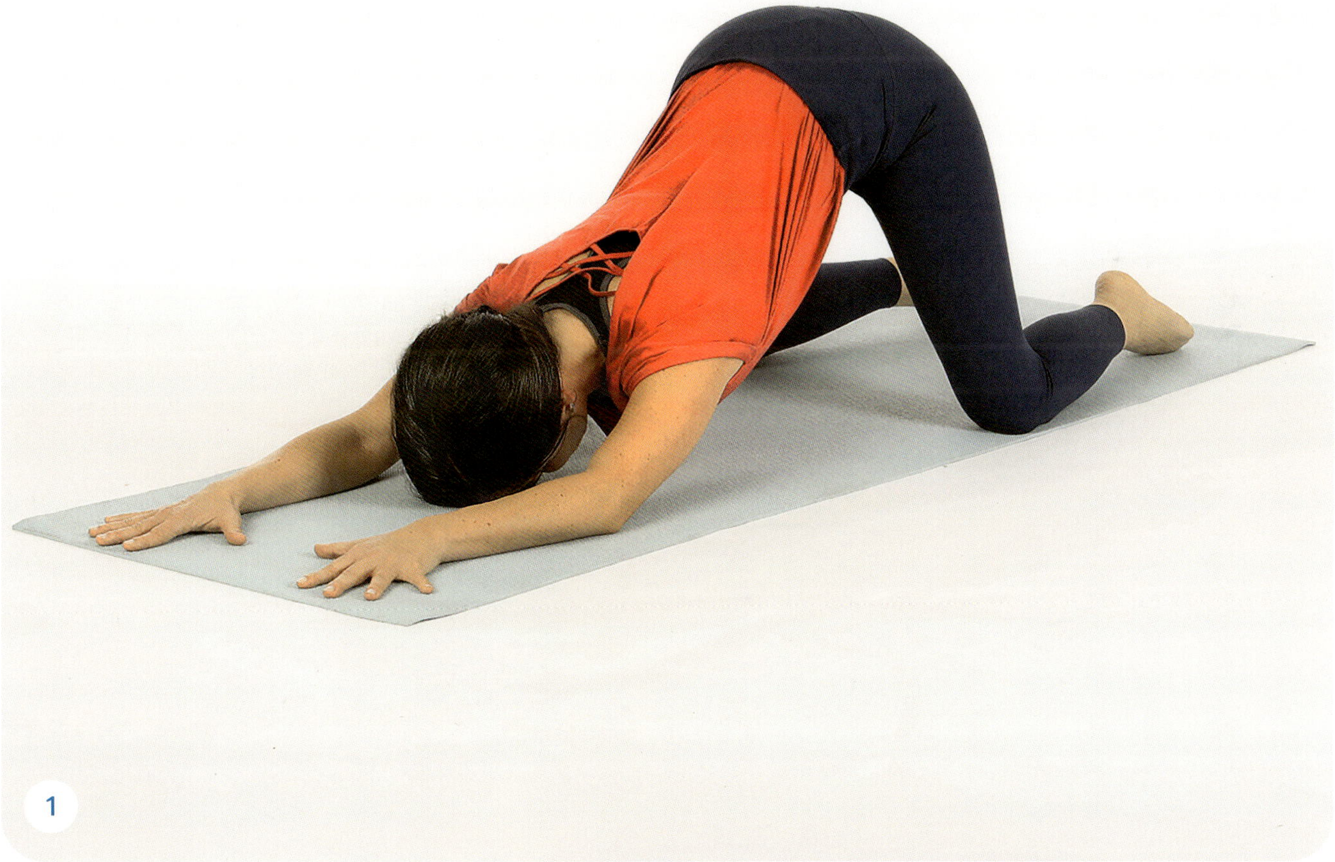
1

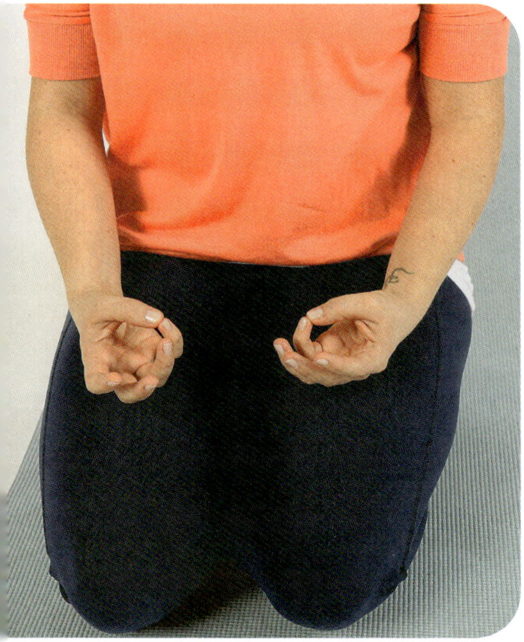

Mudraflow für Erdung und Balance

Diese Mudra hilft in erster Linie, konzentriert und geerdet zu bleiben. Sie fördert die Stabilität und Verwurzelung durch die Erfahrung des bewussten Moments – ankommen im Hier und Jetzt. Außerdem hilft sie gegen Ängste, Unruhe und Schlaflosigkeit.

Ausführung 1

- Komme in einen bequemen Sitz und bring die Finger auf beziehungsweise Richtung Boden. Mache hier 5–8 Atemzüge.
- Dann lege die Handrücken auf die Oberschenkel und berühre nacheinander alle Fingerspitzen mit der Daumenspitze. Du kannst diesen Flow schnell oder langsam machen. Wenn möglich, schließe dabei die Augen.
- Bringe Daumen- und Zeigefingerspitze zusammen. Wiederhole die Affirmation: *Ich bin vollkommen klar und konzentriert.*
- Bringe Daumen- und Mittelfingerspitze zusammen. Wiederhole die Affirmation: *Ich bin voller Geduld und Sanftmut.*
- Bringe Daumen- und Ringfingerspitze zusammen: Wiederhole die Affirmation: *Ich bin voller Selbstbewusstsein und Stabilität.*
- Bringe die Spitzen von Daumen und kleinem Finger zusammen. Wiederhole die Affirmation: *Ich bin ruhig und geerdet.*
- Lass dann die Handrücken locker und entspannt auf deinen Oberschenkeln liegen und spüre nach.

Ausführung 2

Eine weitere Mudra zur Erdung ist die Bauchlage. Lass dabei den ganzen Körper schwer in die Matte sinken und versuche, dich in Gedanken mit Mutter Erde zu verbinden. Es ist diese Energie, die uns stärkt, Stabilität gibt und ausgleicht.

Pranayama: Nadi Shodana

Diese Atemtechnik wird auch Wechselatmung genannt und ist eine wichtige yogische Atemübung, um unsere Nadis, also die Energiebahnen im Körper, zu reinigen. Wir wechseln dabei rechtes und linkes Nasenloch ab, um unsere rechte und linke Körperseite gleichermaßen anzusprechen. Dadurch bringen wir Yin – das entspricht der linken weiblichen Seite – und Yang – entspricht der rechten männlichen Seite – ins Gleichgewicht.

Wirkung

Diese Atemtechnik wirkt ausgleichend, sowohl körperlich als auch psychisch. Sie verbessert die Zellatmung und entspannt deinen ganzen Körper.

Hinweise Du solltest niemals in Atemnot geraten. Lasse anfangs gerne erst die Atempause weg und nimm sie dazu, wenn du so weit bist.

Die Atmung selbst sollte kaum hörbar sein und absolut kontrolliert ablaufen.

Die Länge deiner Atemzüge wählst du nach obigen Kriterien, achtest aber bitte darauf, dass deine Ausatmung doppelt so lang wie deine Einatmung sein soll.

Ausführung

- Nimm eine bequeme und aufrechte Sitzposition ein, alternativ ist auch der Stand möglich. Wenn möglich, wähle den Schneider- oder Meditationssitz (Seite 27). Dein Scheitelpunkt strebt in Richtung Decke oder Himmel. Deine Schultern lässt du los. Dein Kinn zieht etwas zum Brustbein hin und es entsteht ein leichtes Doppelkinn, ohne dass du den Kopf sinken bzw. hängen lässt. (Jalandhara Bandha, Seite 26)
- Lege zuerst beide Hände locker auf deinen Beinen ab und nimm bewusst deine Atmung wahr. Schließe dabei gerne deine Augen.
- Die linke Hand bleibt liegen, die rechte Hand verändere folgendermaßen: Beuge Zeige- und Mittelfinger und lege sie im Handteller ab, die anderen Finger bleiben gestreckt (Vishnu Mudra). Falls dir das nicht möglich ist, hier noch eine Alternative: Nimm die rechte Hand zur Nase nach oben und lege Zeige- und Mittelfinger auf dein 3. Auge – den Punkt zwischen deinen Augenbrauen.
- Schließe mit dem gestreckten Daumen das rechte Nasenloch, indem du Druck auf den knöchernen Übergang vom Nasenflügel zum Knochen gibst, und atme durch das linke Nasenloch vollständig aus und anschließend wieder ein.
- Schließe nun mit dem rechten Ringfinger auch das linke Nasenloch am knöchernen Übergang und verharre, wenn es ohne das Gefühl der Atemnot möglich ist, in der Atemfülle.
- Löse den rechten Daumen vom rechten Nasenloch und atme aus.
- Genieße den Moment der Atemleere, wenn es dir möglich ist.
- Atme durch das rechte Nasenloch wieder ein und schließe am Ende deiner Einatmung das rechte Nasenloch mit deinem Daumen. Beide Nasenlöcher sind geschlossen und du verharrst, wenn möglich, in der Atemfülle.
- Löse den Ringfinger vom linken Nasenloch und wiederhole den gesamten Zyklus 5–7 Mal.
- Am Ende dieses Ablaufs schließe deine Augen und spüre in einer passiven Atembeobachtung für einige Minuten nach.
- Ist dies z. B. aufgrund einer Erkältung oder einer krummen Nasenscheidewand nicht möglich, lege die Hände entspannt in den Schoß. Nutze deine Vorstellung, um den Atem gezielt durch eine Nasenöffnung ein- und ausströmen zu lassen.

Lichtmeditation

Wir Menschen sehnen uns alle nach Wärme und Licht. Danach, von einer leuchtenden Energie erfüllt zu sein. Jeder von uns trägt dieses Licht in sich und kann es, z. B. mit folgender kleinen Meditation, wieder zum Strahlen bringen.

Für die Lichtmeditation wie auch für alle anderen Meditationstechniken gibt es verschiedene Möglichkeiten der Ausgangsposition. Wähle instinktiv die für dich passende aus:

Sitzposition Finde eine Sitzposition, in der du deine Wirbelsäule bequem, mit Leichtigkeit und Festigkeit über einige Minuten (ca.15 Min.) aufgerichtet halten kannst (Sthira Sukham Asanam). Wenn es dir leichter fällt, dann setz dich gerne leicht erhöht auf ein Sitzkissen oder eine Decke. Deine Hände ruhen auf deinen Oberschenkeln oder Kniebereichen.

Liegende Position mit angestellten Beinen Lege dich flach auf den Boden und stelle die Beine leicht an. Damit entlastest du deine Lendenwirbelsäule. Die Fußsohlen ruhen auf der Erde und die Knie lehnen sich mittig entspannt gegeneinander. Deine Arme liegen leicht abgespreizt neben dem Oberkörper auf deiner Unterlage oder dem Boden. Die Handflächen sind, wenn möglich, nach oben in Richtung Himmel geöffnet.

Liegende Position (Shavasana) Wähle die ausgestreckte Liegeposition in der Rückenlage. Alles – auch deine Beine – liegen flach am Boden, deine Füße fallen leicht nach außen. Die Handflächen sind, wenn möglich, nach oben in Richtung Himmel geöffnet.

Ausführung

- Schließe ruhevoll deine Augen und finde in einen gleichmäßigen Ein- und Ausatemrhythmus.
- Atme tief ein – stell dir vor, wie dein Körper Sauerstoff in jeder einzelnen Körperzelle aufnimmt. Deine Einatmung erfüllt dich mit Kraft und Energie.
- Atme vollständig aus – lass alles los, was dich in deiner Freude und deinem Tatendrang bremst.
- Atme tief ein – verbinde mit deiner tiefen Einatmung ein warmes, helles Licht, das du tief in dir aufnimmst. Lasse es durch den ganzen Körper strömen: in deinen Kopf, deinen Schulter-Nacken-Bereich, bis in deine Arme und zu den Fingerspitzen hin.
- Atme aus – gib alles Belastende, alle Sorgen nach außen ab.
- Atme erneut tief ein – nimm die heilende Kraft des Lichtes in dir auf. Lass das Licht deinen Rücken entlangfließen, durch deinen Bauchraum und bis in dein Becken hinein. Spüre, wie es deine Beine hinabströmt, zu den Knöcheln und schließlich deine Zehen erreicht. Dein Körper ist vollständig von dem heilenden Licht erfüllt. Jedes Organ, jeder Muskel, deine Nervenbahnen und alle Gelenke

durchströmt dieses Licht. Es bringt Kraft in jede Körperzelle.

- Nutze die nächsten Atemzüge, um die Kraft des Lichts dorthin zu lenken, wo du und dein Körper sie am meisten braucht. Konzentriere dich ganz auf diesen Bereich.
- Atme ein – nimm Energie auf.
- Atme aus – gib das Negative, die Anspannung und die Belastung nach außen ab.
- Vielleicht möchtest du auch deine Seele und dein emotionales Gleichgewicht stärken? Schicke einige Atemzüge zu deinen Gefühlen und deinem seelischen Schmerz. Lass dein inneres Licht hell leuchten und stärke die Einheit von Körper, Geist und Seele.
- Du bist tief in deiner Lichtmeditation angekommen, spürst, wie die heilende Energie durch deinen ganzen Körper fließt. Möglicherweise kannst du sogar wahrnehmen, wie du von innen heraus hell erleuchtet bist und über deine körperlichen Grenzen hinwegstrahlst, deine Aura leuchten lässt.
- Nimm dir einige Atemzüge Zeit, diesen wundervollen Zustand zu genießen und zu verinnerlichen.
- Wenn für dich der Zeitpunkt gekommen ist, beende behutsam deine heutige Meditation. Bewege Füße und Hände, recke und strecke dich. Zum Abschluss rollst du dich auf deine rechte Seite und nimmst noch einmal wahr, was die Meditation in dir bewirkt hat. Wie fühlst du dich? Kannst du die Energie in dir spüren? Ein paar Atemzüge mehr verweilst du hier, öffnest dann sachte deine Augenlider und kommst langsam zum Sitzen.

* Die eingesprochene Version dieser Meditation ist online verfügbar, siehe Seite 228.

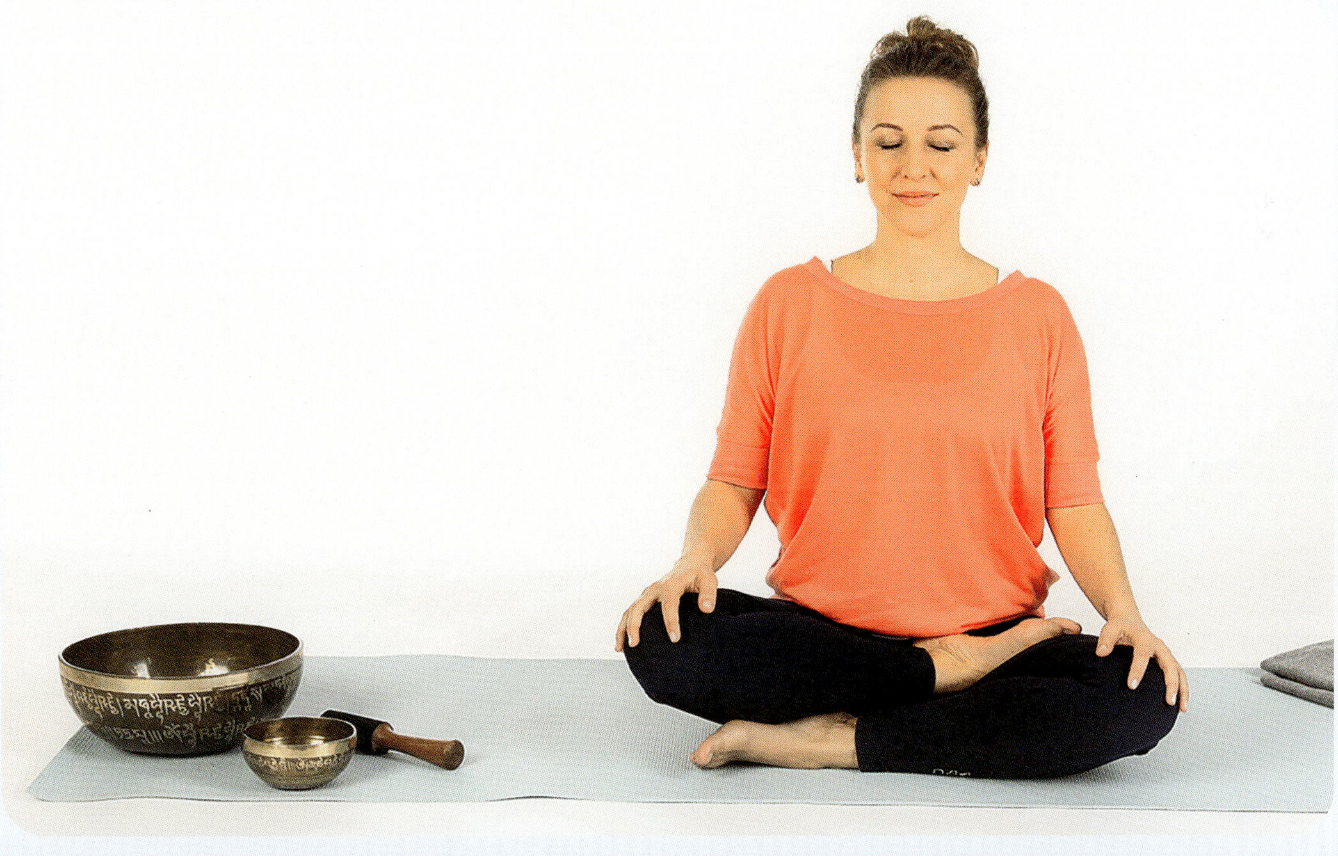

Sich selbst umarmen – japanisches Heilströmen

Manchmal fällt es uns leichter, andere zu umarmen. Wir schenken gerne Zeit und Aufmerksamkeit und nehmen uns selbst zurück. »Geben ist seeliger als nehmen«, so heißt es schon in der Bibel. Doch manchmal müssen wir uns auch selbst etwas geben, etwas Gutes tun. Eine Umarmung für die Seele, ein bisschen Selbstliebe.

Du kennst das japanische Heilströmen schon von der Technik des Fingerströmens (Seite 82).

Eine weitere Form des Heilströmens erfährst du in einer liebevollen Selbstumarmung. Fehlende Zuwendung hat negative Auswirkungen auf Körper und Psyche. Unterstrichen wird dies im japanischen Heilströmen durch die sogenannten Tore. Sie stehen für Energiepunkte, die bestimmten Emotionen zugeordnet werden. So steht das Tor 26 für absolute Harmonie. Es befindet sich in den Achselhöhlen. Unterhalb des Schlüsselbeins befindet sich das Tor 13, das Mentaltor, welches auf unsere Hormone wirkt. Diese Übung solltest du so oft wie möglich machen.

Ausführung

- Beginne in einer bequemen Position. Schließe die Augen

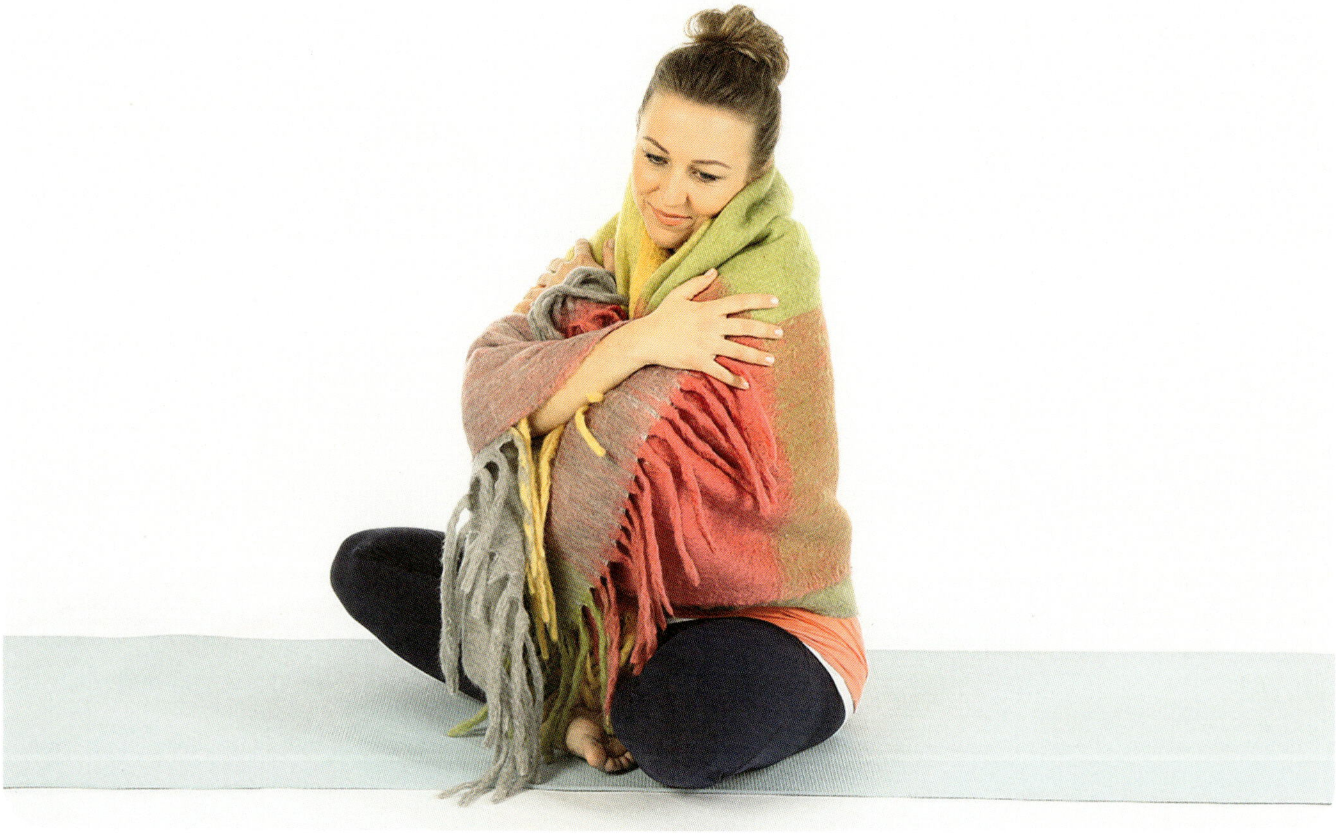

und konzentriere dich ganz auf den Moment. Nimm die Geräusche um dich herum wahr, die Raumtemperatur, einfach alles.

- Dann gehe mit der Aufmerksamkeit bewusst nach innen, zu dir. Wie fühlst du dich? Kannst du deinen Herzschlag wahrnehmen? Wie ist die Qualität deines Atems?
- Wenn du ganz im Hier und Jetzt angekommen bist, öffne deine Arme weit. Spüre die Dehnung des Brustkorbs und die Weite des Herzens.
- Wie fühlt sich diese Öffnung für dich an?
- Dann kreuze die Arme und umarme dich selbst. Lege die Hände bewusst in deine Achselhöhlen und die Daumen unter die Schlüsselbeine. Lass deine Schultern und den Kopf entspannt sinken. Bleibe mit der gesamten Aufmerksamkeit in diesem Moment. Wie fühlt sich diese liebevolle Zuwendung für dich an?
- Beginne, mit der Einatmung die Arme weit zu öffnen und mit der Ausatmung dich selbst zu umarmen. Wiederhole einige Male und verharre dann in der Umarmung.
- Kannst du sie mit Leichtigkeit annehmen und dich minutenlang darin verlieren. Fällt es die schwer, diese Art der Zuwendung zuzulassen?
- Lass die Energie fließen. Genieße diesen großartigen Akt der Selbstliebe.

Heilende Hände

Es gibt verschiedene Namen und Methoden zum Thema »Handauflegen und Strömen«. Die Technik des Handauflegens, um zu heilen, ist weit verbreitet. Ganz intuitiv legt man sich bei Bauchschmerzen die Hände auf den Bauch. Oft ist das Handauflegen auch ein spiritueller Prozess. Heilung hat viele Definitionen. Im Yoga hat man es als das Gesetz der Ganzheit im Blick – Yin und Yang in perfektem Gleichgewicht.

Die Selbstheilungs- und Lebenskräfte eines Menschen freizusetzen, war schon nach Hippokrates der Weg zu Heilung. Verfeinert wurden diese Techniken zu den uns bekannten Therapiemaßnahmen wie Akupunktur, Akupressur, Therapeutic Touch, Triggern etc. oder wie es Ron Carson ausdrückte:

> »*Es ist einfach Liebe. Liebe ist die Kraft, die die Energien im Universum zusammenführt. Das Wissen und die Technik sind zweitrangig. Liebe ist der Schlüssel für alles Heilen.*«

So wusste auch Carson, um sich selbst und andere zu heilen, braucht man nicht unbedingt eine besondere Technik, sondern vielmehr Wunsch, Absicht und die liebevolle Zuwendung. Dies kann keine noch so gute Technik ersetzen. Kann Energie wieder frei fließen, entsteht Heilung. Erwarte keine Wunderheilung innerhalb eines Tages. Jeder Mensch und dessen Krankheitsbild ist anders. So werden akute Beschwerden schneller heilen als langjährige chronische Beschwerden, die über Jahre entstanden sind.

Wesentlich für Heilung ist die Entspannung. Durch Muskelentspannung, einen tiefen Atem und das Gefühl von Loslassen kannst du hier Einfluss nehmen. Auch das Wärmen von Händen und Füßen kann sehr hilfreich sein. Heilende Hände können bei jeder Erkrankung unterstützend eingesetzt werden.

Ausführung

- Leg die Hände auf und sei dabei unbefangen wie ein Kind.
- Stell dir die heilende Energie vor, die durch deine Hände strömt. Lass dich einfach führen und handle ganz intuitiv.
- Unterstützend kannst du heilende Affirmationen laut oder leise sprechen:
  - *Ich liebe mich und mein Leben.*
  - *Alles ist gut in meiner Welt.*
  - *Heute ist ein wunderbarer Tag.*
  - *Ich verdiene es, gesund und glücklich zu sein.*
  - *Mir geht es von Minute zu Minute besser.*
  - *Ich achte auf meinen Körper und esse nur, wonach es mir verlangt.*
  - *Ich bin in Frieden mit mir.*

Herz- und Gefäßerkrankungen

Erkrankungen des Herz-Kreislauf-Systems sind mit ca. 36 % die Todesursache Nummer 1 in Deutschland. Hinter diesem Sammelbegriff verbergen sich zahlreiche Leiden. Oft sind in der Folge auch Blut- und Lymphgefäße geschädigt.

Verschiedene Herz- und Gefäßerkrankungen stellen ein großes Risiko für einen Herzinfarkt oder einen Schlaganfall (Durchblutungsstörung im Gehirn) dar.

Herzerkrankungen

Das Herz ist der wichtigste Muskel in deinem Körper. Ohne ihn ist kein Leben möglich. Wir nehmen es meist als selbstverständlich hin, dass unser Herz jede Minute, jede Stunde und jeden Tag dafür sorgt, dass wir am Leben sind. Täglich schlägt es etwa 100 000 Mal und das ganz automatisch. Es ist nie zu spät, sich dessen bewusst zu werden und sich darum zu kümmern, dass dein Herz gesund ist, gesund bleibt oder wieder gesund wird.

Öffne dein Herz, pflege die Liebe darin und dann genieße deinen Herzschlag jeden Tag.

Bluthochdruck

Von einem Bluthochdruck (Hypertonie) spricht man ab einem Wert von über 140/90 mmHg. Etwa 20 bis 30 Millionen Menschen leiden in Deutschland unter Hypertonie. Auf Dauer schädigen diese hohen Drücke unsere Gefäße, was zur Entstehung einer koronaren Herzerkrankung oder sogar eines Herzinfarkts beitragen kann. Symptome können Schwindelgefühl, Kopfschmerz vorwiegend im Hinterkopf, vor allem morgens, Kurzatmigkeit, gerötetes Gesicht, Nervosität sowie Schlafstörungen sein.

Koronare Herzerkrankung (KHK)

Die Herzkranzgefäße sind verengt, wodurch es zu einer mangelhaften Durchblutung von Teilen des Herzmuskels kommt. Folge der Mangeldurchblutung kann das Absterben dieser Region des Herzmuskels, ein Herzinfarkt, sein. Neben den schon beim Bluthochdruck genannten Symptomen können eine Brustenge sowie Herzschmerzen hinzukommen.

Niedriger Blutdruck

Von einem zu niedrigen Blutdruck (Hypotonie) spricht man ab einem Wert unter 100/60 mmHg. Dies ist besonders bei jungen, schlanken Frauen weit verbreitet. Als mögliche Symptome können Schwindel, Müdigkeit oder Herzrasen auftreten.

Wie kann Yoga helfen?

Yoga stärkt das Herz-Kreislauf-System und verbessert die Wahrnehmung für den eigenen Körper, sodass Überbelastungen besser und schneller vom Erkrankten erkannt werden können. Dauerhaftes Yogaüben kann sogar den Blutdruck deutlich senken.

Meditatives und sanftes Praktizieren von Asanas, Entspannungsübungen sowie das Üben harmonisierender Pranayama-Praktiken kann sehr gut helfen.

Yoga ist auch bei zu niedrigem Blutdruck sinnvoll, da durch viele wissenschaftliche Studien schon belegt wurde, dass Yoga eine ausgleichende Wirkung auf unser Herz-Kreislauf-System hat, was natürlich auch bei Hypotonie zur Regulierung des Blutdrucks beiträgt.

Vorsicht Vermeiden sollte man bei Bluthochdruck blutdrucksteigernde Asanas wie z. B. Kopfstand, Pranayama-Übungen mit langen Atempausen und alles, was sich » belastend« oder unangenehm anfühlt.

Erkrankungen der Blutgefäße

Von Gefäßerkrankungen sprechen wir bei einer pathologischen (krankhaften) Veränderung der Blut- oder Lymphgefäße. Die häufigsten Erkrankungen sind:

Arteriosklerose

Liegt als Diagnose die Arteriosklerose vor, sind eine oder mehrere Arterien durch Ablagerungen verengt und es kommt zu einer Einschränkung des Blutflusses. Man spricht auch von Arterienverkalkung. Vermehren sich diese Ablagerungen zunehmend, kann es sogar zum völligen Stillstand der Durchblutung in diesem Bereich führen. Schließlich droht den Betroffenen ein Infarkt.

Begünstigende Vorerkrankungen für Arteriosklerose sind zum Beispiel Bluthochdruck, Diabetes (Zuckerkrankheit) und Fettstoffwechselstörungen. Beeinflussbare Risikofaktoren sind Übergewicht, Stress und Bewegungsmangel.

Etwa 4 Millionen Menschen sind allein in Deutschland von dieser Erkrankung betroffen – vor allem Männer ab 40 Jahren und Frauen nach den Wechseljahren.

Die Symptome sind leider erst im Spätstadium spürbar, wenn es zum Verschluss eines Gefäßes kommt. Umso wichtiger sind die Prophylaxe (Vorbeugung) und das Vermeiden von Risikofaktoren.

Yoga kann helfen, die Durchblutung zu steigern, dem Bewegungsmangel entgegenzuwirken und den bedrohlichen Stresspegel zu senken. Wenn eine erbliche Disposition für Gefäßerkrankungen in deiner Familie vorliegt, beginne am besten sofort mit deiner Yogapraxis.

Periphere arterielle Verschlusskrankheit

Bei dieser Erkrankung, auch bekannt als »Schaufensterkrankheit«, kommt es aufgrund verstopfter Gefäße in den Beinen zu starken Schmerzen im Bein, oft in den Waden. Diese zwingen den Betroffenen zum Stehenbleiben. Weitere Symptome können Kältegefühl, Kribbeln (Parästhesien) sowie nächtliche Ruheschmerzen sein.

Wie kann Yoga helfen?

Hier geht es bei der Therapie vor allem um eine Verbesserung der Durchblutung, den Erhalt der Gelenk- und Muskelfunktion sowie eine Stressreduktion durch geeignete Entspannungsmaßnahmen.

Erkrankungen des Lymphsystems

Das Lymphsystem ist ein eigenständiges System, das über die Lymphflüssigkeit Krankheitserreger und Stoffwechselendprodukte aus dem Körper abtransportiert und somit unsere Immunabwehr unterstützt. Es besteht aus Lymphbahnen, Lymphknoten und Lymphorganen. Pro Tag fließen etwa 2 Liter Lymphflüssigkeit durch unser Lymphgefäßsystem, gelangen mit dem Blut zu den Lymphknoten und Lymphorganen und werden hauptsächlich über die Niere ausgeschieden. Ist dieser Ablauf gestört, kommt es zu Schwellungen im Körper.

Unsere Lymphe wird durch Muskelkontraktionen im Körper transportiert. Bewegung ist daher ein sehr wichtiger Pfeiler bei der Vermeidung bzw. Verringerung von Lymphstauungen. Chronische Lymphödem-Patienten werden häufig durch die sogenannte Lymphdrainage, die von Physiotherapeuten oder Masseuren durchgeführt wird, entstaut und entlastet. Zusätzlich sollte jedem Betroffenen erklärt werden, wie wichtig eine tiefe Bauchatmung ist, da die Zwerchfellbewegung, die dabei entsteht, maßgeblich am Abtransport der Lymphe beteiligt ist.

Einige einfache Griffe der Lymphdrainage kann jeder an sich selbst durchführen und helfen, Stauungen im eigenen Körper zu verringern oder sogar zu vermeiden.

Chronisch-venöse Insuffizienz/ Lymphstau

Durch eine Ansammlung von Lymphflüssigkeit an einer bestimmten Körperstelle, die vom Körper allein nicht mehr abtransportiert werden kann, kommt es zu plötzlich auftretenden Bein- oder Armschwellungen mit lokalen Schmerzen.

Ein primäres Lymphödem kann angeboren, also familiär bedingt sein, ein sekundäres Lymphödem tritt oft postoperativ, posttraumatisch oder nach Bestrahlungen auf.

Vorsicht Bei plötzlich auftretenden Bein- oder Armschwellungen mit lokalem Schmerz kann eine tiefe Venenthrombose vorliegen, die sofort abgeklärt werden sollte.

Wie kann Yoga helfen?

Neben Lymphdrainage und Kompressionsversorgung können viele Asanas in Verbindung mit Atemtechniken unser Lymphsystem unterstützen.

Yoga stärkt und dehnt durch gezielte Übungen die Lymph- und Blutgefäße, verbessert die Durchblutung der inneren Organe und Drüsen und verringert dadurch die Gefahr von Gefäßerkrankungen und von einem Lymphstau im Körper.

Vorsicht Verzichte unbedingt auf die Massagegriffe bei akuten Ekzemen, Herzinsuffizienz, Thrombosen, Krebs oder Asthma, bevor du mit deinem Arzt oder Physiotherapeuten gesprochen hast.

» Unterstütze Umkehrhaltung mit Venenpumpe, um den Lymphfluss zu unterstützen

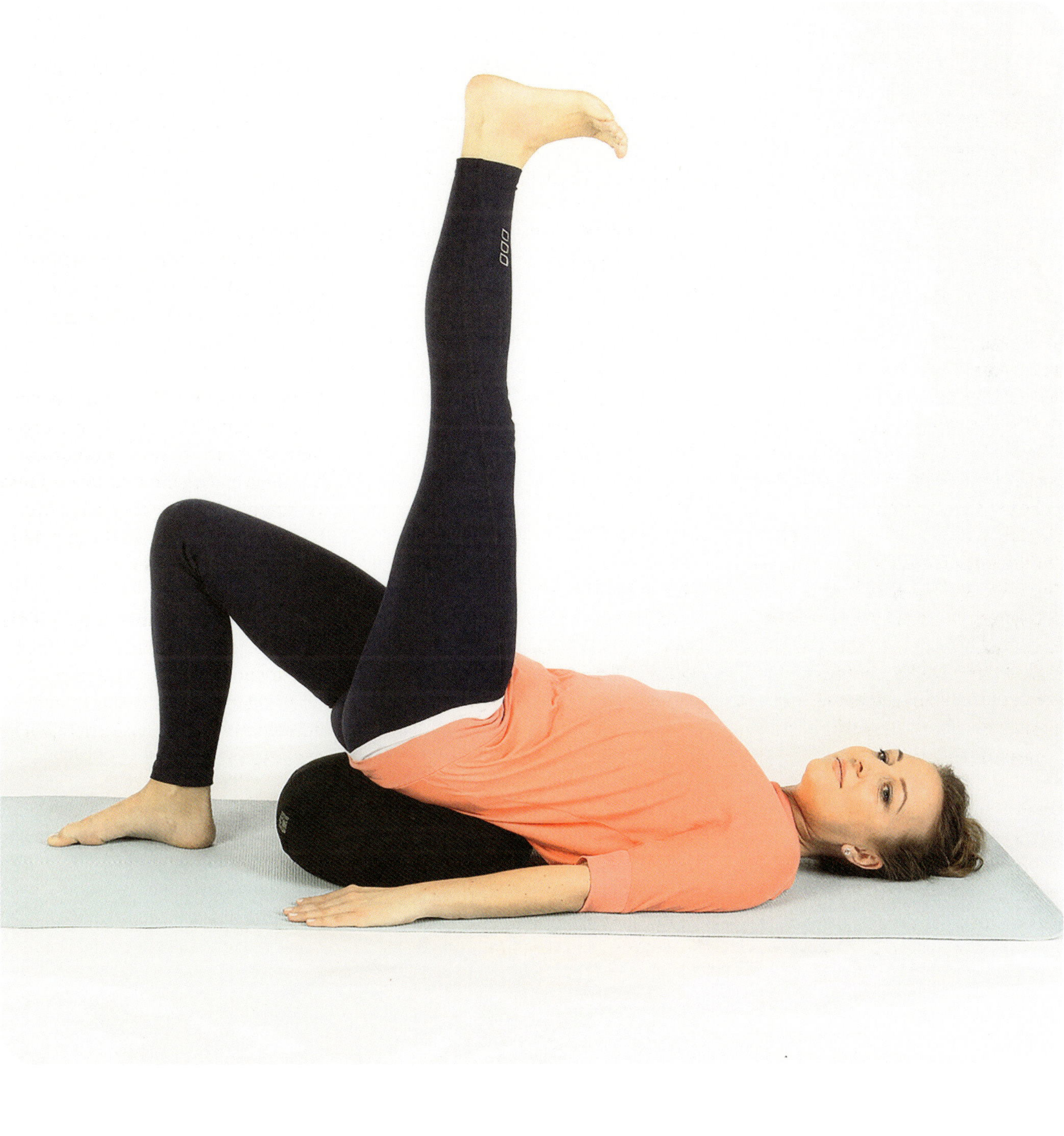

Unterstützter Fisch

» Matsyasana; Matsya = Fisch; Asana = Haltung

Diese Übung weitet die Brust und mobilisiert die Brustwirbelsäule. Sie wirkt beruhigend und entspannend, gerade auch bei Menstruationsbeschwerden. Dabei dehnt sie die Bauch- sowie die Zwischenrippenmuskulatur. Außerdem wirkt sie auf unseren Hormonhaushalt, vor allem ausgleichend auf die Schilddrüse. Die Nieren werden stimuliert.

- Beginne im Sitzen. Lege dir ein oder zwei Hilfsmittel zurecht. Du benötigst eine Stütze für die Brustwirbelsäule und gegebenenfalls eine für den Kopf. Dies kann z. B. ein Yogablock, ein Kissen, ein Yogapolster oder eine gerollte Decke sein. Das perfekte Hilfsmittel oder die Ausrichtung sind ganz individuell. Darum nimm dir genügend Zeit, um dich auszurichten.

- Wähle dein erstes Hilfsmittel und platziere es zur Unterstützung auf dem Boden in Höhe der Brustwirbelsäule. Stelle die Beine auf und stütze dich seitlich vom Körper auf den Unterarmen ab. Lege dein Hilfsmittel mittig unter die Brustwirbelsäule und lass dich mit der Ausatmung langsam nach hinten sinken. ❶

- Lendenwirbelsäule, Schultergürtel und Nacken bleiben frei. Falls nötig, unterstütze den Kopf beim Ablegen mit den Händen.

- Dehne die Lendenwirbelsäule, indem du das Becken noch einmal sanft anhebst, einrollst und langsam wieder zurücksinken lässt.

- Bei Spannungen im unteren Rücken reduzierst du die Höhe der Hilfsmittel unter der Brustwirbelsäule. Breite die Arme zur Seite aus und lass die Beine ausgleiten. Um die Dehnung und Öffnung zu verstärken, können die Arme auch hinter dem Kopf abgelegt werden.

- Halte die Position 3–5 Minuten. Schließe dabei gerne die Augen.

- Dann rolle behutsam über die Seite zu einem aufrechten Sitz. Spüre in Rückenlage mit aufgestellten Beinen nach und neutralisiere den Rücken dann mit einer sanften Rotation (siehe Seite 55).

Tipp Beine aufgestellt lassen, um den unteren Rücken zu entlasten.

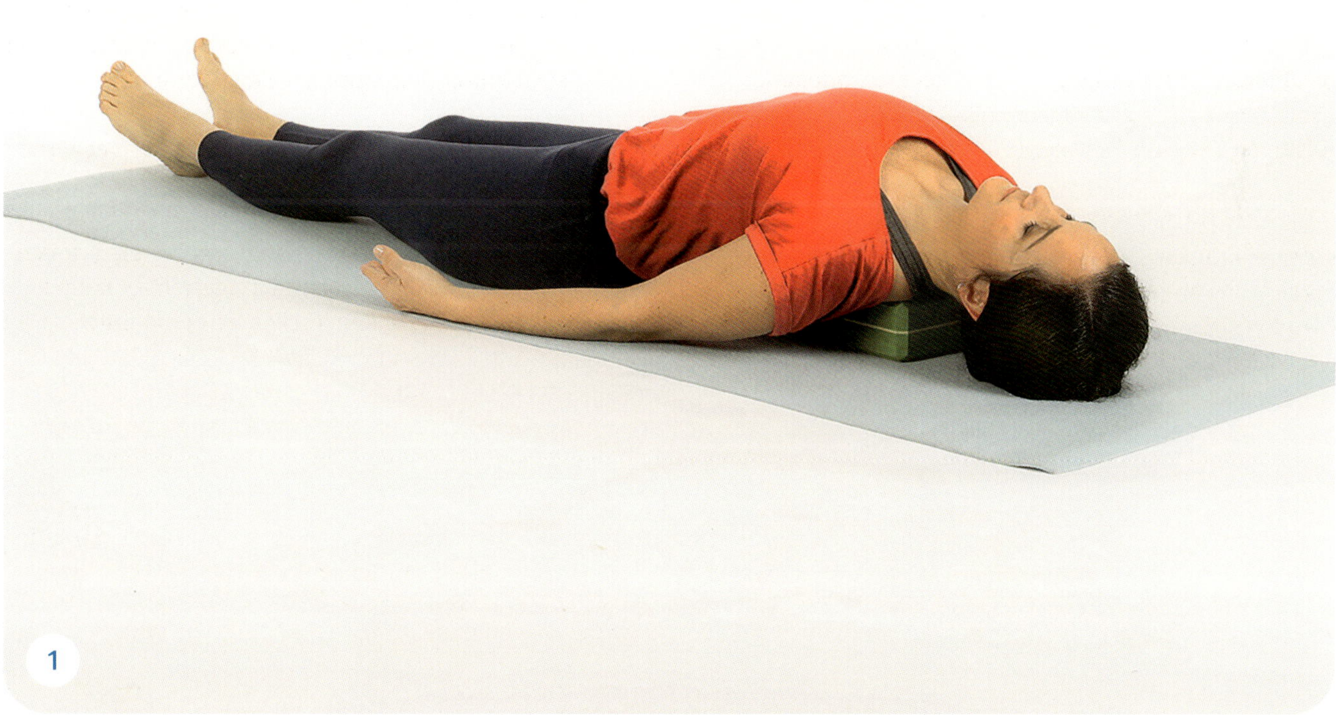
1

Kamel

» Ushtrasana; Ushtra = Kamel; Asana = Haltung

Diese Übung stimuliert die Organe, kräftigt Rücken, Gesäßmuskeln, Oberschenkel und Beckenboden. Sie verbessert die Haltung und dehnt die gesamte Körpervorderseite, den Hüftbeugemuskel und öffnet das Herz. Übe vorsichtig bei Verletzungen und Problemen im unteren Rücken.

- Beginne im Kniestand. Die Oberschenkel stehen senkrecht und das Becken ist aufgerichtet. Schiebe Schienbeine und Fußrücken fest in die Matte.

- Lege beide Hände mit nach unten gerichteten Fingern an das Kreuzbein. Der Impuls geht mit den Händen nach unten, sodass sich das Steißbein sanft einrollt. (1)

- Aus dieser stabilen Basis hebst du mit der Einatmung das Brustbein an und lässt mit der Ausatmung die Schultern sinken. Ziehe die Schulterblätter etwas zueinander. Behalte auf jeden Fall die Stabilität und Aufrichtung im Becken.

- Der Kopf bleibt in Verlängerung zur Brustwirbelsäule. Wird der Kopf zu schwer, ziehst du das Kinn etwas näher Richtung Hals, setze gerne Jalandhara Bandha (Seite 26).

- Um den Herzraum weiter zu öffnen, kannst du die Zehen aufstellen und vorsichtig die Hände nach hinten auf die Fersen sinken lassen. Die Rippen entspannen sich, während Bauch und Beckenboden den Rücken schützen und die Haltung stabilisieren. Um die Übung weiter zu intensivieren, können die Fußrücken wieder abgelegt werden. (2)

- Halte 5–8 Atemzüge und beginne dann, die Hände wieder an das Kreuzbein zu nehmen. Richte dich langsam vollständig auf. Gleiche dich mit einigen Rotationsbewegungen aus, indem du z. B. einatmend die Arme hebst und ausatmend die Arme im Wechsel nach rechts und links absenkst.

- Für eine verstärke Öffnung und gleichzeitige Dehnung der Handgelenke kannst du die Fingerspitzen nach oben zeigen lassen, während die Hände das Kreuzbein stützen.

Tipp Bevor du in die Rückbeuge gehst, setze vor allem Mula und Uddiyana Bandha (Seite 24, 25).

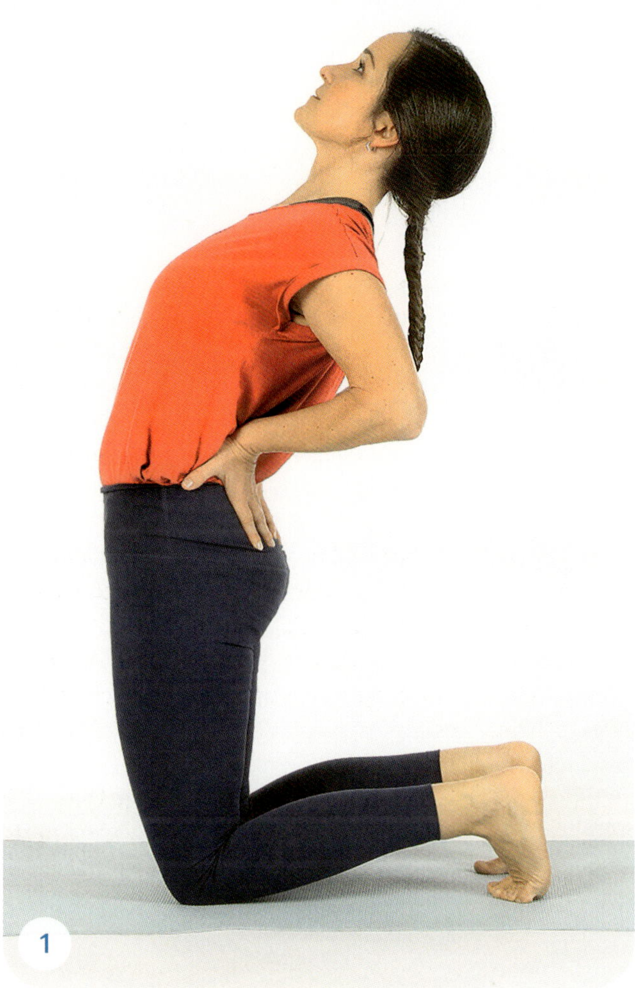
1

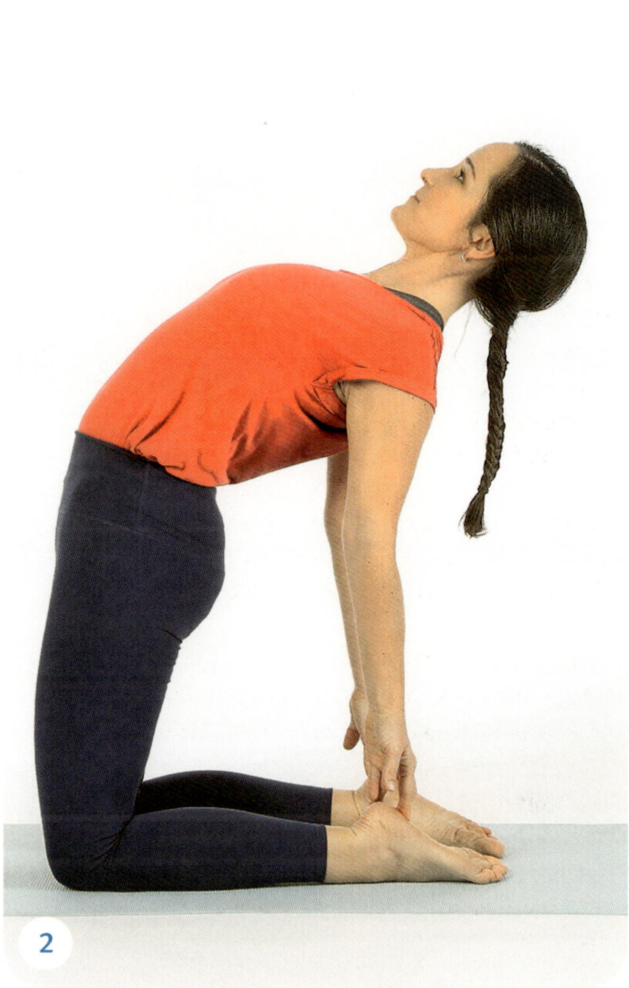
2

Gestützte Umkehrhaltung

» Viparita Karani; Viparita = umgedreht, umgekehrt; Karani = Handlung, Tat

In der Umkehrhaltung lösen sich Krämpfe in den Beinen und müde Beine und Füße werden entlastet. Sie wirken besonders regenerierend. Die Beinrückseiten dehnen sich sanft. Körper, Geist und Seele entspannen. Außerdem eröffnen sich neue Sichtweisen.

- Lege dich auf den Rücken ab. Stelle die Füße auf und lege die Hände oder ein Kissen unter dein Kreuzbein. Versuche hier verschiedene Höhen, bis du eine für dich passende Höhe gefunden hast.

- Stelle sicher, dass das Kreuzbein flach auf der Unterlage liegt und vollständig abgestützt wird. Die Halswirbelsäule bleibt in ihrer neutralen Ausrichtung. Die Nackenwirbel bleiben frei. Hebe nun nacheinander beide Beine.

- Lass das Becken schwer in den Boden sinken. Die Augen dürfen sich entspannt schließen. (1)

- Halte die Übung 3–5 Minuten. Dann löse dich vorsichtig aus der Position. Komm in eine Seitenlage. Bleibe hier einige Atemzüge und richte dich dann mit den Händen auf.

Tipps Optional kannst du die Füße an einer Wand abstützen. Dafür legst du dich mit einem passenden Abstand so vor eine Wand, dass die Fersen angenehm an die Wand gelegt werden können. (2)

Ein kleiner Sandsack auf den Fußsohlen stimuliert die Akupressurpunkte der Fußsohle und wirkt entspannend auf den unteren Rücken.

Zusätzliche Entspannung bringen Augenkissen oder kleine Sandsäckchen auf der Stirn.

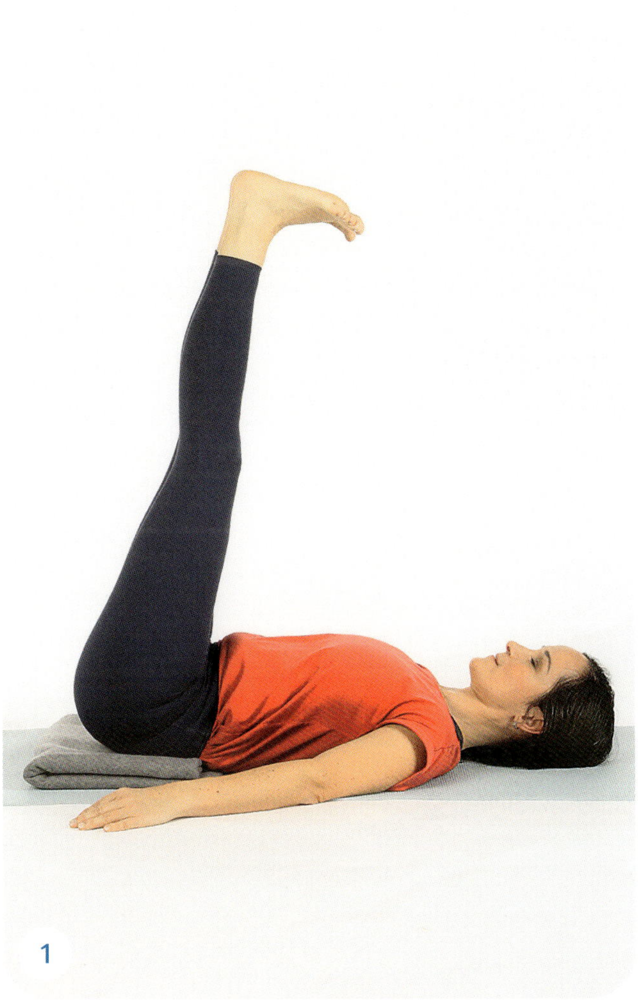

1

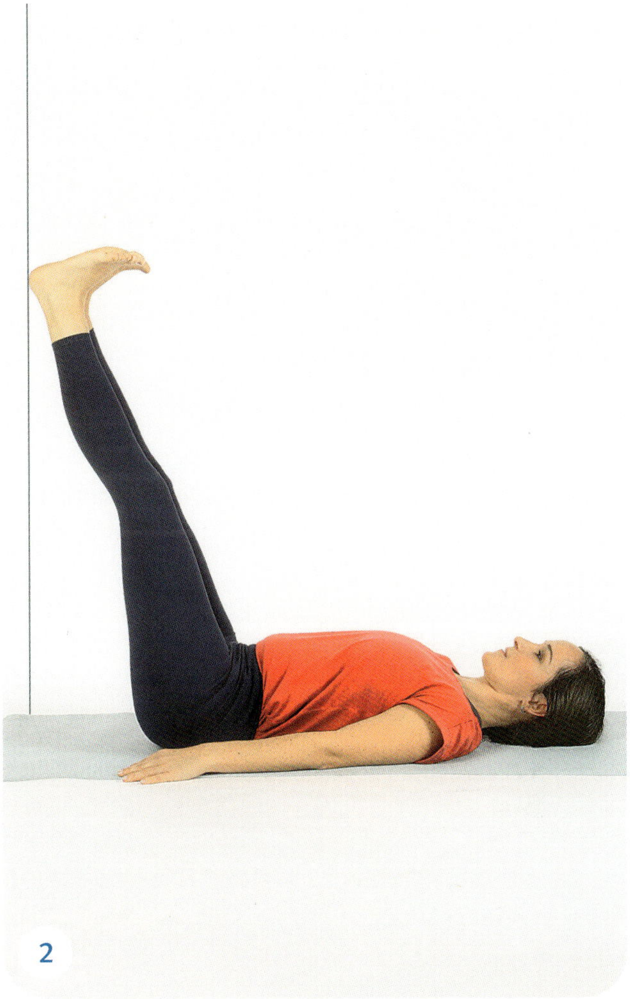

2

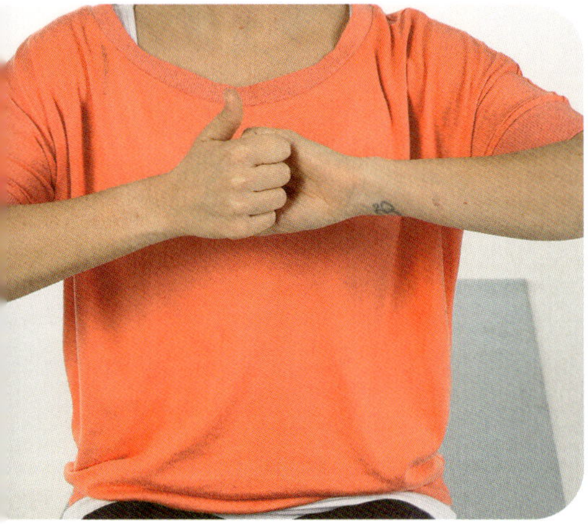

Ganesha Mudra – der Elefantengott

Im hinduistischen Glauben ist Ganesha die Gottheit, die alles überwinden kann. Die Mudra stärkt die Herzmuskulatur und öffnet die Bronchien. Die Verspannungen in den Atemhilfsmuskeln werden gelöst, der Brustraum öffnet und weitet sich. Emotional bringt sie Mut, Vertrauen, Offenheit und Zuversicht. Sie stärkt die Lebensenergie.

Außerdem wirkt sie positiv auf das Herzchakra (Seite 65). Mit Ganesha Mudra, so sagt man, kannst du deinem Herzen Gutes tun.

Ausführung

- Beginne zunächst im Sitzen. Beuge die Ellbogen auf Brusthöhe zu den Seiten und halte die linke Hand vor der Brust. Die Handinnenfläche zeigt von dir weg. Bring jetzt auch die rechte Hand vor die Brust mit der Handinnenfläche zum Herzen, sodass der rechte Daumen nach oben zeigt.
- Beuge die Finger und verhake die Hände ineinander. Atme tief ein und mit der Ausatmung ziehst du die Ellbogen auseinander, ohne dass die Hände sich lösen. Entspanne mit der Ausatmung.
- Wiederhole das für mindestens 7 Atemzüge.
- Variation: Ziehe die Arme diagonal auseinander, indem ein Ellbogen mehr nach oben und der andere nach unten zeigt.
- Abschließend lege die Hände locker in den Schoß oder auf dein Herz. Schick den Atem in deine Hände und spüre nach.

Mate-Tee zur Entgiftung

Dieser Tee ist ein absoluter Vitalbrunnen. Bekannt als das Heilmittel der Guaraní-Indianer hat er es über Paraguay und Argentinien zu uns geschafft. Auch dort wird er weiterhin zur Unterstützung bei der Behandlung sämtlicher Erkrankungen verwendet.

Mate-Tee enthält zahlreiche Vitamine und Mineralstoffe, u. a. die Vitamine A, C, E, Magnesium, Kalzium und Eisen. Er wirkt anregend und gleichzeitig positiv auf Schlafzyklen und Herz. Die anregende Wirkung zeigt sich in einer guten Verdauung und einer gesunden Magen-Darmbewegung.

Außerdem stärkt er die Abwehrkräfte und das Nervensystem. Zusätzlich wird das Blut gereinigt und der Tee wirkt stimmungsaufhellend. Seine zusätzlich harntreibende Wirkung fördert die Entgiftung des ganzen Systems.

Pranayama: Flankenatmung mit Seitneigung bei Hypertonie

Diese Atemtechnik unterstützt eine intensive Dehnung deiner Flanke bzw. deines Brustkorbs. Sie übt eine beruhigende Wirkung auf deine Nerven und auf dein Herz-Kreislaufsystem aus. Du verbesserst dadurch die Versorgung deines Herzens, die Durchblutung in diesem Raum und stabilisierst deinen Blutdruck, wenn du bewusst deine Atmung fließen lässt.

Ausführung

- Setze dich bequem und aufrecht hin. Du solltest entweder den Schneidersitz (Seite 173, Bild 1) oder Meditationssitz (Seite 27) wählen. Gerne unterlagere dein Becken mit einem Kissen oder einer zusammengefalteten Decke. Alternativ kannst du folgendes Pranayama auch auf einem Stuhl sitzend ausführen.
- Lasse für ein paar Atemzüge die Ein- und Ausatmung kommen und gehen. Nimm dabei deinen rechten und linken Flankenbereich wahr. Bei der Einatmung weitet sich dieser. Bei der Ausatmung geht er wieder zurück in seine Ausgangsposition. Entspanne dabei deinen Nacken.
- Setze nun deine rechte Hand seitlich neben deiner Hüfte auf, die linke Hand streckt sich nach oben in Richtung Himmel, blicke nach unten zu deiner Hand. Atme tief ein und spüre, wie sich deine linke Flanke weitet. Die Rippen öffnen sich und deine linke Hand zieht ein Stück weiter nach oben. Mit der Ausatmung senkt sie sich wieder. Deine linke Schulter bleibt dabei entspannt. Bleibe 5–10 Atemzüge bei diesem Ablauf.
- Ziehe mit deiner nächsten Ausatmung die linke Hand weit nach rechts. Achte währenddessen darauf, dass deine Schulter nicht in Richtung linkes Ohr wandert, sondern dein Oberarmkopf im Gelenk zentriert ist und dein linkes Schulterblatt nach hinten unten zieht. In der Einatemphase nimmst du die Weite deiner linken Flanke wahr. Jede Ausatmung schenkt dir noch ein wenig mehr Zug des Armes nach rechts. Führe die Öffnung und Dehnung deiner linken Flanke noch für 10 weitere Atemzüge durch. Komme im Anschluss wieder behutsam in deinen mittigen, aufrechten Sitz zurück.
- Spüre nach und nimm den Unterschied zwischen rechter und linker Seite wahr.
- Setze jetzt deine linke Hand seitlich neben deiner linken Hüfte auf. Ziehe deine rechte Hand nach oben Richtung Himmel und spüre beim Einatmen, wie sich deine rechte Flanke weitet. Deine Rippen öffnen sich auf deiner rechten Seite und dein rechter Nackenbereich ist weit weg von deinem Ohr nach unten gezogen. Dein Blick ist zur linken Hand gerichtet.
- Mit deiner nächsten Ausatmung zieht deine rechte Hand weit nach links und dehnt deine linke Flanke. Tauche für die kommenden 10 Atemzüge immer weiter in diese Dehnung ein. Nimm die Weite der linken Flanke bewusst wahr und sinke mit jedem Atemzug ein Stück mehr in deine Flankenatmung hinein.
- Komme dann behutsam wieder in deine Mitte zurück und spüre beide Flanken, wie sie sich weit und geöffnet anfühlen.
- Schließe deine Augen und verweile hier noch für 1 Minute in deiner passiven Atmung.

Der leuchtende Schädel bei Hypotonie

» Kapalabhati; Kapala = Schale oder Schädel; bhati = Licht oder Leuchten

Wer einmal diese Atemübung praktiziert hat, versteht die etwas unübliche Namensgebung des Pranayamas. Beim Üben erfährt man eine Moment Stille und Klarheit, der einem den Kopf zum Leuchten bringt. Kapalabhati reinigt Körper und Geist. Sie wirkt aktivierend und schenkt Energie, weil die Sauerstoffzufuhr zum Gehirn angekurbelt wird. Die Bauchorgane werden massiert und die Durchblutung verbessert.

Durch das erhöhte Abatmen von CO_2 wird das Atemsystem gereinigt – durch den erhöhten Sauerstoffgehalt im Blut kann sich deshalb auch ein leichtes Schwindelgefühl einstellen. Dieses geht schnell wieder vorbei. Atme ruhig und gleichmäßig weiter. Praktiziere die Übung das nächste Mal noch achtsamer.

Bei Kapalabhati wird die Ausatmung betont. Diese ist kraftvoll und aktiv, während die Einatmung passiv und reflexartig bleibt. Die Ausatmung geschieht bei dieser Übung durch mehrfaches kraftvolles Einziehen der Bauchdecke nach innen. Lege die Hände auf den Bauch, um die Ausatemstöße zu spüren. (1)

Ausführung

- Komm in einen bequemen Sitz und richte deine Wirbelsäule auf.
- Halte die Hand vor die Nase und beginne ausatmend zu schnauben, wie ein wildes Pferd. Spüre die Atemstöße an deiner Handinnenfläche
- Atme schnaubend aus und lass das Einatmen ganz intuitiv geschehen.
- Mit den Ausatmenstößen ziehst du den Bauchnabel schnell und kraftvoll nach innen. Dann wieder locker lassen mit den kurzen Einatemzyklen.
- Beginne mit 12 Ausatemstößen und erhöhe dann gerne auf bis zu 60.
- Praktiziere nur so viele Atemstöße, wie es sich für dich gut anfühlt.
- Dann atme noch einmal entspannt ein und aus. Zur halben Atemfülle ein und genieße die dann ganz natürlich entstehende Atempause.
- Atme beim nächsten Atemimpuls wieder ein und aus.

Vorsicht Nach Operationen im Bauch- oder Brustraum, bei Bronchitis, Lungenemphysem, Rissen im Zwerchfell, einer Neigung zum Hyperventilieren, Entzündungen im Bauchraum oder während der Schwangerschaft solltest du dich mit deinem Arzt absprechen, ob und wie intensiv du Kapalabhati üben darfst.

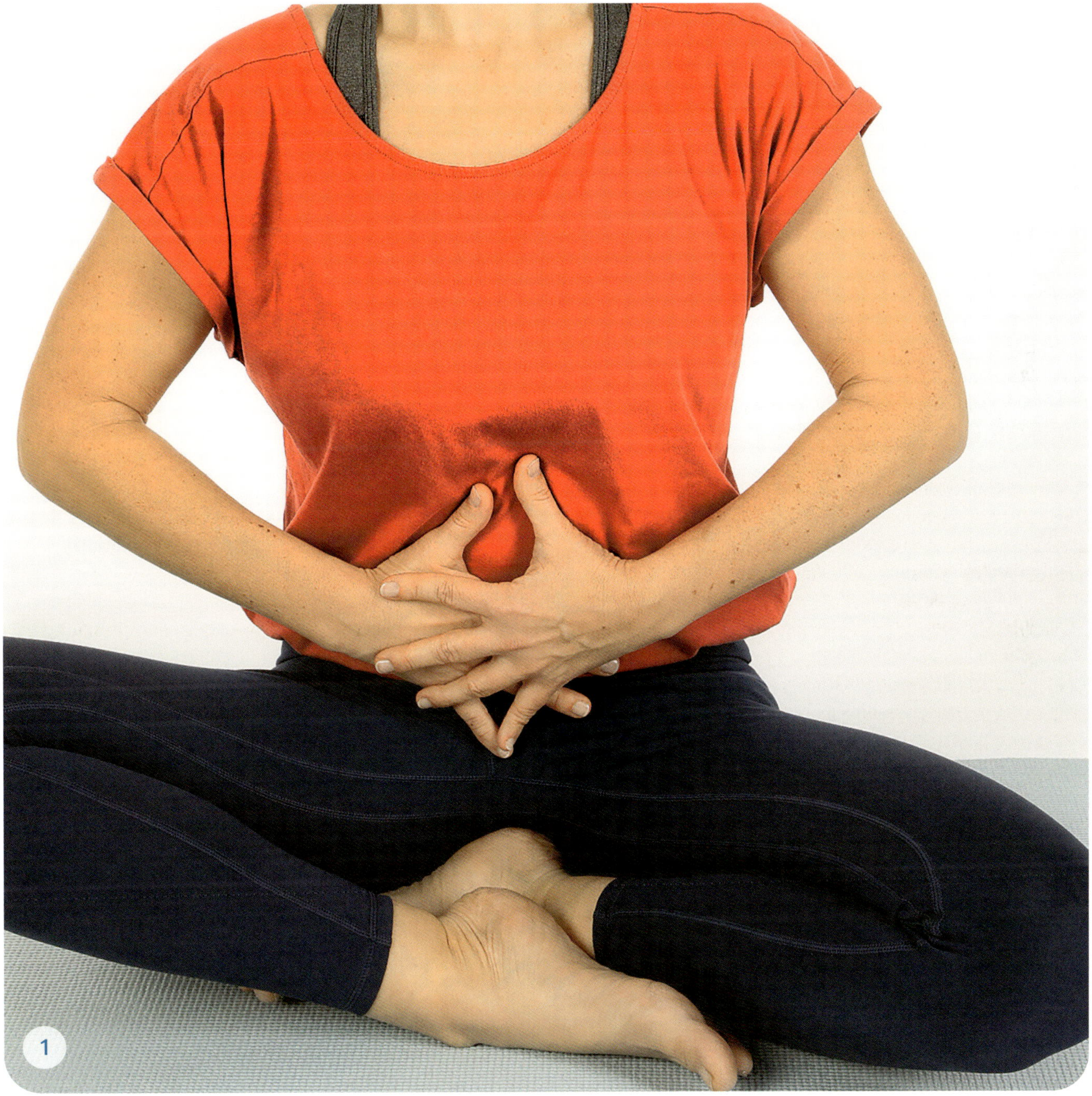
1

Herabschauender Hund mit Beinheben

» Adho Mukha Svanasana; Adho = abwärts, nach unten; Mukha= Gesicht; Shvana = Hund; Asana = Haltung

Diese Übung dehnt den Rücken und die Oberschenkelrückseite. Durch das Dehnen von Nacken und Schultern werden Verspannungen gelöst. Der herabschauende Hund wirkt beruhigend und baut Stress ab. Durch das angehobene Bein wird das Gleichgewicht geschult, sowie die Hüfte geöffnet und gedehnt. Die Arme werden gestärkt. Durch die zusätzlich eingesetzte Venenpumpe werden die Durchblutung und der Lymphfluss angeregt.

- Beginne im Vierfußstand. Die Knie sind unterhalb der Hüfte und die Hände aufgespannt unterhalb der Schulter. Der Mittelfinger zeigt gerade nach vorne. Setze die Hände eine Handlänge nach vorne und stell die Zehen auf.

- Mit der Ausatmung hebst du die Knie vom Boden an. Lass sie zunächst gebeugt. Öffne die Schultern und bringe die Ohren zwischen die Oberarme. Der Kopf ist frei und hat zwischen den Armen viel Platz. Der Blick geht nach hinten und die Halswirbelsäule ist lang.

- Beginne mit der Ausatmung, das Steißbein Richtung Decke zu ziehen, langsam die Beine zu strecken und die Fersen Richtung Boden sinken zu lassen.

- Aktiviere die Hand, sodass die Handgelenke entlastet werden. Schiebe alle 10 Finger, Finger- und Daumenballen in die Matte. Der Handteller hebt sich in der Mitte. Die Ellbogen zeigen nach außen. Zieh die Schulterblätter eng an den Rücken.

- Beginne jetzt ein Bein zu heben. Die Hüfte darf sich dabei öffnen. Halte die Schultern in einer Linie. ❶

- Kombiniere diese Übung gerne mit der Beinvenenpumpe ❷ – siehe Variation gestützter Schulterstand (Seite 164): Dafür streckst und beugst du die Füße rhythmisch im Wechsel. Das regt die Durchblutung und den Abtransport der Lymphe an. Wiederhole dies einige Male. Stelle den Fuß dann zurück auf die Matte und spüre nach.

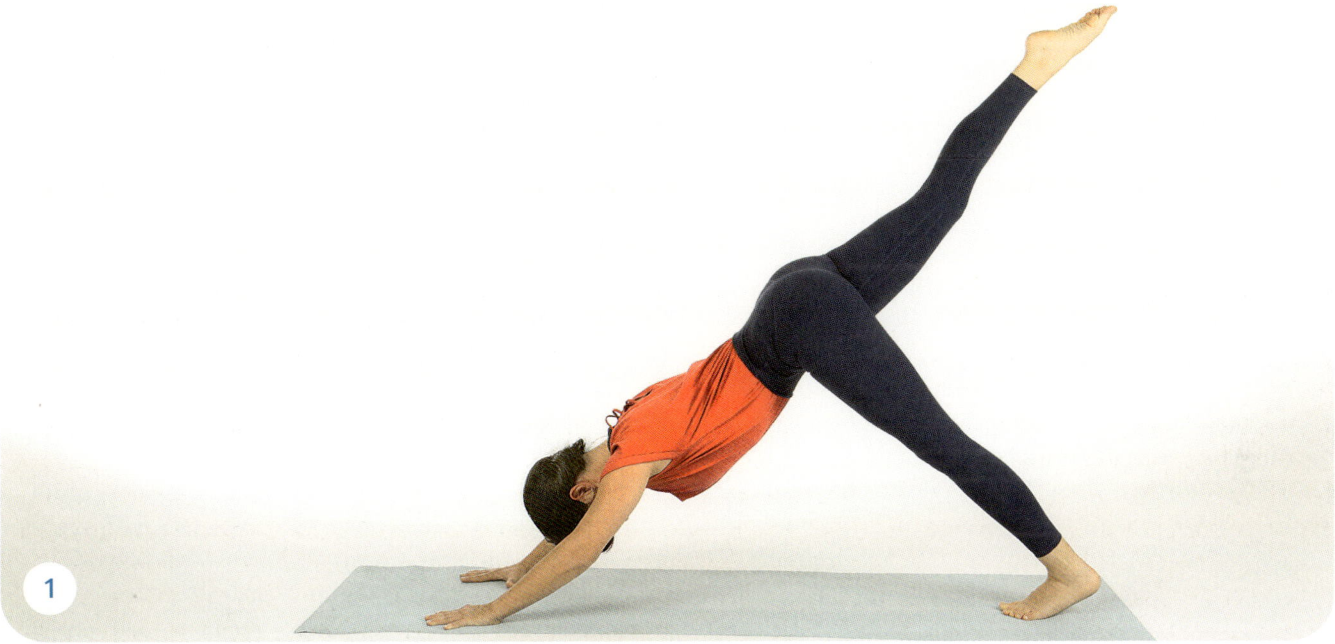

1

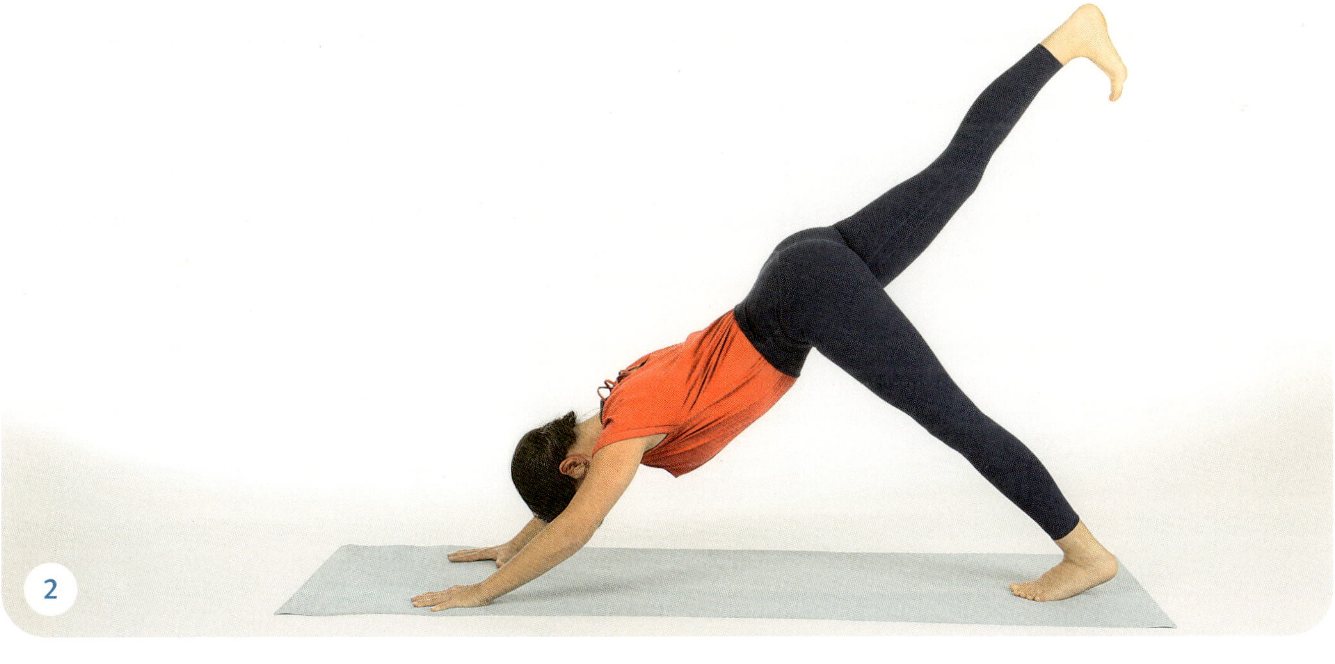

2

Vorwärtsbeuge im Sitzen

» Pashchimottanasana; Pashchima = Körperrückseite; Ut = intensiv; Tana = ausstrecken; Asana = Haltung

Diese Übung wirkt beruhigend. Sie regt die Verdauung an, stimuliert Leber, Nieren und Geschlechtsorgane. Gleichzeitig werden die Hüftgelenke mobilisiert und die Beinrückseiten sowie der Rücken gedehnt. Auch Depressionen und Stress können gelindert werden. Durch das Streichen wird das Lymphgefäßsystem wieder zur Aufnahme und zum Transport der Gewebeflüssigkeit angeregt. Auch hier gilt, dass du niemals Schmerzen verspüren solltest, da dann die empfindlichen Lymphbahnen zu großem Druck ausgesetzt werden.

- Komme in einen aufrechten Sitz. Falls das nicht möglich ist, lege eine gefaltete Decke unter dein Gesäß, um dich leichter aufzurichten. Zieh die Zehenspitzen zu dir her und schiebe die Fersen aktiv in den Boden. Setze die Hände neben deinem Becken möglichst flach auf. Lass dabei die Fingerspitzen nach vorne zeigen. Schiebe die Hände in den Boden und richte die Wirbelsäule auf. Auch der Kopf strebt stolz nach oben. Ziehe das Kinn leicht zurück, sodass der Kopf auf den Schultern thront. Hebe das Brustbein an.

- Hebe die Arme mit der Einatmung nach vorne an und mit der Ausatmung beugst du dich aus dem Hüftgelenk heraus nach vorn. Achte darauf, dass der Rücken dabei lang bleibt. Deine Hände lässt du auf die Oberschenkel, Schienbeine oder Füße sinken. Alles ist gut und richtig.

- Mit der Einatmung hebst du deinen Oberkörper etwas, mit der Ausatmung lässt du dich weiter sinken.

- Streiche nun sanft an der Beinaußenseite nach unten ❶ und an der Beininnenseite nach oben. ❷

- Wenn sich das gut anfühlt, beginne nun eine sanfte Streichmassage am Bein. Mit leichtem Druck, der immer in die gleiche Richtung ausgeübt wird. Zunächst wird das Bein vom Knöchel her aufwärts mit ausstreichenden Bewegungen massiert. Danach werden auf dem Oberschenkel kreisende Bewegungen vom Knie aufwärts Richtung Leiste ausgeführt.

- Eine weitere Massagetechnik sind die stehenden Kreise. Nutze sie, um den Lymphfluss in der Leiste zu unterstützen.

Hinweis: Der Begriff »stehende Kreise« meint dabei, dass du nicht Kreise über die Haut rutschend ausführst, sondern deine Hände auflegst, etwas Druck ins Gewebe (nach unten) gibst und das gesamte Gewebe unter deinen Händen oder Fingern kreist.

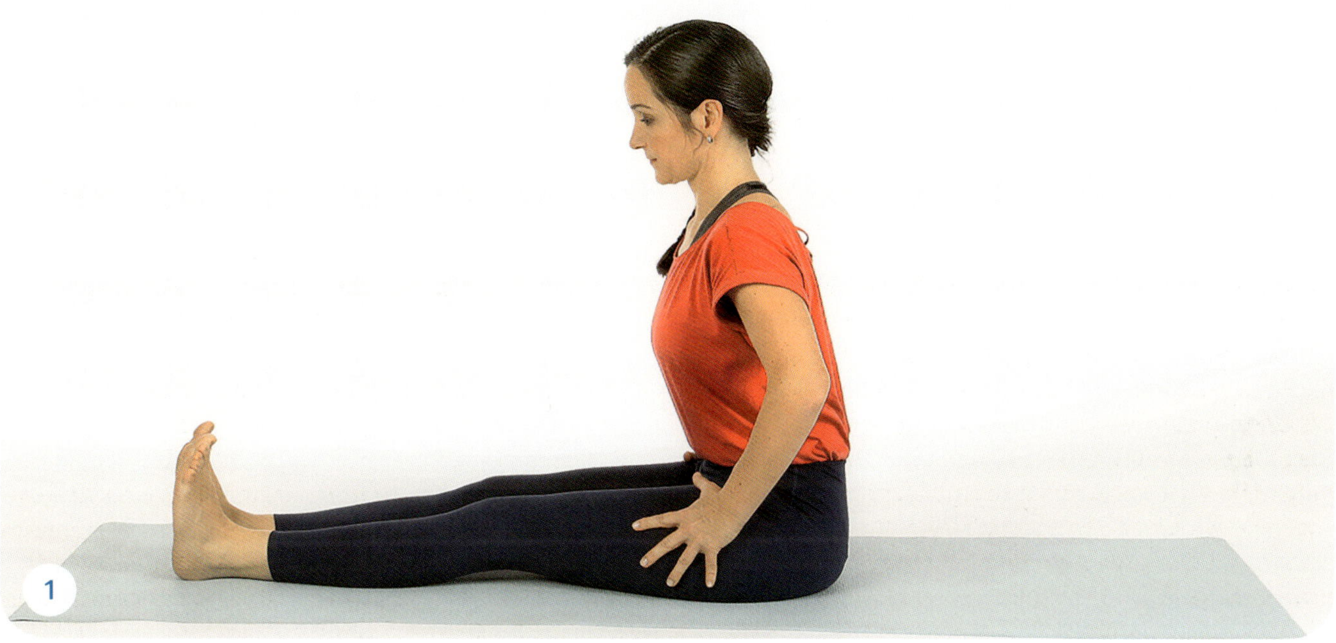
1

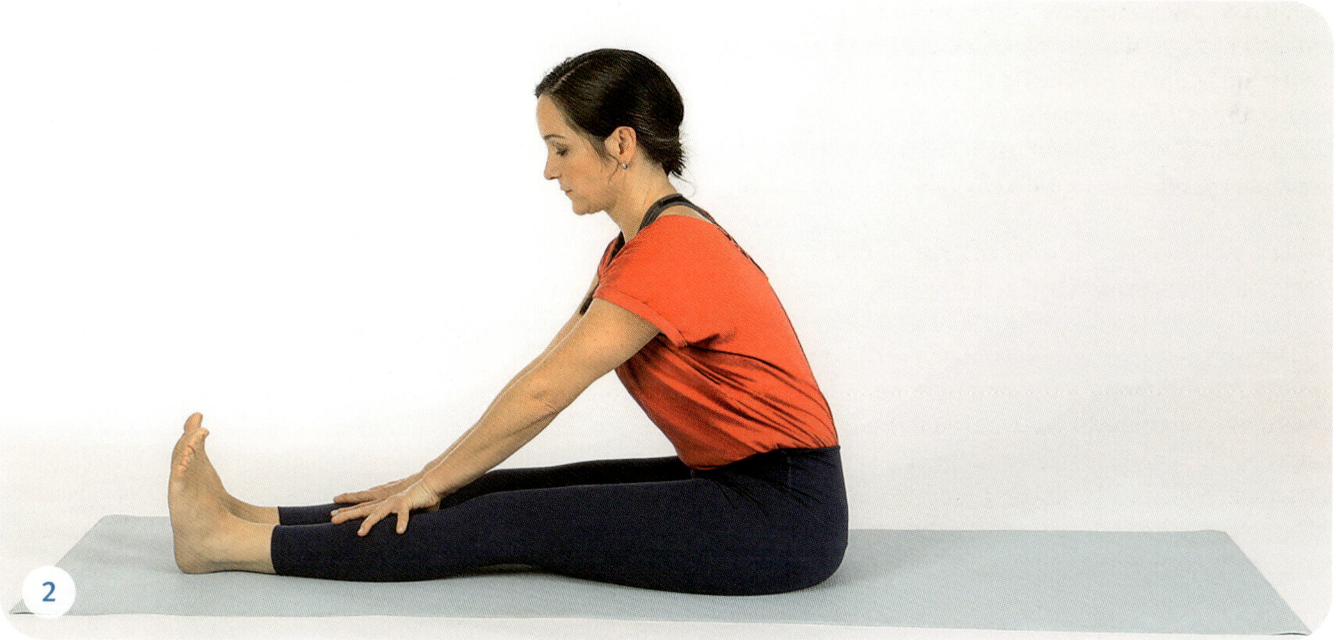
2

Sitzende Winkelhaltung mit Seitneigung

» Upavishta Konasana; Upavishta = sitzend; Kona = Winkel; Asana = Haltung

Diese Übung stimuliert die Organe, kräftigt den Rücken und wirkt beruhigend. Sie entspannt die Leisten und dehnt Beinrück- und -innenseiten. Durch das Streichen wird das Lymphgefäßsystem wieder zur Aufnahme und zum Transport der Gewebeflüssigkeit angeregt. Die Übung und das Streichen wirken zusätzlich auf den Gallenblasenmeridian. Dieser regelt unter anderem die Entgiftung im Körper.

- Komme in einen bequemen langbeinigen Sitz. Bringe dann die Beine in eine möglichst breite Grätsche. Wenn es dir leichter fällt, nutze eine Decke unter dem Gesäß. Löst sich dadurch die Kniekehle vom Boden, polstere auch die Kniekehlen aus, damit deine Kniegelenke nicht überstrecken.

- Drehe die Oberschenkel auswärts, sodass die Kniescheiben gerade nach oben zeigen. Verankere die Sitzknochen am Boden und halte die Kniescheiben in ihrer Ausrichtung.

- Mit der Einatmung hebst du die Arme nach oben an. Ausatmend setzt du die rechte Hand neben der Hüfte ab und ziehst den linken Arm über den Kopf. Lass die linke Schulter weg vom Ohr entspannt nach hinten und unten sinken. Ist die Armposition unangenehm, lege den linken Handrücken an der Lendenwirbelsäule vorbei ab. (1)

- Atme tief in deine linke Flanke ein. Ausatmend entspannt sich die Schulter weiter.

- Spüre die Dehnung der Zwischenrippenmuskulatur, den Atem und den Raum. Vielleicht kann dir diese Position auch dabei helfen, deine Wahrnehmung zu verändern und einen neuen Blickwinkel auf bestimmte Dinge und Situationen zu entdecken.

- Dann hebe den linken Arm wieder an und beginne, mit dem linken Arm den rechten auszustreichen. Fühlt sich das gut an, lass die Bewegung gerne intensiver werden und beginne mit einer sanften Druckmassage von der Hand aus in Richtung Schulter, also von der Peripherie in Richtung Körpermitte. Lass die Bewegung gerne bis zu den Achselhöhlen gehen. (2)

- Auch hier gilt, dass du niemals Schmerzen verspüren solltest, da dann die empfindlichen Lymphbahnen zu großem Druck ausgesetzt werden.

- Im aufrechten Sitz bilde mit den Händen eine kraftvolle Faust und öffne diese schnell und unter Spannung zu aufgespreizten Fingern. Spanne die ganze Hand auf und schließe dann wieder zur Faust. Nach einigen Wiederholungen: nachspüren und genießen.

Tipp Eine weitere tolle Möglichkeit bietet der gestützte Schulterstand: Kombiniere diese Übung mit der sogenannten Venenpumpe. Dafür streckst und beugst du die Füße rhythmisch im Wechsel. Das regt die Durchblutung an. Wiederhole einige Male und spüre dann nach.

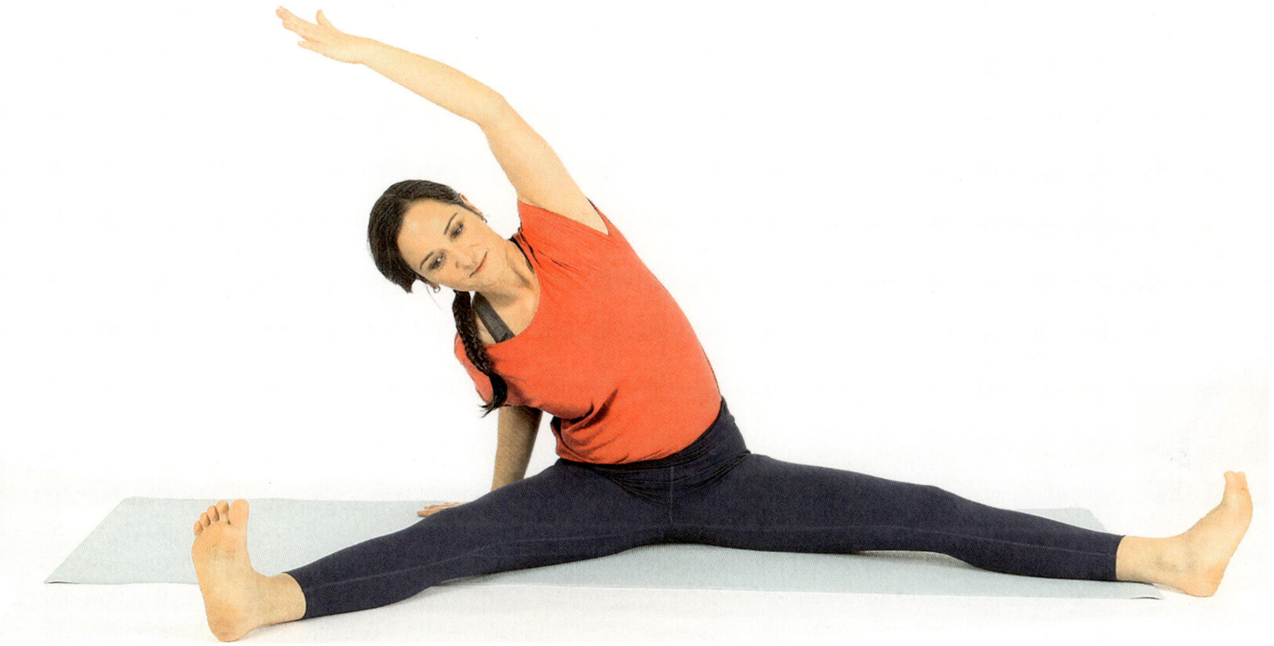

1

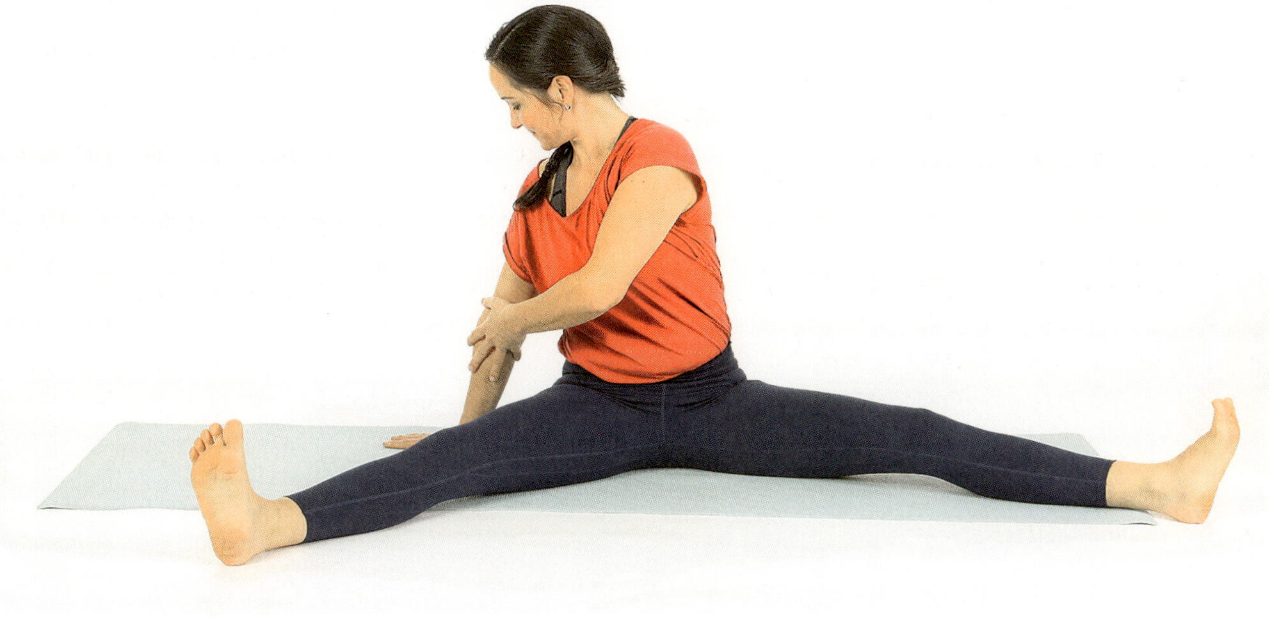

2

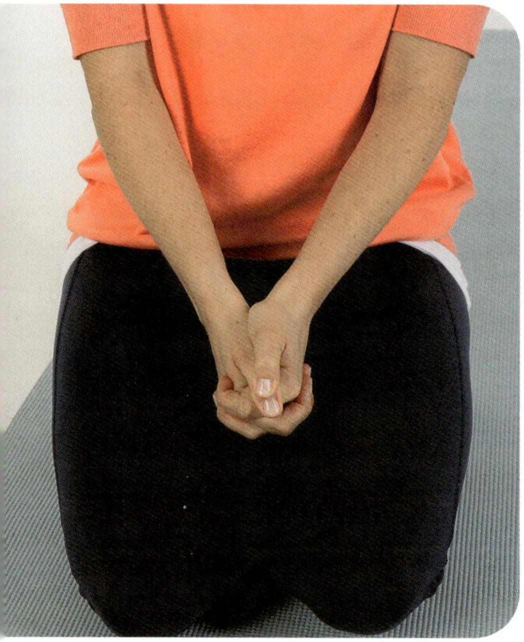

Ushas Mudra – Geste des Neuanfangs und des Ursprungs

Ushas Mudra ist die Mudra der aufgehenden Sonne. Usha ist eine Göttin der vedischen Mythologie, die Personifikation der Morgenröte und Freundin der Menschen. Sie wird mit Licht, Leben, Weisheit, Ruhm, Heil, Segen und Wohlstand assoziiert. Beginne am besten jeden Tag mit dieser Mudra. Sie aktiviert das zweite Chakra (Seite 65) sowie das Stirnchakra und bringt Frische und Klarheit.

Ausführung

- Beginne in einem bequemen Sitz, gerne auf einem Stuhl.
- Verschränke die Hände zu einer Räuberleiter und lege sie ab. Der rechte Daumen liegt über dem linken. Frauen legen den linken Daumen nach oben. Drücke mit dem oberen Daumen sanft gegen den unteren. So wird das Feuerelement gestärkt.
- Nach mindestens 5 Minuten komm zum Stehen. Streck die Arme nach oben und schenk dir ein Lächeln. Wenn du aus gesundheitlichen Gründen nicht stehen kannst, kann die Streckung auch im Sitzen durchgeführt werden. Wichtig ist, dass du dich so weit wie möglich streckst und öffnest. Lass in dir ein lautes »JA« ertönen. Wenn du möchtest, lass es raus. Alternativ verknüpfe es mit einer Affirmation wie z. B. »Ich bin pure Lebensfreude.«

Diese Mudra lässt sich wunderbar mit der Pran Mudra (Seite 216) verbinden.

Pranayama: tiefe Bauchatmung mit Venenpumpe

Es wäre sinnvoll, als Vorübung die tiefe Bauchatmung (Seite 116) zu praktizieren. Mit dieser Technik vereinst du alle positiven Faktoren, die dein Gefäßsystem unterstützen können. Deine Venenpumpe wird durch den Wechsel von Anspannung und Entspannung von Bein- und Armmuskulatur optimal aktiviert. Die tiefe Bauchatmung sorgt für eine gute Zwerchfellmobilität, die das Lymphsystem wunderbar fördert. Außerdem erfahren die Lymphorgane eine bessere Durchblutung und können somit auch effektiver ihre Arbeit vollziehen.

Ausgangsstellungen (Alternativen)

- Rückenlage mit hochgelagerten Unterschenkeln, z. B. auf einer dicken Decke.
- Rückenlage an der Wand, die Beine werden nach oben an der Wand abgelegt.
- Rückenlage: das Becken mit einem Yogakissen oder einer Decke unterlagern, Beine nach oben gehalten; am besten den Winkel, der Hüftbeugung suchen, in der deine Beine ohne Anstrengung in der Luft bleiben können (Seite 155).

Die Arme sind zu Beginn dieser Technik entspannt am Boden abgelegt. Die Hände ruhen auf deinem Bauch.

Ausführung

- Beginne mit deiner tiefen Bauchatmung: Atme 4 Sekunden ein und 4 Sekunden aus.
- Atme ein – deine Bauchdecke hebt sich. Atme aus – dein Bauch senkt sich wieder. Beim Einatmen fließt Energie in deinen Bauch. Beim Ausatmen strömt die Energie weiter in deine Beine und Füße.
- Atme ein und ziehe die Füße so weit wie möglich in die gebeugte Position. Atme aus und strecke deine Füße inklusive deiner Zehen aus. Wiederhole diesen Ablauf mindestens 10 Mal. Die Füße ruhen sich kurz aus und du kommst mit deiner ganzen Aufmerksamkeit zur Atmung zurück.
- Atme ein – die Energie fließt zum Bauch. Atme aus – die Energie fließt zu den Lymphknoten der Leiste.
- Atme ein – die Energie fließt zum Bauch. Atme aus – die Energie fließt zum Brustbein und den Schlüsselbeingruben.
- Hebe nun deine Arme und Hände Richtung Himmel.
- Atme ein – spreize und strecke alle Finger weit auf. Atme aus – und mache mit beiden Händen eine feste Faust. Für 4 Sekunden einatmen, für 4 Sekunden ausatmen. Wiederhole diesen Ablauf mindestens 10 Mal. Senke deine Arme wieder und spüre nach.
- Atme ein – die Energie fließt in den Bauch. Atme aus – die Energie fließt in deine Lymphknoten der rechten und linken Achselhöhle.

Wir empfehlen dir 1–2 weitere Durchgänge. Beginne mit der tiefen Bauchatmung. Dann gehe über zur Bewegung der Füße und Arme. Ende mit 2 Minuten Nachspüren.

Meditation zur Anregung des Lymphsystems

Bei dieser Meditation brauchst du im 1. Teil deinen vollen Körpereinsatz. Wir werden dir vor der Entspannungsphase eine Griffreihenfolge erklären, die dein Lymphgefäßsystem unterstützt und vorhandene Ödeme (Schwellungen) abbaut.

Ablauf von Lymphdrainagegriffen zur Entstauung, übergehend in die Meditation

1.Teil

Lass bei allen folgenden Übungen die Atmung harmonisch weiterfließen und halte niemals deinen Atem an.

- Setze dich aufrecht hin und kreise deine Schultern in großen Bewegungen von vorn nach hinten.
- Neige deinen Kopf zur rechten Seite und halte ihn für einen tiefen Atemzug in dieser Position, dann zur linken Seite. Jede Seite 2 Mal wiederholen.
- Drehe den Kopf nach rechts, bleibe für einen Atemzug. Dann komm über die Mitte in die Drehung nach links. Wiederhole 2 Mal jede Seite.
- Lass das Kinn Richtung Brustbein sinken und hebe nach einem Atemzug behutsam den Blick nach oben (so weit, wie es für deine Halswirbelsäule angenehm ist). Führe diesen Wechsel 5 Mal durch.
- Lege deine linken Fingerspitzen in die rechte Schlüsselbeingrube und führe mit einem angenehmen Druck 5 kreisende Bewegungen auf einer Stelle durch (Schub zum inneren Rand des Schlüsselbeines hin). Danach ist die linke Seite an der Reihe.
- Übe für 20 Sekunden mit deinen Fingerspitzen sanfte Klopfungen entlang des Brustbeins aus.
- Lege dich auf den Rücken, stelle die Beine auf und lagere den Kopf so, dass du ganz bequem liegst und bei den folgenden Abläufen nicht deinen Kopf anheben musst.
  - Beginne mit 8 tiefen Atemzügen in den Bauch.
  - Lege beide Hände auf den rechten Unterbauch: Führe 5 stehende Kreise (Seite 162) mit sanftem Druck zum Bauchnabel hin durch.
  - Nun folgen 5 stehende Kreise die Hände unter dem rechten Rippenbogen liegend und
  - 5 stehende Kreise die Hände unter dem linken Rippenbogen liegend.
  - Abschließend führe 5 Kreise, die Hände auf dem linken Unterbauch liegend, durch.
  - Beende den Ablauf mit 8 tiefen Bauchatemzügen.
- Öffne die Lymphknoten der Leiste, indem du beide Hände in die rechte Leiste legst und 5 Mal flächigen Druck mit deinen Fingerspitzen nach innen oben ausführst. Im Anschluss massiere die linke Leiste 5 Mal.

- Ziehe dich an einem Knie zum Sitzen hoch. Fahre 3 Mal mit beiden Händen in einer sanften, streichelnden Bewegung die Außenseite des rechten Beines nach unten zum Fuß entlang und innen wieder nach oben bis zu deiner Leiste. Anschließend übe diesen Ablauf 3 Mal am linken Bein aus.

Wenn du einen Lymphstau in den Armen bzw. in einem Arm hast:

- Führe mit deiner linken Hand 5 Kreise in der rechten Achselhöhle durch, mit der Druckrichtung zum Brustbein hin. Im Anschluss kreist die rechte Hand 5 Mal in der linken Achselhöhle.
- Hebe nun deinen rechten Arm nach oben. Streiche mit der linken Hand vom äußeren Oberarm zu den Fingerspitzen, weiter über die Handinnenfläche zur Achselhöhle. Wiederhole dies 3 Mal. Dann führe dasselbe 3 Mal am linken Arm durch.

2.Teil

Lymphmeditation in Rückenlage

- Schließe ruhevoll deine Augen und achte darauf, dass jeder Körperteil für sich gelöst auf der Unterlage liegt. Falls du in den Beinen einen Lymphstau hast, wäre es sinnvoll, deine Unterschenkel auf einer oder mehreren Decken zu lagern, um den Lymphabfluss zu fördern.
- Gehe mit deiner Aufmerksamkeit zur Atmung. Atme tief in den Bauch ein. Spüre, wie sich deine Bauchdecke hebt. Atme vollständig aus. Gib deine Körperschwere an den Boden ab und nimm wahr, wie sich deine Bauchdecke senkt. Atme mit einem klaren Bewusstsein für 3 weitere Atemzüge.
- Nimm deine Berührungspunkte mit der Erde und deiner Unterlage wahr. Lass jeden einzelnen Punkt nach unten in den Boden schmelzen. Gib alles nach unten ab.
- Werde dir deines Lymphsystems bewusst. Gehe in Gedanken zu deinen Lymphbahnen, die deinen ganzen Körper durchlaufen, zu deinen Lymphknoten, die alle Belastungen aus deinem Körper filtern, und schließlich zu deinen Lymphorganen – der Milz, den Mandeln, dem Thymus, dem Darm und den Nieren. Werde dir deines einzigartigen Lymphsystems bewusst.
- Mit jedem Atemzug lässt du deine Lymphe fließen. Du unterstützt deinen Körper gedanklich, Schwellungen abzubauen und das gesamte Immunsystem zu stärken.
- Gehe noch einmal alle wichtigen Lymphknotenpunkte durch: Schlüsselbeingrube rechts, Schlüsselbeingrube links, Brustbeinränder rechts und links, Achselhöhle rechts, Achselhöhle links, Ductus im Bauchraum, rechte Leiste, linke Leiste. Lass deine Energie entlang dieser Punkte fließen.
- Atme ein – deine Lymphe fließt. Atme aus – deine Lymphknoten und Organe filtern alles Negative heraus.
- Atme ein – alle Energie in dir lässt die Lymphe fließen. Atme aus – du bist völlig entspannt. Du weißt, alles fließt.
- Entspanne deine Gesichtszüge. Entspanne deinen Körper. Entspanne deinen Geist. Nimm dir 2 Minuten Zeit, dein Lymphgefäßsystem arbeiten zu lassen.
- Gehe gedanklich zu den Körperbereichen, die manchmal oder dauerhaft gestaut sind. Stelle dir vor, du schiebst diesen Stau zu deinen nächstliegenden Lymphknoten und lässt dadurch die Last abtransportieren.
- Schiebe nach und nach alle Schwellung, alle Spannung zur Körpermitte hin. Zu deinen Lymphorganen. Erfahre eine spürbare Erleichterung.
- Nimm dir für diesen Ablauf die Zeit, die für dich nötig ist. Je größer dein Ödem ist, umso mehr Zeit brauchst du wahrscheinlich.
- Dann beginne langsam, deine Füße und Hände zu bewegen, dich zu recken und zu strecken, komme über die Seite zum Sitzen. Öffne gerne blinzelnd deine Augen. Kreise noch einige Male deine Schultern und fühle dich voller Energie.[11]

---

* Die eingesprochene Version dieser Meditation ist online verfügbar, siehe Seite 228.

Kopfschmerzen

Yoga kann sehr gut bei Kopfschmerzen eingesetzt werden. Es vereint körperliche und mentale Übungen, fördert die Selbstreflexion und die Wahrnehmung von positiven und negativen Faktoren im eigenen Leben.

Über zeitweises Kopfweh klagen 70 Prozent der Deutschen. Nach Rückenschmerzen zählt der Kopfschmerz zu den häufigsten Leiden unserer Bevölkerung. Es gibt ca. 180 verschiedene Arten von Kopfschmerz, die 4 bekanntesten und häufigsten sind:

- Spannungskopfschmerzen: sind drückend oder ziehend, leicht bis mittelstark, haben keine Übelkeit als Begleiterscheinung, Dauer von 30 Minuten bis hin zu einigen Tagen.
- Cluster-Kopfschmerzen: brennend, stechend, bohrend, sehr starke, meist einseitige Schmerzen, die in Episoden auftreten und 15 Minuten bis 3 Stunden andauern können, mögliche Begleiterscheinungen: verstopfte Nase, Augenrötung, Schwitzen auf der Stirn.
- Migräne: mittelstarke bis starke, halbseitige Schmerzen, oft verbunden mit Übelkeit, begleitend meist Licht- und Geräuschempfindlichkeit, Attacke kann von 4 Stunden bis zu 3 Tagen anhalten. Sekundärer Kopfschmerz ist die Bezeichnung dafür, dass der Kopfschmerz ein Begleitsymptom einer zugrunde liegenden Grunderkrankung ist.

Ursachen von Kopfschmerzen

Es gibt einige Dinge, die Kopfschmerzpatienten unbedingt überprüfen sollten:

- Nehme ich genügend Flüssigkeit zu mir (vorzugsweise Wasser und Tee)?
- Habe ich täglich ausreichend Schlaf?
- Ernähre ich mich ausgewogen bzw. gibt es Nahrungsmittel, nach deren Konsum eventuell mein typischer Schmerz ausgelöst oder verstärkt wird?
- Wie hoch ist mein Stresspegel? Kann ich nach meinem beruflichen Alltag abschalten?

Ursache von vielen Kopfschmerzen sind verspannte Muskeln im Schulter-Nacken-Bereich in Verbindung mit zu schwachen (insuffizienten) stabilisierenden Muskelanteilen der Brust- und Halswirbelsäule. Um diese teils unerträglichen Schmerzen dauerhaft loszuwerden, gilt es, frühzeitig zu erkennen, wann die eigene Belastbarkeit überschritten ist und zu einer erhöhten Spannung im Schulter-Nacken-Bereich führt.

Erst wenn dieser Schritt gut gelingt, kannst du bewusst daran arbeiten, angespannte Muskulatur und stressfördernde Gedanken loszulassen. Im Yoga können beide Themen hervorragend erarbeitet werden.

Gerade bei Kopfschmerzpatienten geht es um die eigene Stressreduktion und um den Spannungsabbau im Körper und in den Gedanken. Zahlreiche Asanas, Atemübungen und Techniken der Meditation sorgen für genau die genannten Wirkungen. Beim Yoga lernst du Achtsamkeit zu entwickeln und Ängste oder Anspannung zu reduzieren.

Migräne

Definiert wird Migräne mit wiederkehrenden starken Kopfschmerzattacken. Diese werden oft begleitet von weiteren Symptomen wie Übelkeit, Erbrechen, Überempfindlichkeit gegen Licht und Gerüche. Da Migräne häufig unterschätzt wird, wollen wir auf diese Form des Kopfschmerzes genauer eingehen. So gibt es verschiedene Arten von Migräne:

- Migräne mit und ohne Aura: Aura steht hier für Begleiterscheinungen wie visuelle Störungen, Sprachprobleme und eingeschränkte Motorik. Eine sehr ungewöhnliche Form ist die hemiplegische Migräne, bei der die Aura ohne Kopfschmerz auftritt.
- vestibuläre Migräne: Sie zeichnet sich durch auftretenden Schwindel aus.
- Augenmigräne: Die Sehstörungen ähneln den Sehstörungen bei Migräne mit Aura. Allerdings bleibt der Kopfschmerz aus.
- Basilarismigräne: Bei dieser eher seltenen Form der Migräne können Kopfschmerzen auftreten. Die Symptome sind aber hauptsächlich Taubheitsgefühle, Hörprobleme, Schwindel und Sprachstörungen.

Ein Migräneanfall dauert in der Regel 4–72 Stunden an. Bei der Häufigkeit der Kopfschmerzphasen kann unterschieden werden in:

- episodisch: < 15 Tage pro Monat
- chronisch: > 15 Tage pro Monat

Nicht jeder Kopfschmerz ist eine Migräne. Und so gehen auch die Betroffenen oft von Stress oder Überlastung aus, wenn die ersten Symptome auftreten. Die Einschränkung im Alltag ist den Betroffenen nur zu gut bekannt. Gut gemeinte Ratschläge von außen sind oft fehl am Platz oder werden missinterpretiert. Meist ohne Vorwarnung treten starke Schmerzen auf und erzwingen eine Zwangspause vom Alltag. Hierunter leidet nicht nur die Arbeitsfähigkeit, sondern auch Freunde, Familie und Hobbys. Je häufiger und länger die Schmerzen dauern, desto größer sind diese Einschränkungen. Oft wird diese Erkrankung auch von Angst begleitet. Angst, den Alltag nicht mehr bewältigen zu können, Angst vor neuen Schmerzattacken. Deshalb ist es umso wichtiger, neben der medizinischen Betreuung durch den Arzt und der richtigen Medikation, auch seinen eigenen Weg zu finden, mit der Erkrankung umzugehen. Die folgenden Übungen sollen helfen, mit den Schmerzen besser umgehen zu können, diesen vorzubeugen und sie im besten Fall zu bewältigen.

Schneidersitz mit Jalandhara Bandha und Räuberleiter

» Sukhasana; Sukha = einfach, angenehm, bequem; Asana = Haltung

Diese Übung wirkt beruhigend und energetisierend, befreit vom Alltagsstress und mobilisiert die Hüften. Sie dehnt den Brustkorb, Beine und Knie. Außerdem wird der Rücken gekräftigt, während sich der Beckenboden entspannt. Das Bandha richtet die Halswirbelsäule zusätzlich auf. Der Atem wird freier und energetisch hält es das Prana im Körper.

- Komme zum Sitzen. Wenn nötig, leg dir eine oder mehrere Decken oder auch einen Yogablock unter dein Gesäß. Beuge die Beine und ziehe die Ferse unter den gegenüberliegenden Oberschenkel. Lass die Knie nach außen sinken. Drehe mithilfe der Hände die Oberschenkel noch etwas weiter nach außen. Lege dann die Hände entspannt in den Schoß.

- Lass die Fußaußenkanten bequem am Boden ruhen. Entspanne die Füße. Die Fersen haben einen bequemen Abstand zur Sitzfläche. Wähle deine Sitzhilfe so, dass das Becken höher ist als die Knie. Bei Schmerzen im Knie unterstütze auch diese mit Kissen oder Decken.

- Richte das Becken gerade aus. Beginne dann, das Becken aufzurichten. Schließe dafür die Augen und beginne, über die Sitzbeinhöcker zu rollen, vor und zurück. Spüre dabei bewusst in dein Becken und deinen unteren Rücken. Lass die Bewegung immer kleiner werden, bis das Becken vollkommen aufrecht steht.

- Jetzt verbindest du die Hände hinter dem Rücken zu einer Räuberleiter. In dieser Haltung zeigen die Handinnenflächen nach oben. Zur Intensivierung kannst du auch die Handballen zusammenführen. (1)

- Mit der Ausatmung lass das Steißbein sinken und schmiege die Schulterblätter am Rücken an. Hebe die Brust mit der Einatmung, lass die Schädeldecke Richtung Decke wachsen.

- Becken, Brustkorb und Schädel schweben möglichst mittig übereinander.

- Setze jetzt das Jalandhara Bandha (Seite 26). Es dient unter anderem der Energielenkung und sollte ganz behutsam praktiziert werden. Dafür hebt sich die Brust und das Kinn wird Richtung Kehle, also zum Hals hin, gezogen. Dabei entsteht ein kleines Doppelkinn. Der Nacken wird lang.

- Variante 1: Winkelsitz. Lege die Fußsohlen aneinander. Die Hüfte öffnet sich und die Knie schmelzen Richtung Boden. (2)

- Variante 2: Meditationssitz (Seite 27). Lege die Unterschenkel voreinander auf der Unterlage ab. So können die Knie entspannt nach unten sinken. Das erlaubt der Hüfte, sich weiter zu öffnen.

Tipp In dieser Asana mit/ohne Jalandhara Bhanda können alle Pranayama-Übungen praktiziert werden. Dabei sollten die Hände entspannt auf den Knien liegen oder eine passende Mudra halten.

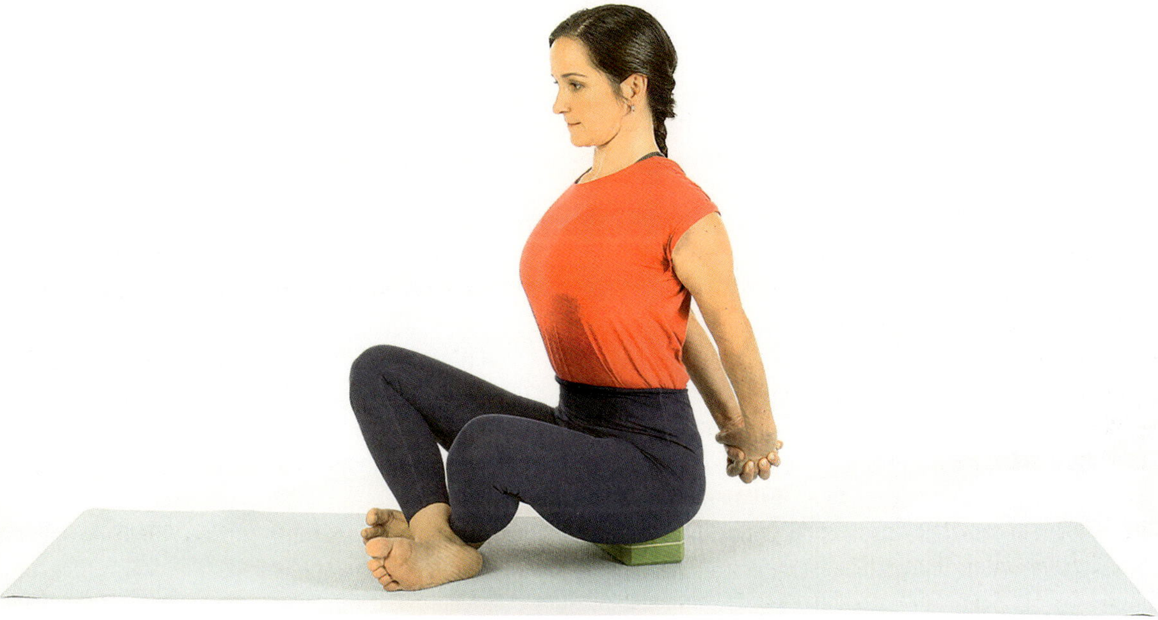

1

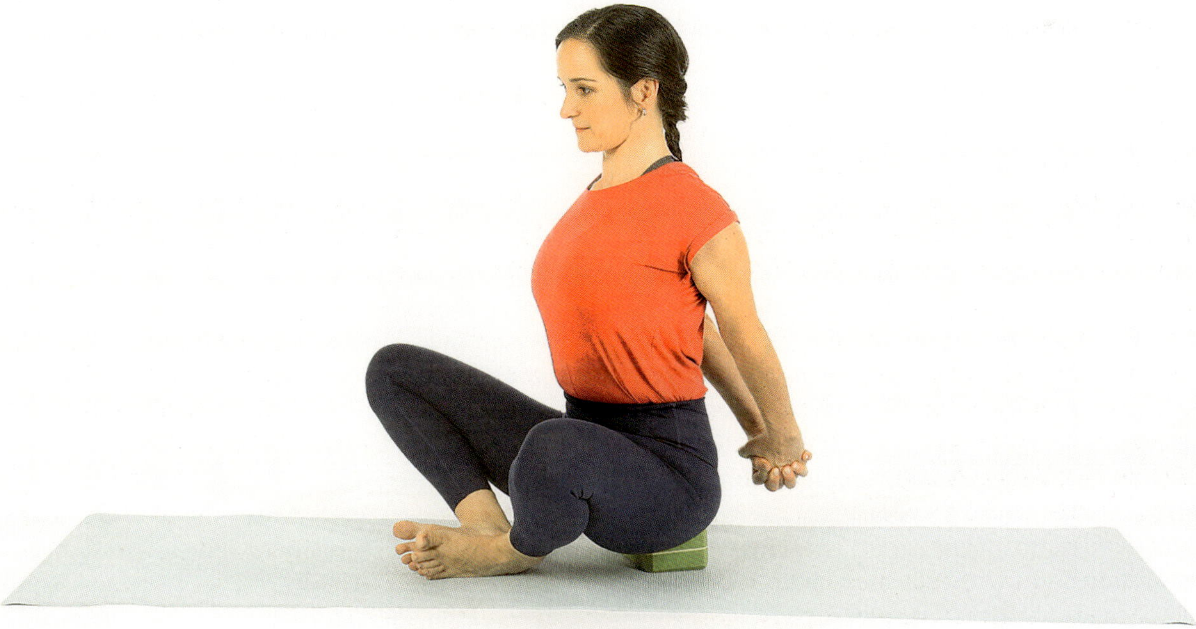

2

Fersensitz mit Räuberleiter

» Vajrasana; Vajra = Diamant, das Feste; Asana = Haltung

Hier stellen wir eine Übung mit einer Variation vor. Diese Übungen strecken die Wirbelsäule und richten sie gerade auf. Sie mobilisieren Knie-, Hüft- und Fußgelenke. Die Oberschenkelvorderseiten werden gedehnt und müde Beine erfrischt. Durch das fasziale Kopfkreisen werden zusätzlich Verspannungen gelöst, Verklebungen gelockert und mehr Achtsamkeit für den eigenen Körper und die Aufrichtung geschaffen. Die Übungen eignen sich auch, um kurz abzuschalten, sich zu sammeln, sich zu konzentrieren oder zu meditieren.

- Beginne im Kniestand. Hier kannst du eine gefaltete Decke unter die Knie oder in die Kniekehlen legen, um diese zu entlasten. Manchmal benötigt auch der Fußspann etwas Zuwendung und du legst die Decke unter Sprunggelenk und Fußspann ab. Stelle die Knie dicht zueinander. Die Fußrücken liegen flach am Boden und die großen Zehen ziehen zueinander. (1)

- Lehne den Oberkörper etwas nach vorne und lass dein Becken Richtung Fersen sinken. Wenn die Haltung unangenehm ist, nutze Hilfsmittel oder Variante 2.

- Bringe jetzt beide Hände hinter den Rücken und verschlinge die Finger zu einer Räuberleiter. Berühren sich nur die Hände, nutze einen Yogagurt oder ein Handtuch, um den Abstand zu überbrücken. Hebe dein Brustbein und bleibe ganz aufrecht. Die Rippenbögen bleiben geschlossen (Seite 40). Achte darauf, dass du kein Hohlkreuz formst.

- Dann lege die gefalteten Hände auf deine linke Flanke, am besten über dem linken Beckenknochen.

- Bewege das linke Ohr sanft zur linken Schulter. Halte hier für einige Atemzüge und genieße die Dehnung im Nacken. Dann beginne, den Kopf mit 1–2 cm kleinen Bewegungen auf- und abzubewegen.

- Wenn sich das gut anfühlt, beginne mit dem faszialen Kopfkreisen. Dabei senkt sich dein Kinn zuerst nach unten Richtung Brustbein und dann zur rechten Seite, sodass das rechte Ohr sich zur rechten Schulter senkt. Beschreibe diese Halbkreise mit deinem Kinn ganz langsam und bleibe dabei immer im Zug der faszialen Kette. Wiederhole dies einige Male und wechsle dann zur anderen Seite. (2)

- Löse die Übung über den Vierfußstand auf. Lockere und bewege dich hier ganz frei.

- Variante 1: mit aufgestellten Zehen. Hier beginnst du im Vierfußstand und lässt das Becken langsam Richtung Fersen sinken. Wenn das gut klappt, setz dich aufrecht und beginne die Übung, wie oben beschrieben. (3)

- Variante 2: der Heldensitz (Virasana; Vira = Mann, Held, Anführer; Asana = Haltung) (4). Öffne dafür im Fersensitz die Unterschenkel und setze dich zwischen den Fersen ab. Diese Übung verlangt Flexibilität in Knien und Hüften. Sei achtsam. Bei Schmerzen und Unwohlsein sofort lösen und das Becken mit einem Kissen unterlagern. Wenn das nicht ausreicht, bleibe im Kniestand.

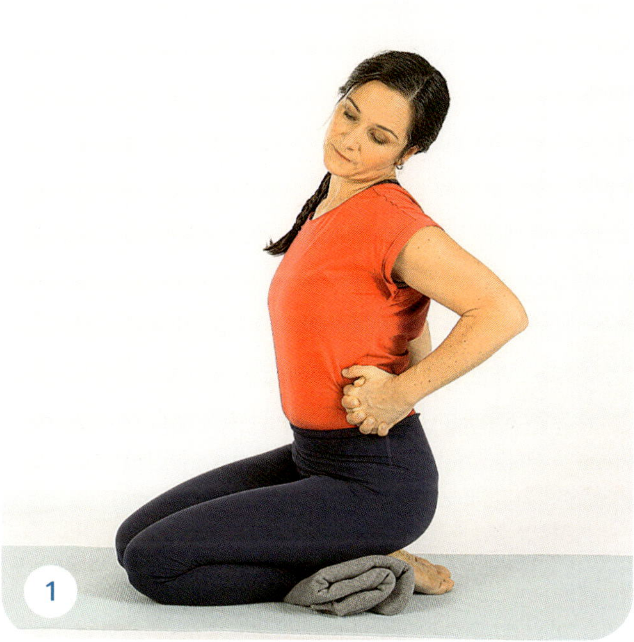
1

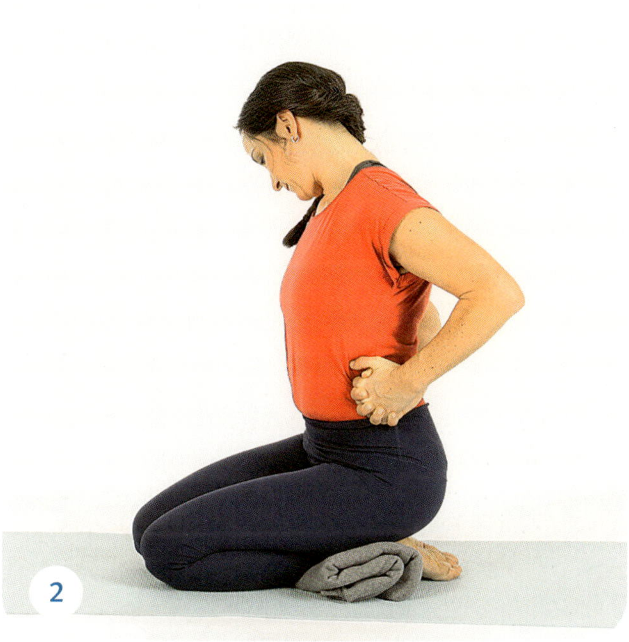
2

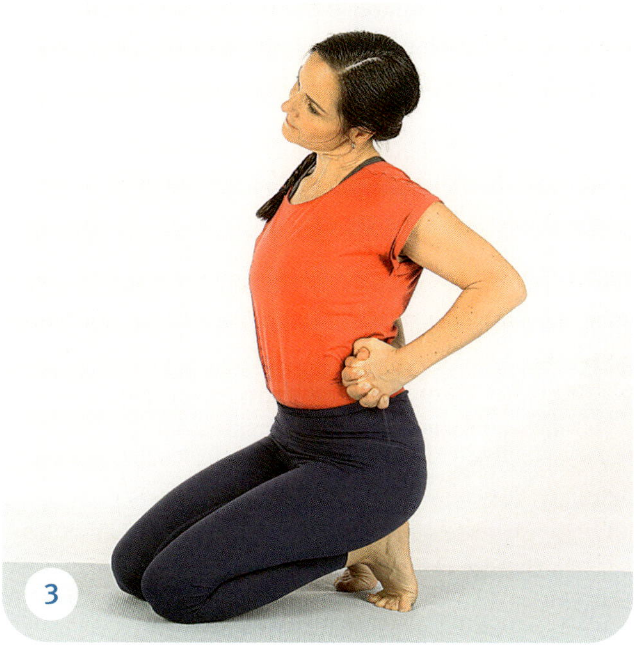
3

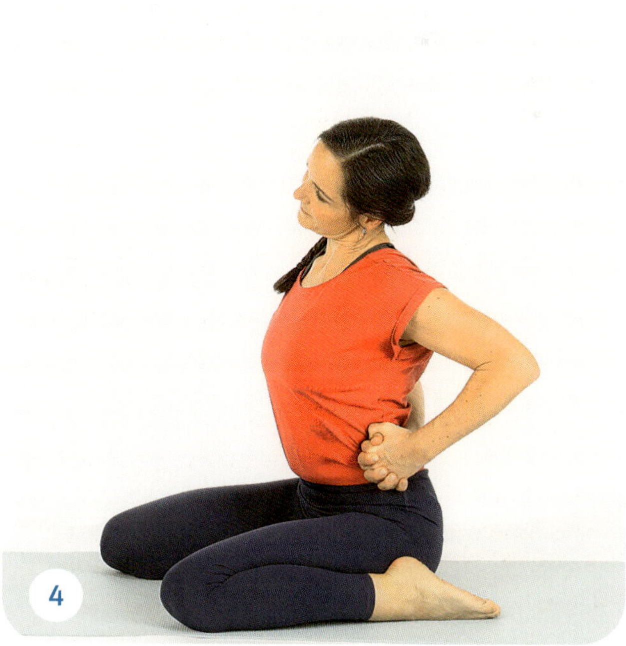
4

Dreigliedrige Vorbeuge mit Adlerarmen

» Triang Mukhaikapada Pashchimottanasana; Tri = drei; Anga = Glieder; Mukha = Gesicht; Eka = eins; Pada = Bein; Pashchima = Körperrückseite, Ut = intensiv; Tana = ausstrecken, Asana = Haltung

Diese Asana beruhigt den Geist. Sie mobilisiert Hüft- und Fußgelenke. Beinrückseiten, Oberschenkelvorderseiten, Rücken und Schultern werden gedehnt. Leber und Niere werden stimuliert, die Verdauung angeregt. Der Blasenmeridian wird harmonisiert. Durch die Adlerarme öffnet sich der Schulterbereich und wird flexibler. Dabei wirkt die Asana beruhigend und zentrierend.

- Beginne in einem langbeinigen Sitz. Nutze gegebenenfalls eine gefaltete Decke oder ein Kissen unter Becken und/oder Knie. Stelle den rechten Fuß auf und ziehe die Ferse an die rechte Seite des Beckens.

- Verlagere das Gewicht auf den linken Sitzbeinhöcker, schiebe das rechte Bein vorsichtig nach hinten und lege Schienbein und Fußrücken dicht an der Außenseite des Beckens am Boden ab.

- Wenn du Schmerzen im rechten Knie verspürst, rührt das meistens aus einer eingeschränkten Mobilität der Hüfte bzw. des Hüftgelenks. Da dies zu Schäden führen kann, nutze ein Kissen unter dem Gesäß. Falls dies nicht ausreicht, wähle die Kopf-an-Knie-Haltung (Seite 198) oder die sitzende Vorbeuge (Seite 162) als deine Sitzposition.

- Verankere beide Sitzbeinknochen am Boden und richte das Becken auf.

- Lege die Hände an die Hüften und richte die Wirbelsäule von unten nach oben auf. Hebe das Brustbein.

- Strecke die Arme waagerecht nach vorne aus und ziehe die Schulterblätter weit auseinander. Dann kreuze den rechten Oberarm über den linken und winkle die Unterarme nach oben an. Schmiege den rechten Ellbogen an die linke Armbeuge. Die Handrücken liegen aneinander. Du kannst hier bleiben oder gehst noch etwas weiter, indem du die rechte Hand noch etwas nach rechts und die linke Hand noch mehr nach links ziehst. Dann lege die Handinnenflächen aneinander. Heb die Ellbogen auf Schulterhöhe. Die Finger zeigen Richtung Decke. Lass deine Schultern gesenkt. (1)

- Dann beuge dich aus dem Hüftgelenk heraus nach vorne. Mit der Einatmung erzeugst du Länge in der Körpervorderseite. Ausatmend lässt du den Oberkörper weiter sinken. Atme tief in die Vorbeuge hinein. Dabei dürfen auch die Arme sinken. Lass den Geist entspannen und den Kopf los.

- Mit einer Einatmung richte dich behutsam auf. Lockere Hände und Beine und übe dann die andere Seite.

Tipp: Als Variation drücke mit den Daumen den Punkt an den Augenbraueninnenseiten Richtung Nasenwurzel. Dies stimuliert zusätzlich den Blasenmeridian und ist ein bekannter Akupressurpunkt gegen Kopfschmerzen. (2)

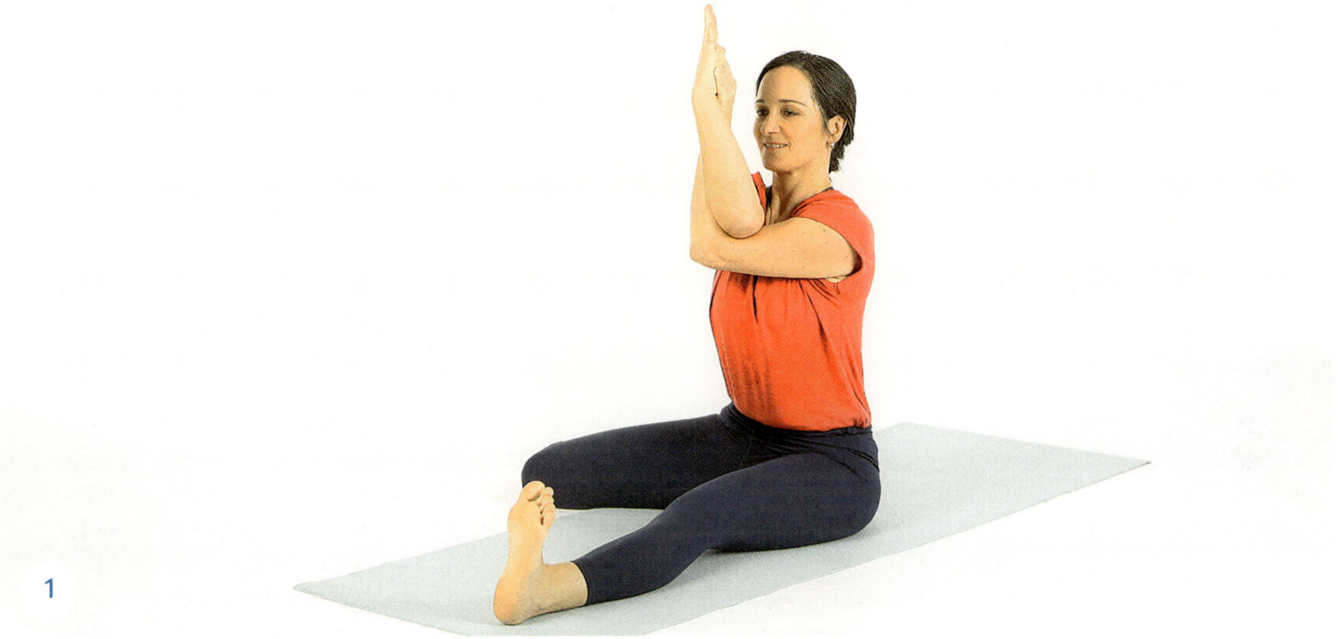

1

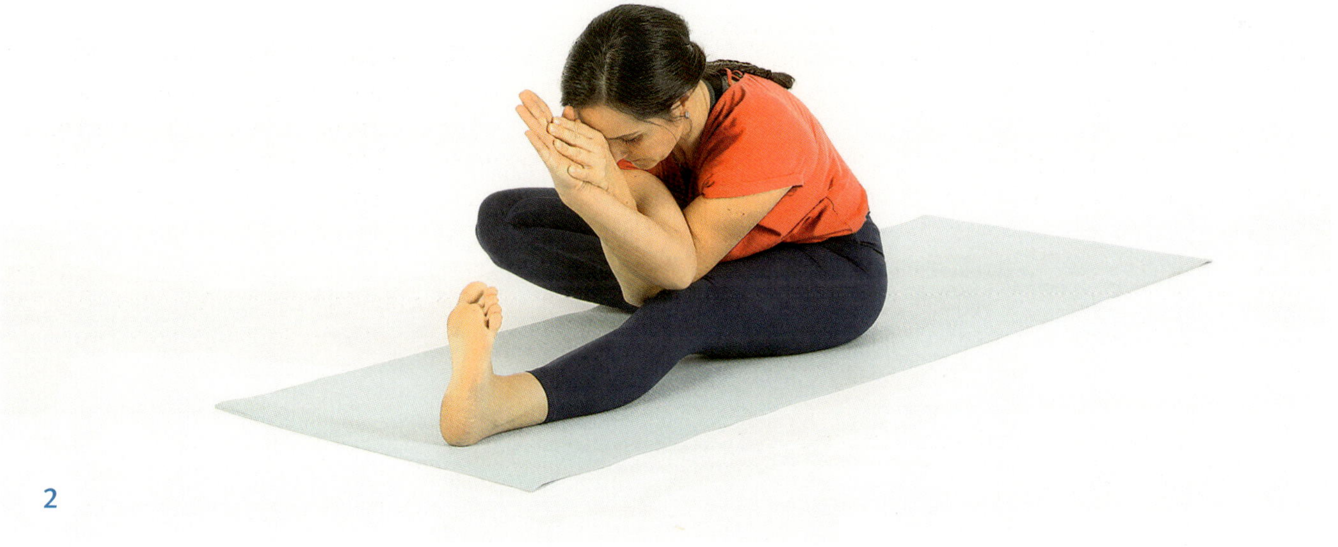

2

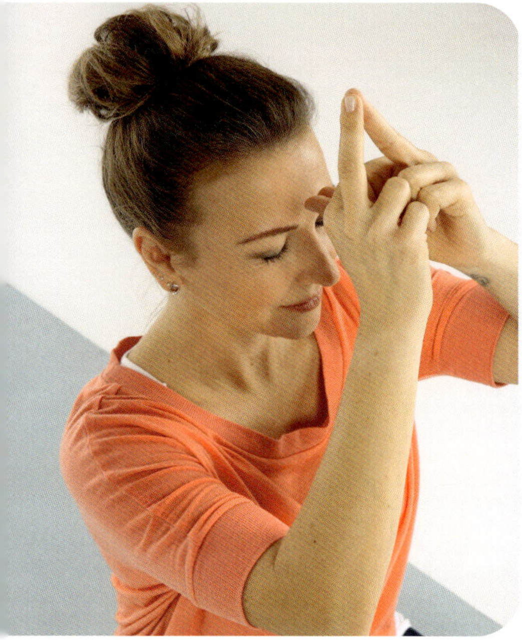

Kaleshvara Mudra

Kala heißt Zeit, Eshvara heißt Gott, Herr. Sie ist die Mudra der Zeit. Kaleshvara ist auch einer der Namen von Shiva. Shiva ist eine Gottheit aus der hinduistischen Philosophie und in diesem Kontext auch der Zerstörer, der alles überwindet. So sorgt diese Mudra dafür, dass Zeit für uns keine Bedrohung darstellt oder einengt. Zeit wird zu Raum, Ruhe und Weite.

- Lege die Daumen- und Mittelfingerspitzen aneinander. Die anderen drei Finger werden gebeugt, sodass die zweiten Fingerglieder sanft gegeneinanderdrücken.
- Spreize die Ellbogen ab und halte die Arme so weit oben, dass die Daumen zum Dritten Auge, Ajna Chakra (Seite 66), zeigen. Atme durch die Nase ein und den Mund aus. Schließe deine äußeren Augen, um das innere Auge zu öffnen. Richte den inneren Blick zur Stirn, zum Punkt zwischen den Augenbrauen.
- Halte für einige Atemzüge.
- Wenn die Gedanken sich zur Ruhe bringen lassen, beginne mit der Variation der Pran Mudra (Seite 216).

Pranayama: Shitali

Diese Atemtechnik ist eine der Haupt-Pranayama-Übungen im Yoga. Shitali bedeutet beruhigend, kühlend. Diese Übung kühlt den gesamten Organismus und ist gut gegen Hitzewallungen, beruhigt den Geist und harmonisiert Energien, die außer Kontrolle geraten sind. Sie hilft auch zur Reduzierung des Appetits und des Durstgefühls und zur Reinigung des Blutes.

Ausführung

- Setze dich aufgerichtet, wenn möglich, in eine kreuzbeinige Sitzhaltung, z. B. Meditationssitz (Seite 27) oder Schneidersitz (Seite 172, Bild 1).
- Atme zuerst für einige Atemzüge bewusst ein und aus. Es gibt bei dieser Atemtechnik zwei Möglichkeiten der Zungenposition:
  - Du kannst deine Zunge rollen, dann strecke sie aus, sodass sie ein Stück über deine Lippen ragt. Rolle sie zusammen zu einem Rohr und atme über einen zischenden Laut lange ein.
  - Du kannst deine Zunge nicht rollen, dann spitze deine Lippen, als ob du einen Strohhalm im Mund hast, und ziehe die Luft über die Zunge. Alternativ lege die Zunge an den Gaumen, hinter die Schneidezähne. Ziehe die Luft über die Zungenunterseite mit einem zischenden Laut zwischen deinen Lippen nach innen und atme tief ein.
- Nimm die Zungen- bzw. Mundposition so ein, wie oben beschrieben.
- Atme tief ein. Am Ende des Einatemzuges nimmst du die Zunge wieder in die Mundhöhle und entspannst deine Lippen. Atme über die Nase vollständig aus.
- Atme über die Zunge bzw. die gespitzten Lippen wieder tief ein. Stelle dir dabei vor, Ruhe und Harmonie in dich hineinströmen zu lassen. Atme durch die Nase vollständig aus.
- Atme kühlend ein. Halte, wenn möglich, deinen Atem kurz an, solange es dir angenehm ist. Atme durch die Nase aus.

Anfangs kann es sein, dass du noch keine Atempause machen kannst, ohne in Atemnot zu geraten. Setze dich hierbei nicht unter Druck – alles kommt zu seiner Zeit. Es bedarf nicht unbedingt der Pausen, um die positiven Wirkungen dieser Pranayama-Übung zu erreichen.

- Atme nach der Atempause vollständig aus.
- Einatmen – Atempause – ausatmen.

Führe diese Atmung mindestens 5 Minuten durch (eine Steigerung bis zu 20 Minuten ist möglich). Wenn du Shitali beendest, schließe deine Augen und spüre noch für ein paar Atemzüge nach.

Klopfakupressur

Die Klopfakupressur hat ihre Wurzeln unter anderem in der klassischen chinesischen Akupunkturlehre, Hypnose und im NLP (neurolinguistischen Programmieren). Es handelt sich dabei um eine Akupressur, bei der die Meridianpunkte in einer bestimmten Reihenfolge beklopft werden.

Diese Methode der Klopftechnik geht zurück auf Gary Craig und den amerikanischen Psychiater Dr. Callahan. Dieser erkannte die Wirkung der Klopfakupressur bereits Ende der 1970er-Jahre. Diese Technik wirkt psychisch und physisch. Sie wirkt bei emotionalen und körperlichen Störungen, aber genauso wirkt sie ressourcenstärkend und gesundheitsfördernd.

Wirkung der Klopftechnik

Durch das Abklopfen der Meridianpunkte werden Blockaden gelöst sowie Körper und Psyche stabilisiert. Außerdem wird nach neuesten Studienergebnissen auf die körpereigenen Substanzen Cortisol und Dopamin Einfluss genommen. Diese steuern unter anderem den Lernprozess im Gehirn.

Beschwerden, die behandelt werden können, sind z. B.:

- psychische Beschwerden: Stress und emotionale Belastungen, Ängste und Phobien, depressive Verstimmungen.
- physische Beschwerden/emotionale Beschwerden, die sich körperlich ausdrücken in: Rückenschmerzen, Schlafstörungen, Übergewicht und chronischen Schmerzen.

Die Klopfakupressur ist leicht zu erlernen und hilft, unbewusste Glaubenssätze und Überzeugungen aufzulösen. Diese können dich daran hindern, dein Leben mit Freude zu leben und deine Ziele zu erreichen, so z. B. »Ich bin nicht gut genug« oder »Ich habe immer Pech«.

Durch das bewusste Hineinspüren und Wahrnehmen finden Körper und Geist wieder näher zueinander. Mehr zur Traditionellen Chinesischen Medizin (TCM) und speziell zu den Meridianen findest du bei der Organuhr (Seite 218).

Ausführung

- Formuliere, was dich bewegt. Dies können Schmerzen, störende Gedanken und auch Gefühle sein.
- Bewerte deine aktuelle Emotion auf einer Skala von 0–10. Die Zahl 0 steht dafür, dass die Emotionen wie Wut, Schmerz und Trauer nicht mehr vorhanden sind. 10 steht für die stärkste Emotion, die nichts anderes mehr zulässt.
- Einstimmung: Beginne mit dem Satz »Ich liebe und akzeptiere mich vollkommen, auch wenn z. B. der Kopfschmerz mich vollkommen lähmt.« Auch wenn du nicht daran

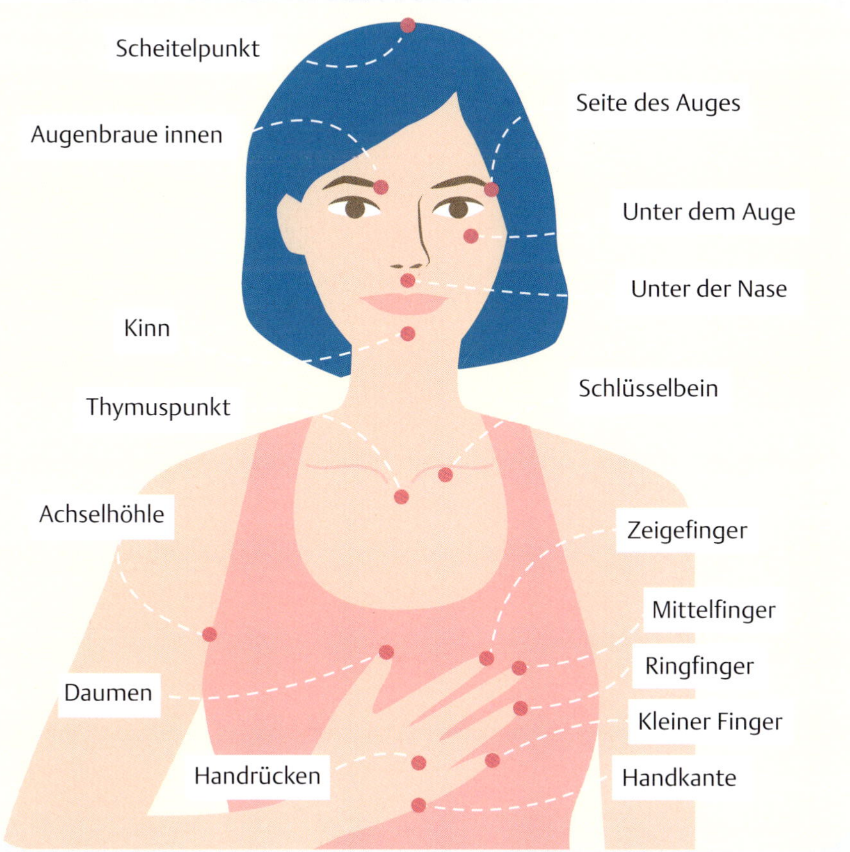

glaubst, wiederhole den Satz drei Mal und massiere dabei mit den Fingern der rechten Hand den Thymuspunkt.

- Klopfe in deiner Geschwindigkeit ca. 3–7 Mal jeden Punkt:
  - Scheitelpunkt, oben am Schädeldach
  - Augenbraueninnenseiten
  - außen an den Augen
  - unterhalb der Augen
  - zwischen Nase und Oberlippe
  - zwischen Unterlippe und Kinn
  - Schlüsselbein
  - unter dem Arm in der Achselhöhle
  - Daumen, Zeigefinger, Mittelfinger, Ringfinger und kleiner Finger
  - Handkante
  - Handrücken zwischen kleinem Finger und Ringfinger
- Atme tief ein und durch den Mund aus. Gib dir einen Moment Zeit.
- Bewerte deine Emotion neu. Wenn du am Anfang noch nicht bei einer 0 oder 1 angekommen bist, klopfe erneut. Jetzt mit der Einstimmung: »Ich liebe und akzeptiere mich vollkommen, auch wenn ich immer noch …«

Der große Vorteil bei der Klopfakupressur: Du kannst nichts falsch machen. Es gibt unzählige Punkte, Arten zu klopfen und Reihenfolgen. Vertraue auf dein Gefühl und lass dich gerne weiter inspirieren.

Alle Klopf- und Akupressurpunkte sind jeweils an der rechten und linken Körperhälfte vorhanden. Dies entspricht auch den Meridianverläufen der TCM. Beklopft wird aber immer nur eine Seite.

Beginne zunächst, mit deiner rechten Hand deine linke Seite zu massieren und zu klopfen. Dann wechsle die Seite und deine linke Hand massiert und beklopft die rechte Seite. Hast du keine Zeit, zu wechseln und beide Seiten zu beklopfen, dann verbinde beides und variiere, indem du zum Beispiel mit der rechten Hand massierst, dann den Scheitelpunkt und die rechte Seite deines Gesichts beklopfst. Wandere dann über das linke Schlüsselbein, zur linken Achselhöhle und zur linken Hand. So kannst du schnell eine Harmonisierung von Yin und Yang/links und rechts unterstützen.

Fantasiereise

Komme mit auf eine kleine Reise und lerne, deine Gesichts- und Kiefermuskulatur zu entspannen.

Ausgangsstellung

Suche dir im Sitzen oder im Liegen eine für dich bequeme Ausgangsposition.

- Falls du dich für den Sitz entscheidest, achte auf eine aufrechte Wirbelsäule.
- Wählst du die Rückenlage, lege die Arme entspannt neben deinem Oberkörper ab, die Beine sind etwa hüftbreit am Boden abgelegt.

Ausführung

- Schließe sanft deine Augen, konzentriere dich auf deine Atmung. Tue dies für einige Atemzüge und spüre, wie ruhig du dabei wirst.

– kurze Pause –

- Du stehst in einem lichten Wald. Um dich herum siehst du viele große und kleine Bäume. Vereinzelte Sonnenstrahlen finden ihren Weg durch die Blätter und Äste hindurch. Sie lassen ein leuchtendes, sattes Grün vor deinen Augen entstehen. Alles erstrahlt in einem golden schimmernden Licht. Dieses Licht trifft auf dein Gesicht und lässt deine Gesichtszüge wunderbar weich werden. Spüre, wie sanft deine Augenlider geschlossen sind. Deine Stirn, die sich völlig entspannt und glatt anfühlt. Die Wärme der Sonnenstrahlen schenkt all deinen Gesichtsmuskeln einen friedlichen und entspannten Ausdruck.
- Atme tief ein und rieche den herrlichen Duft von Moos, Tannennadeln und die frische Luft des Waldes. Du spürst, genau hier will ich in diesem Moment sein, und kannst alle Anspannung gehen lassen.
- Lausche den Geräuschen: einem Specht, der beharrlich in seinem Rhythmus klopft, Vögeln, die fröhlich ihre Lieder zwitschern, dem Rauschen der Blätter im Wind.
- Nimm den zarten Wind wahr, der sanft deine Gesichtszüge umspielt. Jeder Windhauch, den du spürst, zeichnet eine tiefe Entspannung in deine Mimik. Löse deine Stirn – deine Lippen – deine Kiefergelenke – deine Zunge – deinen Punkt zwischen den Augenbrauen, dein 3. Auge. Lass alle Anspannung los. Atme für einige Atemzüge bewusst ein und aus. Genieße dabei das Gefühl der vollständigen Entspannung. Verinnerliche die friedvolle Atmosphäre des Waldes.

– 1 bis 2 Minuten Pause –

- Kehre nun langsam zurück. Du fühlst dich entspannt, ausgeruht und voller Energie.

---

* Die eingesprochene Langversion dieser Meditation ist online verfügbar, siehe Seite 228. Hier handelt es sich um eine gekürzte Version.

Entrümple Körper und Geist

Feng-Shui ist eine chinesische Weisheitslehre, die sich seit Jahrtausenden bewährt hat. Mit ihr tust du nicht nur deiner Umgebung, sondern vor allem dir selbst etwas Gutes. Alles, was uns umgibt, besteht aus Energie, davon geht auch die Feng-Shui-Lehre aus. Eine Art unsichtbare Lebensenergie wird hier als »Chi«, im Yoga »Prana«, bezeichnet. Das Ziel von Feng-Shui ist, mittels einer bewussten Raumgestaltung einen bestmöglichen Chi-Fluss zu ermöglichen, da dieser Auswirkungen auf unsere Zufriedenheit und Gesundheit haben soll. Denn Geist, Körper, Seele und Umwelt sind laut der chinesischen Lehre eng miteinander verbunden.

Wie du aus deinem Raum eine Wohlfühloase zauberst, lässt sich leicht zusammenfassen. Schaffe Platz in der Raummitte, damit das Chi gut im Raum fließen kann. Stelle Pflanzen auf, denn sie sind wahre Energiespender. Schaffe Helligkeit und Sicht durch verschiedene Lichtquellen und Spiegel. Und das Allerwichtigste: Ausmisten.

Alles, was den Chi-Fluss in deinem Umfeld unnötig stören könnte, solltest du loswerden. Manche Dinge mögen wir zwar vielleicht nicht sonderlich gerne, aber sie erfüllen einen Zweck und sind daher unverzichtbar. Auf sehr viele Gegenstände, die wir besitzen, trifft das aber keineswegs zu. Nimm dir also die Zeit und miste in deinem gesamten Umfeld konsequent aus: in deiner Wohnung, deinem Arbeitsplatz, deinem Auto, in Kellerräumen und Schränken. Schaffe Platz und werde Altlasten los. Danach wirst du dich direkt befreiter und besser fühlen.

Und vielleicht bemerkst du auch: Je klarer der Raum um dich herum wird, desto leichter wird auch dein Kopf.

Reinigen mit Rauch und Salz

Eine tolle Möglichkeit ist auch das Räuchern. Öffne zunächst die Fenster, damit der Rauch auch abziehen kann. Lege die Räucherkohle auf eine mit Sand gefüllte Schale und entzünde sie, sodass es raucht, aber nicht brennt. Sobald sich eine Ascheschicht gebildet hat, gehe den Raum mit der Räucherschale gegen den Uhrzeigersinn ab und verteile den Rauch fächelnd. Nutze Salbei oder Weihrauch und gehe damit durch deine Räume. Lüfte danach noch einmal gut durch. Da es keine strikte Durchführungsweise gibt, lass dich von deinem Gefühl leiten.

Wenn du das Gefühl hast, dass eine ganz besonders intensive Reinigung erforderlich ist, z. B. nach einer schweren Krankheit oder einem Streit, ist die Reinigung mit Salz empfehlenswert. Benutze dazu am besten unraffiniertes Meer- oder Steinsalz. Stelle eine kleine Schale davon in eine Raumecke. Belasse sie mindestens 24 Stunden dort. Danach das Salz entsorgen und nicht mehr zum Verzehr verwenden.

Tipp Sehr hilfreich ist auch der Genuss von Mate-Tee (Seite 156).

Menstruationsbeschwerden

Viele Frauen leiden unter verschiedenen Beschwerden wie Krämpfen im Unterleib, Kopfschmerzen, Unwohlsein, Antriebslosigkeit oder Abgeschlagenheit vor oder während der Regelblutung.

Ursache sind Prostaglandine (körpereigene Schmerzbotenstoffe), die für die Kontraktion der Gebärmuttermuskulatur und die damit verbundene Abstoßung der Schleimhaut verantwortlich sind.

Oft beginnen die hormonell bedingten Schmerzen, verbunden mit multiplen seelischen Veränderungen, schon 10 bis 14 Tage vor der eigentlichen Menstruation und dauern bis zum 2. oder 3. Tag der Periode an. Ungefähr 75 % aller gebärfähigen Frauen leiden mehr oder weniger unter diesen prämenstruellen Beschwerden, kurz PMS. Beim Alter der Betroffenen fällt auf, dass der Großteil über 30 Jahre alt ist. Nach den Wechseljahren verabschieden sich die Symptome von selbst.

Sucht man nach den typischen PMS-Symptomen, sind die Beschwerdebilder so unterschiedlich wie die Frauen selbst. Von Schmerzen im Unterleib bis zu Krämpfen, Wassereinlagerungen im Körper (meist in den Beinen), Müdigkeit, druckempfindliche Brüste, große Stimmungsschwankungen bis hin zu depressiven Verstimmungen und Reizbarkeit sind nur einige der häufigsten von ca. 150 bekannten Beschwerden. Für viele Frauen bedeutet das, jeden Monat aufs Neue einen schweren Kampf durchleben zu müssen. Sind die PMS zu stark, führt es zeitweilig sogar zur Arbeitsunfähigkeit und zur Belastungsprobe in sozialen und familiären Beziehungen. Die klassische Therapie beschränkt sich leider meist auf eine Schmerzmedikamentation oder hormonelle Behandlung.

Wir würden uns wünschen, dass mehr Frauen lernen dürften, wie uns die Natur in Verbindung mit der eigenen Körperwahrnehmung und den dazugehörigen, lindernden Übungen helfen kann, unser hormonelles Gleichgewicht wiederzufinden.

Beginne doch einfach mal mit unserer Atemtechnik oder suche dir eine Asana aus, die dir guttut. Lass dich von unseren Vorschlägen inspirieren und nimm dir die Zeit und die Ruhe, deine Beschwerden hoffentlich bald in den Griff zu bekommen.

Yoga bietet zahlreiche Entspannungstechniken, Meditationen,

Pranayama-Übungen und Asanas, die dein Leid mit ein wenig Geduld sicherlich deutlich reduzieren können. Wende die Übungen am besten täglich an und nicht erst, wenn der Schmerz akut ist. Gerade für die Yogaasanas empfehlen wir eine tägliche Praxis von 20 Minuten.

Vorsicht Bei sehr starken Schmerzen solltest du immer ärztlichen Rat suchen.

Hilfe aus der Natur

Linderung verschafft vielen Frauen eine Wärmetherapie, Mönchspfeffer, Johanniskraut oder Magnesiumpräparate zur Entkrampfung. Zur Linderung von Beschwerden während der Menstruation gibt es außerdem eine Vielzahl von Heilkräutern, die vor allem als Tee gut genutzt werden können.

- Gängige Kräuter sind Anis, Fenchel, Kümmel, Kamille, Pfefferminze und Melisse. Sie alle besitzen eine krampflösende Wirkung und eignen sich gut als Helfer bei Unterleibsbeschwerden.
- Schafgarbe und Ingwer hemmen nachweislich die Ausschüttung von Prostaglandinen. Ingwer hat auch noch entzündungshemmende Wirkung.
- Brennnessel hilft als Tee bei Wassereinlagerungen.
- Thymian soll starke Regelschmerzen lindern. Als Tee zubereitet, schmeckt er etwas gewöhnungsbedürftig.

Kamillensitzbad

Ein Kamillensitzbad dient zur Krampflösung und Schmerzlinderung: Du benötigst getrocknete Kamillenblüten aus kontrolliert biologischem Anbau, um dich nicht mit eventuellen Chemikalien, wie Dünge- und Spritzmitteln, während deiner Anwendung zu belasten.

Nimm ca. 5 Esslöffel Kamillenblüten und übergieße sie mit 1 Liter kochendem Wasser. Lass sie 10 Minuten ziehen und schütte alles durch ein Sieb. Anschließend füllst du den Sud in eine Sitzbadewanne und gießt ihn mit ca. 40 °C warmem Wasser auf. Falls du in eine normale Badewanne gehst, brauchst du natürlich dementsprechend mehr Auszug von den Kamillenblüten.

Dauer: 15 Minuten

Massageöl

Zum Massieren empfehlen wir dir Thymianöl, da es sehr stark schmerzlindernd wirkt. Laut Studien von 2017 soll es sogar Ibuprofen in seiner Wirksamkeit ebenbürtig sein.

Wenn du einen Flaschenwärmer besitzt, erwärme das Öl gerne vor der Massage. Dann führe damit leichte kreisende Bewegungen auf deinem Unterleib bzw. deiner schmerzenden Stelle aus. Tue dies so lange, bis du das Gefühl hast, der Schmerz lässt nach. Gerne lege im Anschluss eine Wärmflasche oder ein Körnerkissen auf deinen Bauch und atme dabei in deiner Ujjayi-Atemtechnik, um die Wirkung noch zu unterstützen.

Pranayama: Ujjayi

Zur Unterstützung der beschriebenen Maßnahmen bei Menstruationsbeschwerden sollte auf keinen Fall die Ujjayi-Atmung (Seite 128) fehlen, da sie über die Verlängerung der Ausatmung eine Schmerzlinderung und Entspannung der Gebärmuttermuskulatur bewirken kann.

Halber Drehsitz des Matsyendra

» Ardha Matsyendrasana; Ardha = halb; Matsya = Fisch; Indra = mächtig, stark; Asana = Haltung

Diese Übung ist ein echter Alleskönner. Sie geht auf Matsyendra (Herr der Fische), einen legendären Begründer und Lehrer des Yoga, zurück. Sie energetisiert die Wirbelsäule und erweckt neue Energie. Schultern, Hüftgelenke und Nacken werden mobilisiert. Leber und Nieren sowie das Verdauungsfeuer werden stimuliert. Menstruationsbeschwerden werden genauso gelindert wie Erschöpfung, Ischialgie, Asthma und Verspannungen im Rücken.

- Setz dich in eine aufrechte Position, z. B. in einen Langsitz. Nutze eine Decke unter dem Becken, um es aufzurichten. Ziehe dein linkes Bein in die Beugung zu dir heran und setze deinen linken Fuß an die Außenkante deines rechten Oberschenkels.

- Wenn es für dich möglich ist, beide Sitzbeinhöcker am Boden zu lassen und dein rechtes Knie zu beugen, dann führe diese Bewegung aus. Bewege deine rechte Ferse zur linken Gesäßhälfte.

- Mit der Einatmung hebst du beide Arme an. Ausatmend drehst du den Rumpf nach links und lässt die Arme sinken. Den rechten Arm schlingst du locker um das aufgestellte linke Bein. Die linke Hand stellst du mit den Fingerspitzen Richtung Kreuzbein auf. Um die Rotation zu intensivieren, führe den rechten Arm am linken Oberschenkel vorbei. Durch einen sanften Druck an der linken Oberschenkelaußenseite kannst du die Rotation verstärken.

- Am Ende dreht sich auch der Kopf nach links. Dabei geht der Blick weich über die Nase zum Boden. Das Kinn bleibt parallel zum Boden.

- Einatmend streckst du die Wirbelsäule und hebst das Brustbein. Intensiviere die Drehung weiter mit der Ausatmung. Achte darauf, dass du die Drehung gleichmäßig über die gesamte Wirbelsäule verteilst. Rotiere vor allem in der Wirbelsäule, Schultern und Kopf folgen der Bewegung. (1)

- Atme hier einige Atemzüge und kehre mit der Ausatmung dann in die Ausgangshaltung zurück.

- Beginne, den Oberkörper etwas zu kreisen und auszugleichen. Wechsle dann die Seite.

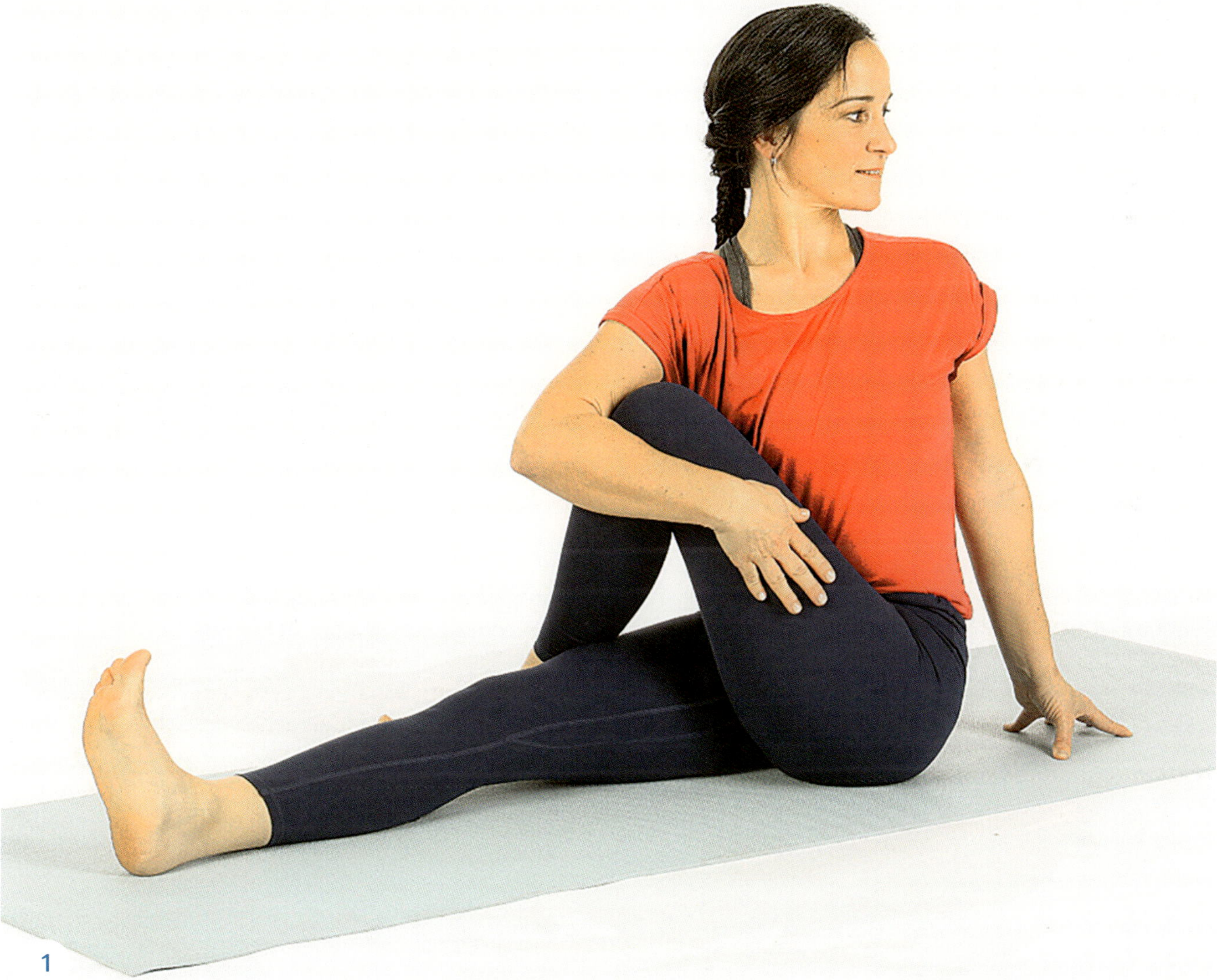

1

Kobra

» Bhujangasana; Bhujanga = Schlange; Asana = Haltung

Diese Übung kräftigt den Rücken, wirkt allgemein entgiftend, entkrampfend bei Menstruationsbeschwerden und stimuliert die inneren Organe. Brust, Lungen, Schultern und Bauch werden gedehnt. Sie wirkt Stress lösend und belebend zugleich. Außerdem wirkt sie positiv bei Ischialgie, Asthma und vertreibt Krankheit durch die Stimulierung der körpereigenen Abwehrkräfte.

- Starte in der Bauchlage. Strecke beide Beine lang nach hinten aus, die Fußrücken liegen auf dem Boden. Setze die Hände mit aufgefächerten Fingern unterhalb der Schulter, neben der Brust, ab. Die Ellbogen ziehst du dicht an den Rumpf. Die Stirn liegt auf dem Boden.

- Schiebe Zehen, Oberschenkel und Schambein fest in den Boden. Um den unteren Rücken zu entlasten, ziehe das Steißbein Richtung Füße und aktiviere Mula Bandha (Seite 24). Der Po bleibt dabei möglichst locker. Wenn es dir angenehm ist, rolle dein Becken sanft ein.

- Mit der Einatmung beginnst du, Kopf und Brust langsam zu heben. Hebe den Oberkörper nur aus der Kraft des Rückens. Löse die Hände vom Boden, um dies zu testen. Dann setze die Hände wieder auf. Der Blick geht über die Halswirbelsäule zum Boden, der Nacken ist lang.

- Ziehe die Schulterblätter dicht an den Rücken, zueinander hin, und weite deinen Brustkorb, ohne die Rippen dabei nach vorne zu schieben. (1)

- Mit der Ausatmung lässt du die Nasenspitze wieder Richtung Boden sinken, ohne sie vollständig abzulegen. Einatmend den Oberkörper anheben. Wiederhole einige Male und bleibe dann für 8–10 Atemzüge weiter in der Öffnung.

- Ausatmend legst du dich ab, die Hände als Päckchen unter die Stirn oder den Kopf seitlich auf eine Schläfenseite abgelegt, und schaukelst dein Becken, wenn es dir angenehm ist, hin und her. Spüre nach.

- Unterstütze diese Übung gerne mit einem Wärmekissen unter dem Bauch- und Beckenbereich.

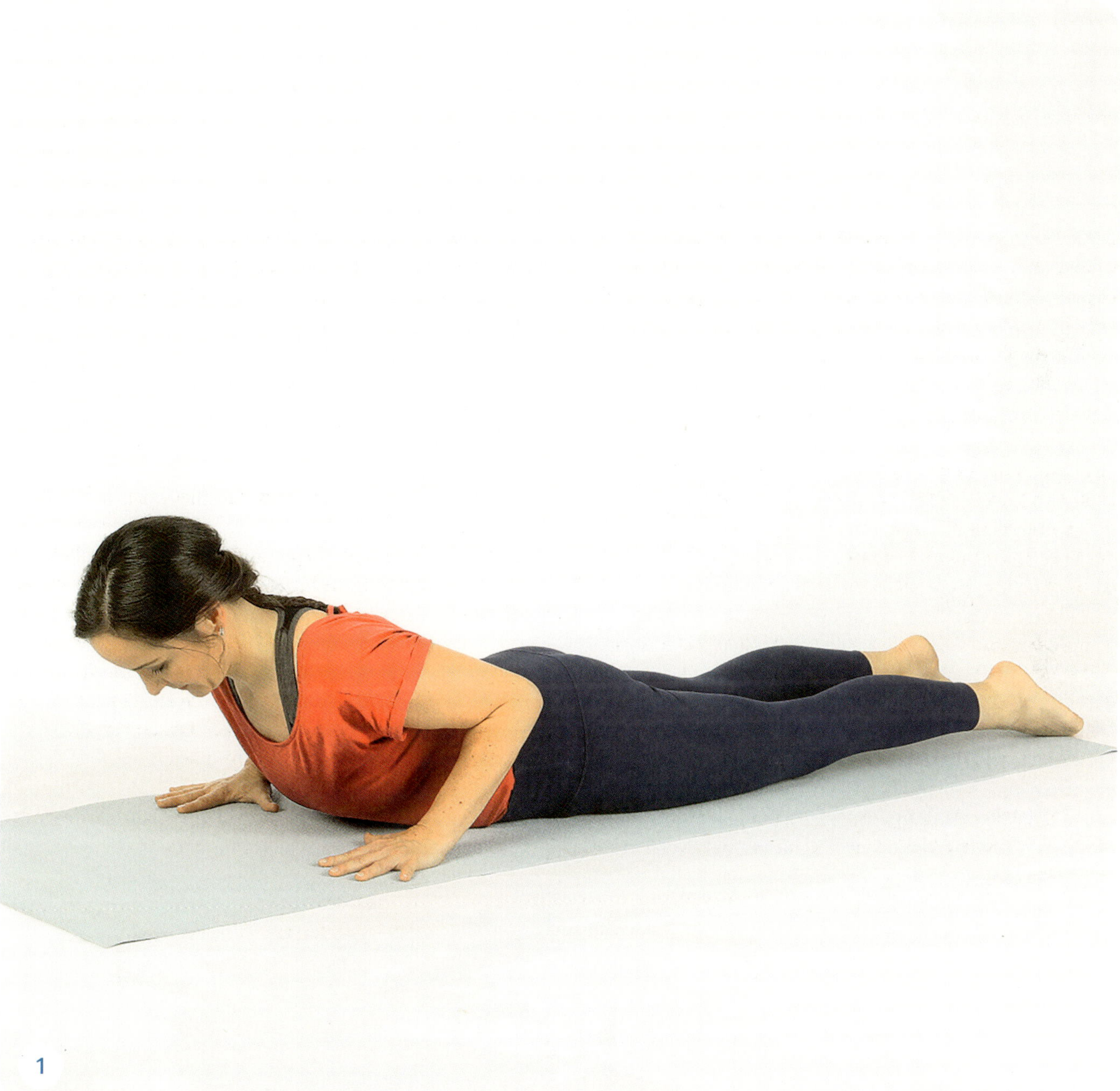

1

Balkenhaltung mit Öffnung

» Parighasana; Parigha = Balken zum Schließen eines Tores; Asana = Haltung

Die Balkenhaltung stimuliert die inneren Organe und Lungen. Die Flanken sowie die Muskeln zwischen den Rippen werden gedehnt und der Schultergürtel geweitet. Außerdem werden die Beininnenseiten gedehnt und die Sprunggelenke flexibler. Die Übung bringt Länge in die Wirbelsäule. Dadurch erleichtert sie das Atmen. Sie wirkt entspannend, vor allem auch auf die inneren Bauchorgane.

- Beginn im Kniestand. Strecke das rechte Bein zur Seite aus und setze den Fuß auf. Richte das linke Knie und die linke Hüfte senkrecht übereinander aus. Dabei ist der rechte Fuß in einer Linie mit dem linken Knie. Die Hüftknochen sind nach vorne ausgerichtet. Die rechte Fußaußenkante fest in den Boden verankern.

- Hebe mit der Einatmung die Arme seitlich bis auf Schulterhöhe an. Die Handinnenflächen zeigen dabei nach oben. Dann beuge dich nach rechts über das gestreckte Bein und leg die rechte Hand auf dem Oberschenkel oder dem Schienbein ab. Falls möglich, greife das Sprunggelenk. Versuche dabei, beide Flanken möglichst lang zu halten. Lege die linke Hand an die Taille und hebe das Brustbein.

- Einatmend löst du die linke Hand wieder und streckst den Arm senkrecht nach oben. Ausatmend neige dich weiter nach rechts und strecke den linken Arm am Ohr vorbei. Achte darauf, dass der Kopf in Verlängerung zur Wirbelsäule bleibt und nicht nach rechts abfällt. Bleibe in einer Linie und vermeide, nach vorne zu kippen. (1)

- Bleibe einige Atemzüge hier. Dann richte dich mit der Einatmung wieder auf. Dehne kurz zur anderen Seite nach links. Dann wechsle die Seiten.

- Variante 1: Das rechte gestreckte Bein drehen, bis das Knie zur Decke zeigt. Den Fuß flexen und die Zehen anziehen, sodass das Knie nicht überstreckt. (2)

- Variante 2: Vertiefe die Seitneigung, bis die Hand den Boden berührt. Setze die Hand an die Fußaußenkante. Variiere und setze den Handrücken auf.

Tipp Bei Problemen in den Knien kannst du die Übung auch auf einem Stuhl sitzend ausführen. Stelle ein Bein vor dem Stuhl auf und strecke das andere zur Seite.

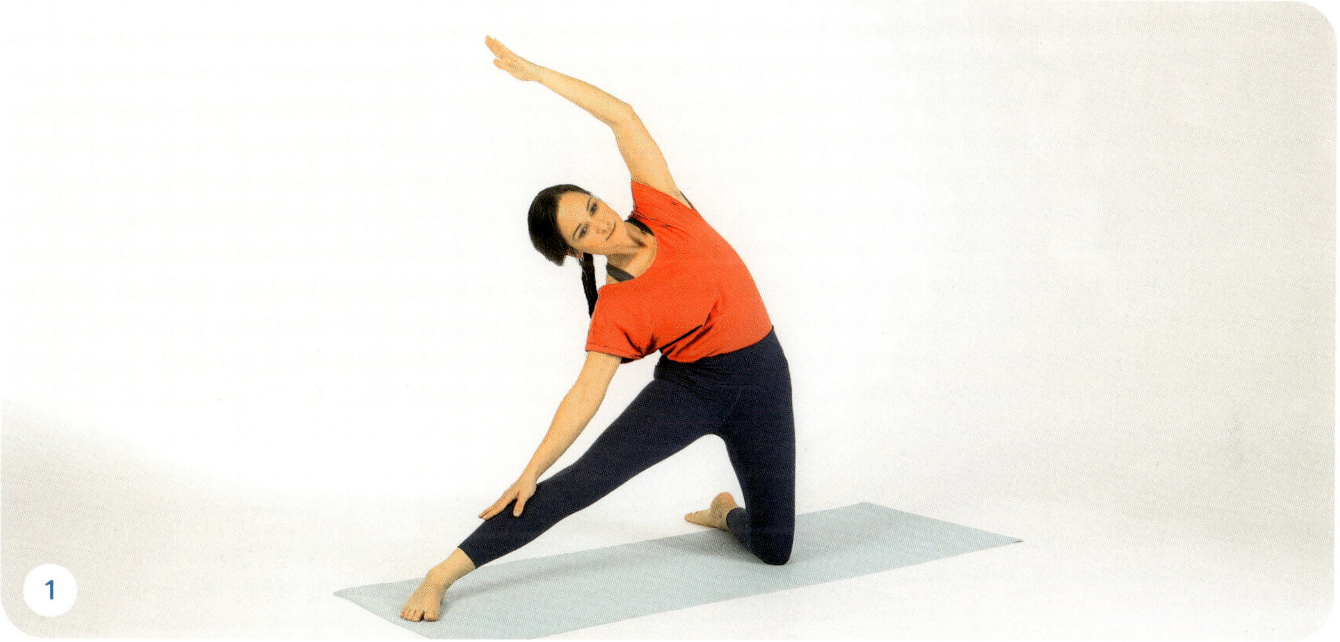
1

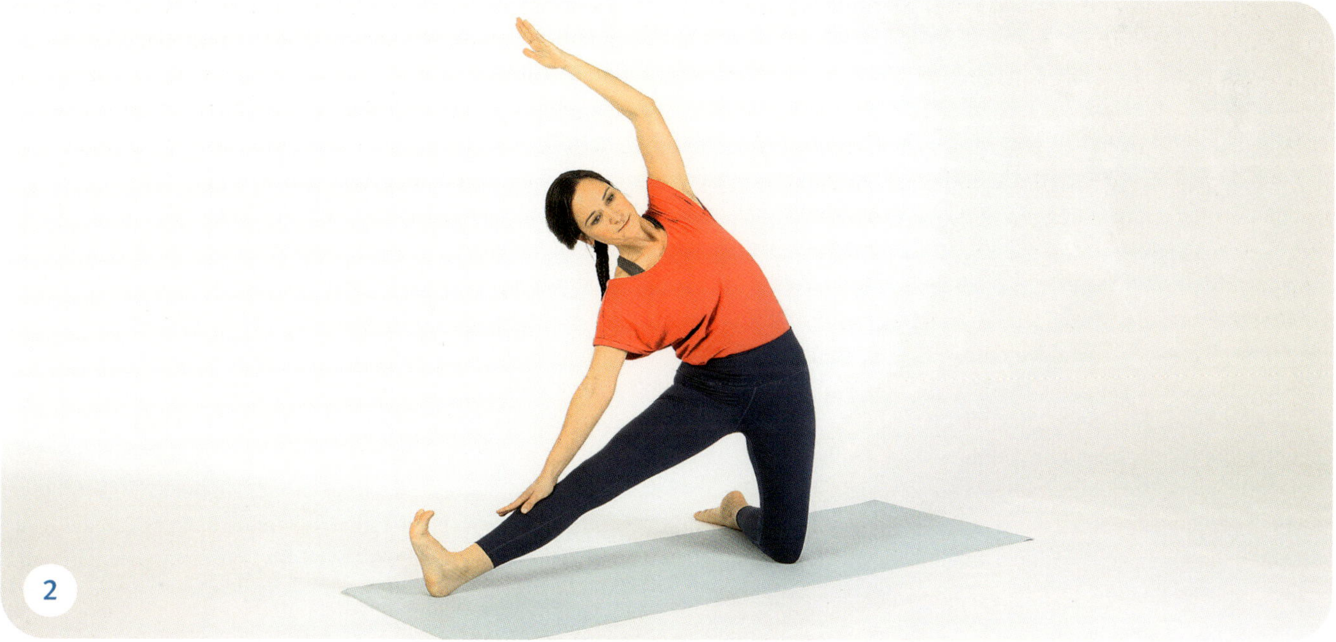
2

Ausgleich durch Entgiftung

Mit dem Menstruationsblut kann so einiges ausgeschieden werden, was dein Körper nicht mehr braucht und was auf Dauer schädigend für dich wäre. Zu bluten heißt also, sich zu reinigen, von Ballast zu befreien und zu entgiften.

Das Hormon Progesteron, das hauptsächlich in der zweiten Zyklusphase aktiv wird, fördert die Wasserausscheidung und damit auch die Reinigung deines Körpers über die Nieren. Es hilft dir, langfristig gesund und kräftig zu bleiben. Um den Körper dabei zu unterstützen, hier einige Tipps:

Ayurvedische Heißwasserkuren

Die Wirkung des heißen Wassers ist äußerst positiv:

- Es unterstützt die Selbstreinigung des Körpers und gibt ihm Energie.
- Es hilft bei Verdauungsproblemen, weil es Agni, das Verdauungsfeuer, erhöht und Nahrung dadurch besser verarbeitet wird.
- Heißes Wasser transportiert Vitalstoffe in den Körper.
- Gleichzeitig hilft es dabei, Schlacken und Toxine aus dem Körper auszuscheiden.

Deshalb gibt es im Ayurveda eigene Heißwasserkuren. Eine solche dauert sieben bis zehn Tage und kann mehrere Male im Jahr durchgeführt werden. Sie funktioniert wie folgt:

Für die Dauer der Kur werden täglich alle 30 Minuten ein paar Schluck warmes bis heißes Wasser getrunken. Dieses wird jeweils am Morgen vorbereitet. Dafür wird das Wasser etwa zehn Minuten lang gekocht und dann in eine Thermoskanne gefüllt. Eine Mindestmenge, wie viel man trinken sollte, gibt es übrigens nicht. Hält man sich aber daran, alle 30 Minuten ein paar Schluck zu trinken, kommt man pro Tag ohnehin auf circa zwei Liter.

Ölziehen

Ölziehen ist eine uralte ayurvedische Methode, um vor allem am Morgen die über Nacht entstandenen Gifte im Mundraum zu beseitigen. Wir empfehlen dir kalt gepresstes Kokosöl. Du kannst diese Technik vor oder auch nach dem Zähneputzen anwenden. Dazu nimmst du am Morgen einen Teelöffel Öl in den Mund. Spüle 20 Minuten jeden Morgen. Dabei ziehst du das Öl durch die Zähne und spülst es von einer Seite zur anderen oder kaust darauf herum. Im Anschluss spucke das Öl komplett aus und putze die Zähne, falls noch nicht geschehen. Natürlich gibt es auch spezielle Ölmischungen für dein morgentliches Entgiftungsritual. So wirkt dieses Ritual nicht nur entgiftend, sondern auch gegen Zahnfleischbluten, Mundgeruch und Zahnbelag.

Die Mariendistel

Diese Heilpflanze wird zu Öl, Kapseln oder Tee verarbeitet. Auch in der Homöopathie wird dieser Allrounder eingesetzt. Sie wirkt besonders auf unsere Leber und deren Entgiftungsfunktion. Unterstütze deine Leber auch mit dem Verzicht auf Alkohol, Zigaretten und mit einer gesunden Lebensweise.

Entlastungstage

Unter diesem Begriff wird eine Art Heilfasten verstanden. Es gibt unzählige Ausprägungen und Formen. Für dich leicht umzusetzen ist ein Entlastungstag die Woche, bei dem du nur Wasser und (gedünstetes) Gemüse zu dir nimmst. Nimm an diesem Tag wirklich nur das zu dir, was du wirklich brauchst, sodass dein Körper einen Tag Zeit hat zu regenerieren. Wenn dir einmal die Woche zu viel erscheint, beginne mit einmal im Monat. Je wohler du dich damit fühlst, desto schneller wirst du die Anzahl der Entlastungstage steigern.

Ein Glas Wasser

So einfach wie Erfolg versprechend ist unser nächster Tipp für dich. Trinke jeden Morgen nach dem Aufstehen ein Glas Wasser. Bereits mit diesem einen Glas unterstützt du die Entgiftungsleistung der Nieren. Zusätzlich werden Stoffwechsel und Kreislauf in Schwung gebracht. Gibst du in dein Wasser noch etwas Ingwer, kurbelt dies den Stoffwechsel zusätzlich an und stärkt das Immunsystem. Die entzündungshemmende und antibakterielle Wirkung ist positiv für Haut, Verdauung und den Säure-Basen-Haushalt. Lies hierzu auch gerne die Wirkungen von Mate-Tee (Seite 156).

Wärmekissen

Ob Verspannungen oder Bauchschmerzen, die wohltuende Wirkung von Wärme auf unser Gemüt und unseren Körper ist uns allen schon seit der Kindheit bekannt. Nutze Wärme und Entspannung für Magen, Darm, bei Kopf- und Rückenschmerzen, aber auch bei kalten Händen und Füßen. Gerade in der kalten Jahreszeit ist es umso wichtiger, unser inneres Feuer zu unterstützen, ob als Wärmekissen oder durch einen Saunabesuch.

Positive Gedanken – Affirmationen für jeden Tag

Positive Affirmationen schaffen einen Moment der Ruhe und Gelassenheit. Sie sind ideal als Hilfe gegen PMS. Affirmationen sind positiv formulierte Glaubenssätze. Sie werden immer in der Gegenwart formuliert. Also so, als wäre die Aussage des Satzes bereits eingetreten. Dabei spielt es keine Rolle, ob du daran glaubst oder nicht. Das mehrmalige Wiederholen soll Körper und Geist so beeinflussen, dass die Aussage auf jeden Fall früher oder später Wirklichkeit wird. Ideal in Kombination mit einem kurzen Spaziergang an der frischen Luft, aber auch sonst ein schönes Ritual für jede Tageszeit.

Beginne also zunächst eine Gewohnheit zu entwickeln. Habe Geduld. Es dauert bis zu 10 000 Wiederholungen, bis die Affirmation wirkt. Schaffe gute Gedanken. Schreibe sie auf kleine Zettel oder schaffe Symbole in deiner Umgebung, die dich immer wieder daran erinnern.

Beispiele für Affirmationen:

- *Mein Unterbauch ist vollkommen entspannt. Mein Körper fühlt sich warm und wohlig an.*
- *Ich kann mich an kleinen Geschenken und Begegnungen des Lebens erfreuen.*
- *Ich lasse alles los, bin vollkommen entspannt.*
- *Ich folge den Gefühlen meines Herzens und lasse mich von ihnen führen.*
- *Jeder Atemzug bringt Weichheit und Entspanntheit in meinen Unterbauch.*
- *Mein Herz läuft über vor Glück. Ich bin glücklich und dankbar.*

Wiederhole deine Affirmation mindestens 3 Mal. Wähle einen Satz, der dir guttut. Dann spüre den Worten nach.

Verdauungsprobleme

Die Basis einer problemlosen Verdauung ist eine ausgewogene Ernährung, die die Hauptverantwortung für eine gesunde Darmflora und ausreichende Darmbewegung zum Transport der Nahrung trägt. Yoga kann uns hierbei auf wirkungsvolle Art unterstützen.

Vor allem in den westlichen Ländern leiden Menschen zunehmend unter Problemen des Verdauungssystems. Dazu gehören Blähungen, Verstopfung, Durchfälle oder das Reizdarmsyndrom. Für viele dieser Probleme sind Stress, mangelnde Bewegung und eine zu flache Atmung mitverantwortlich. Aber auch bei schweren Erkrankungen des Darms wie Morbus Crohn kann Yoga helfen. Yoga arbeitet all diesen negativen Einflüssen entgegen und kann so unsere Verdauung harmonisieren.

Die Bedeutung des Darms

Der Darm übernimmt 70 Prozent der Immunabwehr im Körper. Aufgrund dieser Tatsache ist unsere Verdauung so wichtig für ein aktives Immunsystem und sorgt im besonderen Maß für unsere Selbstheilungskräfte. Über eine gesunde Verdauung »verabschieden« wir uns von überflüssigem Ballast und krank machenden Giftstoffen.

Yoga kann uns hierbei auf ganz sanfte und doch wirkungsvolle Art unterstützen, indem wir gezielte Asanas, Atemtechniken und Meditationen nutzen. Dadurch finden wir zu unserer Mitte, wo sich ja unsere Verdauungsorgane befinden, und lindern die belastenden Beschwerden, die uns oft ständig begleiten.

Unser Darm reagiert sehr sensibel auf Stress, auf unseren Alltag, auf alles, was wir zu uns nehmen. Somit ist klar, wie eng unser Verdauungstrakt mit unseren Emotionen verknüpft ist. Mit Millionen von Nervenzellen leitet er diese Informationen direkt zu unserem Gehirn weiter. Die Nervenzellen im Darm sind ähnlich organisiert wie die im Gehirn. Oft wird von einem Bauch- bzw. Darmhirn gesprochen. Hier hat Vata, das bewegliche und luftige Dosha (Seite 204), seinen Hauptsitz.

Die Aufgaben des Darms

Seine erste Aufgabe ist natürlich die Verdauung, also der aufgenommenen Nahrung die Nährstoffe zu entziehen, aber auch bei Unverträglichkeiten oder aufgenommenen Giftstoffen reagiert er. Der Dünndarm entnimmt der

Nahrung alle wichtigen Nährstoffe. Der Dickdarm steht in der Psychosomatik für die Außenwelt. Am Ende des Verdauungstraktes prüft er den Dünndarminhalt nach noch Verwertbarem, entzieht Wasser und steht für die Ausscheidung.

Letztendlich ist der Darm also für die Energiegewinnung über die Nahrung, also von außen, zuständig. Der Darm unterscheidet, was wir verwerten können und was uns guttut. Dann werden die aufgenommenen Stoffe umgewandelt und verwertet.

Die Ausscheidung steht im übertragenen Sinne auch immer für das Abgeben, das Loslassen, wie es im Yoga heißt. Also nicht nur Nahrung, sondern auch Eindrücke von außen, Emotionen und Erlebtes. Dieses Loslassen ist allerdings viel schwerer, als es sich anhört. In einem ersten Schritt gilt es, erst mal zu reflektieren, was wir alles aufnehmen. Und dann wiederum, was uns davon guttut und was nicht. Was fällt uns leicht zu verarbeiten und um welche Themen kreisen unsere Gedanken und machen uns schwer. Der Schlüssel ist das Loslassen.

Die Informationsflut von außen scheint jeden Tag mehr zu werden. Eine Abgrenzung ist aufgrund technischen Fortschritts kaum noch möglich. Werbetafeln, Social Media, Laptops und Handys, sie begleiten uns überall. Und somit hat der Darm auch immer mehr zu verarbeiten, zu unterscheiden, was uns guttut und was nicht. Sich frei machen und lösen wird ein immer bedeutsameres Thema. Eine körperliche Folge ist Verstopfung. Aber auch Durchfall kann ein Hinweis auf Überforderung des Darms sein. Es fällt uns schwer zu unterscheiden, was wir benötigen, und scheiden einfach aus. Der Darm kann also auch Hirn der Sinne genannt werden.

Im Kapitel Menstruationsbeschwerden (Seite 184) findest du viele Anwendungen wie Teerezepte und Tipps für Entlastungstage, die auch bei Verdauungsproblemen helfen.

Happy Baby

» Ananda Balasana; Ananda = Wonne, wahre Freude; Bala = Kind; Asana = Sitz oder Körperhaltung

Hier stellen wir dir eine Übung mit Variationen vor. Diese Asanas mobilisieren die Hüfte. Sie dehnen den Beckenbereich, die Leisten und die Körperrückseite. Dadurch wird die Durchblutung gefördert und Hormondrüsen stimuliert. Dabei beruhigen sie den Geist und lindern Stress und Ermüdung. Besonders gut wirken sie bei Verdauungsbeschwerden. Die Varianten 1 und 2 lassen Winde verschwinden und wirken zusätzlich entkrampfend.

In der Schwangerschaft darf die Übung nur mit geöffneten Knien angewendet werden.

- Starte in Rückenlage. Mit der Ausatmung ziehst du die Knie zum Brustkorb. Greife die Außenkanten beider Füße. Wenn sich dabei die Schultern vom Boden lösen und sich der Nacken krümmt, greife bitte die Oberschenkelrückseiten.

- Richte die Fußgelenke direkt über den Knien so aus, dass die Schienbeine senkrecht stehen. Beuge die Fußgelenke so, dass du mit deinen Fußsohlen die Decke stützen könntest.

- Das Steißbein sinkt Richtung Boden. Lass die Knie Richtung Achselhöhlen sinken. Bewege dich sanft hin und her. (1)

- Dann setze die Füße wieder auf dem Boden ab und entspanne einige Atemzüge.

- Variante 1: das Päckchen. Ziehe beide Knie zum Brustkorb. Umschließe die Beine mit beiden Händen und schaukle dich ganz liebevoll etwas hin und her. (2)

- Variante 2: Strecke ein Bein aus und ziehe das andere noch fester zum Brustkorb. Ziehe das Knie fest an die Bauchdecke. Mit der Atmung hebt und senkt sich die Bauchdecke. Atme mit der Bauchdecke gegen das angewinkelte Bein.

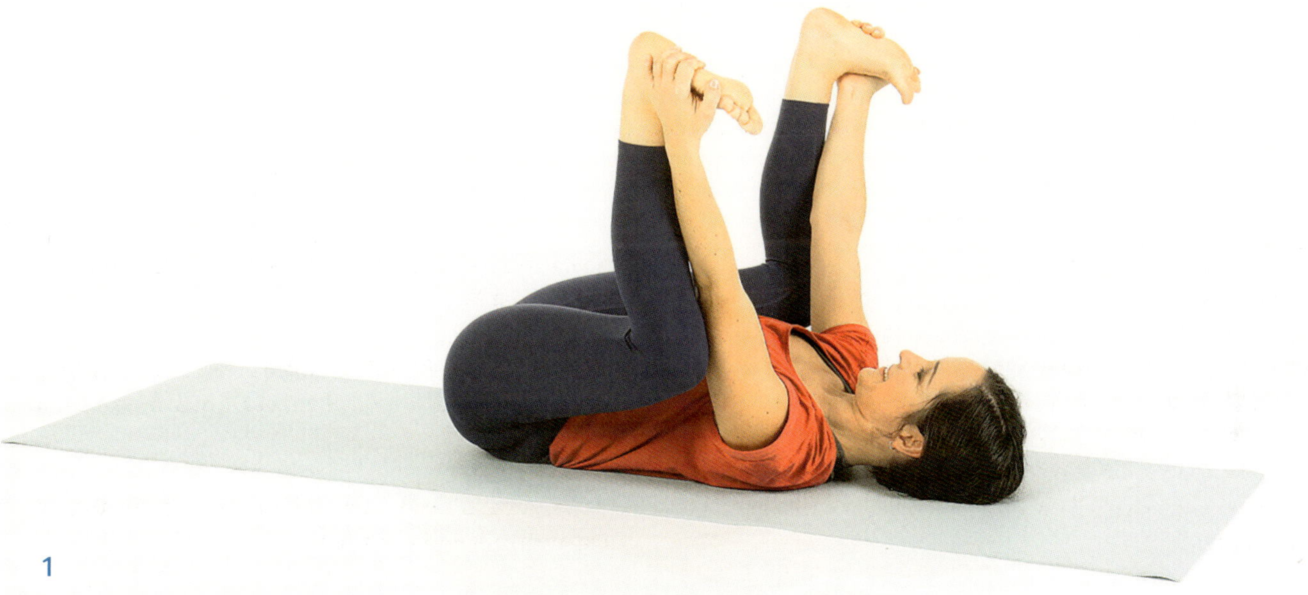

1

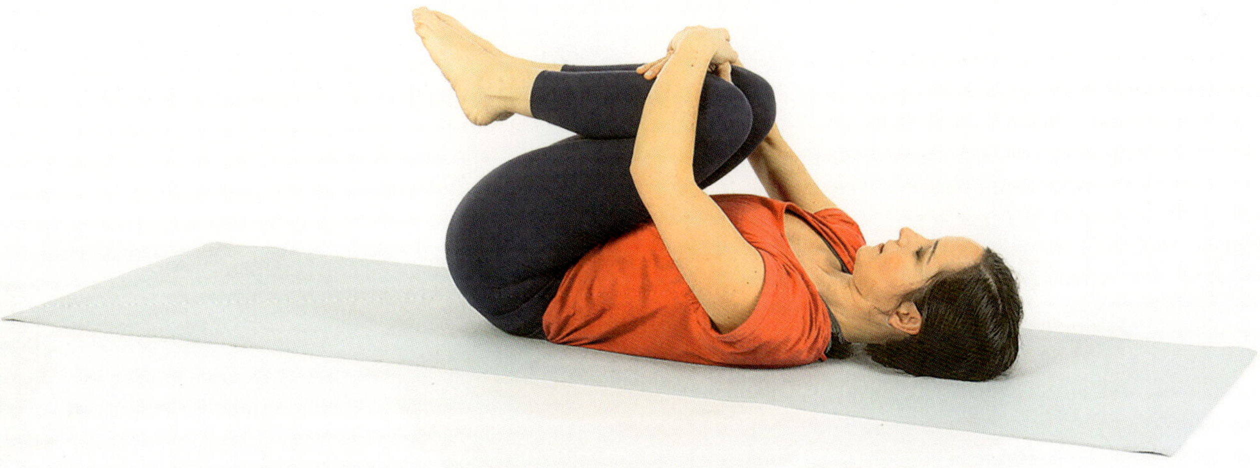

2

Gedrehte Kopf-zu-Knie-Haltung

» Parivritta Janu Shirshasana; Parivritta = gedreht; Janu = Knie; Shirsha = Kopf; Asana = Haltung

Diese Übung lehrt Geduld und Hingabe. Das Ego beiseiteschieben und einfach loslassen. Sie beruhigt den Geist und verbessert die Verdauung. Körperlich werden die Beinrückseiten, Rücken und Schultern und Hüften gedehnt. Die Wirbelsäule wird mobilisiert. Nieren und Leber werden stimuliert. Beschwerden durch Menstruation und Wechseljahre werden genauso gelindert wie Bluthochdruck, Kopfschmerzen, Schlafstörungen und Ängste.

- Setze dich aufrecht in eine weite Grätsche. Richte dein Becken auf. Nutze zur Unterstützung gerne die Hände. Falls das nicht ausreicht, lege eine gefaltete Decke unter dein Gesäß. Stelle das rechte Bein an. Ziehe die Ferse so nah wie möglich an dein Becken.

- Mit der Ausatmung lass das Knie nach außen fallen, sodass die rechte Fußsohle an der linken Oberschenkelinnenseite anliegt. Sollte das Knie nicht bis zum Boden sinken, kannst du auch hier etwas unterlagern. Ziehe die Ferse noch etwas näher zum Damm.

- Strecke, wenn möglich, das linke Bein und ziehe die Fußspitze zu dir. Mit der Einatmung hebst du Arme und Rumpf, ausatmend rotierst du nach rechts und lässt die Arme sinken. Lege die Fingerspitzen der rechten Hand hinten ans Kreuzbein und die Fingerspitzen der linken Hand auf den linken Oberschenkel. Hebe dein Brustbein und ziehe dich in die Länge. (1)

- Wenn du noch weitergehen möchtest, greife mit der linken Hand den linken Fuß und hebe den rechten Arm. Lass diesen mit der Ausatmung am Ohr vorbei ebenfalls zum linken Fuß sinken. Bleibe hier einige Atemzüge.

- Dann hebe einatmend die Arme noch einmal an und rotiere den Oberkörper Richtung Decke.

- Abschließend kippe den Rumpf aus dem Hüftgelenk heraus weiter nach vorne und lass die Arme sinken, wo sie sind. Lass den Oberkörper mit der Ausatmung weiter sinken, ohne dich kraftvoll mit den Armen nach vorne zu ziehen.

- Die Einatmung schafft Länge im Rumpf, die Ausatmung lässt dich weiter sinken. Verweile hier einige Atemzüge. Löse mit der Einatmung auf und bewege dich ganz frei.

- Wechsle jetzt die Seite.

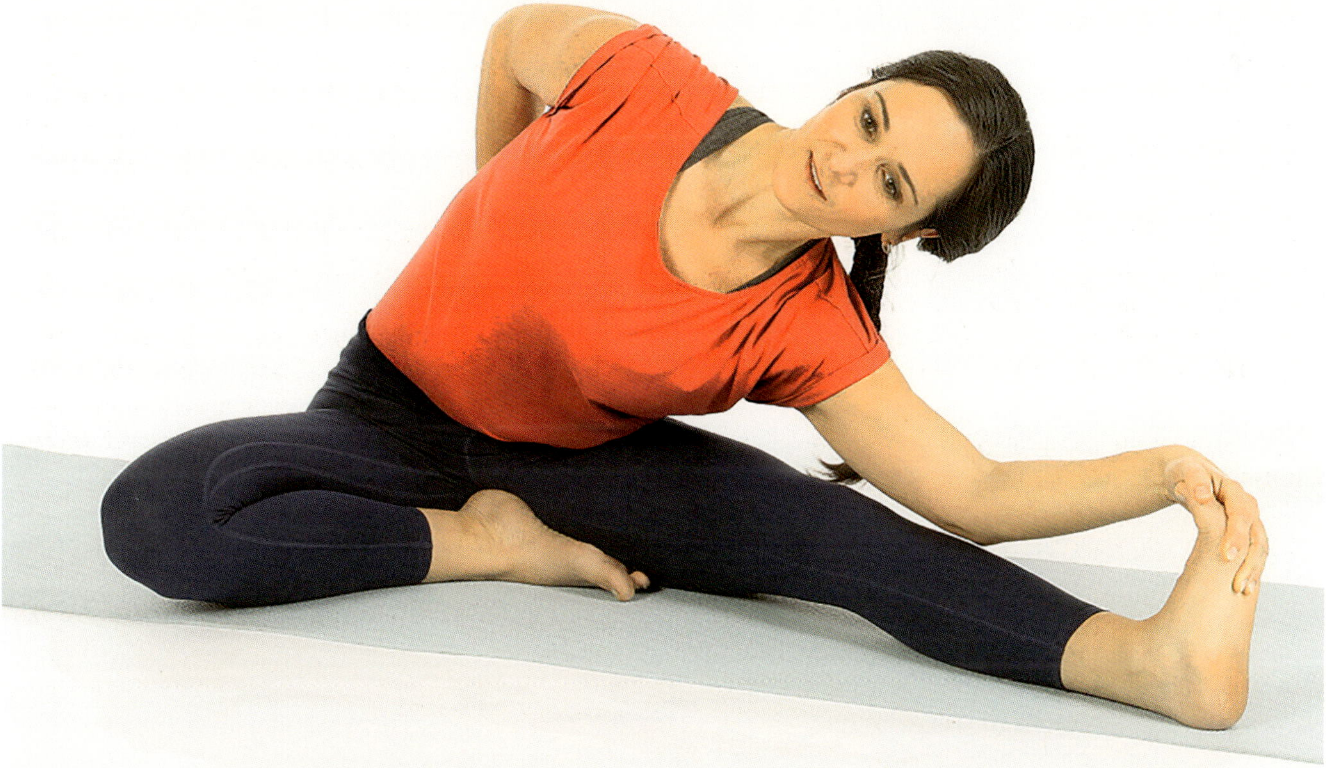

1

Heuschrecke und Bogen

» Dhanurasana; Dhanu = Bogen; Asana = Haltung
Vorübung Heuschrecke, auch Vogel genannt
Shalabhasana; Shalabha = Heuschrecke; Asana = Haltung

Diese Übungen dehnen die gesamte Körpervorderseite und stimulieren die inneren Organe. Dabei verbessern sie Haltung und Verdauung. Zusätzlich werden Rücken, Arm- und Beinrückseiten gekräftigt. Wobei die Heuschrecke die perfekte Vorübung für den Bogen ist.

- Beginne in der Bauchlage. Platziere gerne eine gefaltete Decke unter dem Becken, um den Druck in die Matte zu mindern. Die Hände ruhen unter der Stirn.

- Einatmend beginnst du, die Beine zu heben. Du kannst die Zehen dabei strecken.

- Hebe mit der nächsten Einatmung Kopf, Schultern und Arme. Der Körper ruht auf Becken und Bauch. Strecke die Beine kraftvoll nach hinten. Die Arme sind waagerecht neben dem Oberkörper. Drehe die Handinnenfläche nach oben oder unten und strecke dabei die Finger. Spüre hinein, welche Handposition für dich die bessere ist.

- Ziehe die Schulterblätter fest an den Rücken. Der Kopf ist in Verlängerung der Halswirbelsäule. Lass den Nacken lang. Dies entspricht der Heuschrecke.

- Dann ziehe die Fersen Richtung Gesäß. Die Hände greifen die Sprunggelenke. Die Knie bleiben in einem hüftbreiten Abstand. Kannst du die Gelenke nicht erreichen, nutze einen Yogagurt oder ein Handtuch. Alternativ deutest du die Bewegung nur an, indem du die Hände weiter nach hinten streckst, deine Knie beugst und deine Füße anziehst, sodass die Fußsohlen zur Decke zeigen.

- Anschließend schiebst du die Fersen nach hinten oben, die Zehen sind angezogen. Der Oberkörper spannt sich auf, sodass Kopf und Brust sich vom Boden heben. Beginne, das Steißbein einzurollen, um den unteren Rücken zu schützen. (1)

- Wenn du mehr möchtest, beginne, Rumpf und Oberschenkel vom Boden zu lösen. Die Schultern ziehen dabei nach unten und der Blick geht weich über die Nasenspitze. Atme ruhig und gleichmäßig für ca. 8–10 Atemzüge. Dann löse mit der Ausatmung langsam auf. Forme mit den Händen ein Kissen, auf dem du die Stirn ablegst. Schaukle dein Becken hin und her. Spüre dann in der Kindshaltung (Seite 210) nach.

- Variante: Versuche zunächst, nur ein Bein zu greifen. Mit dem anderen Unterarm stützt du dich am Boden ab oder streckst den Arm gerade nach vorne. (2)

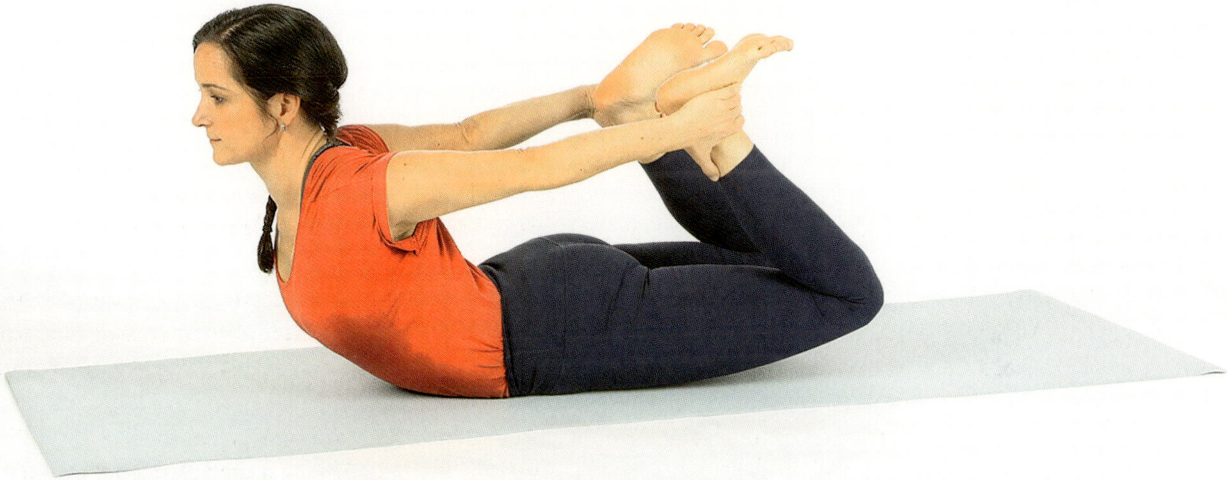

1

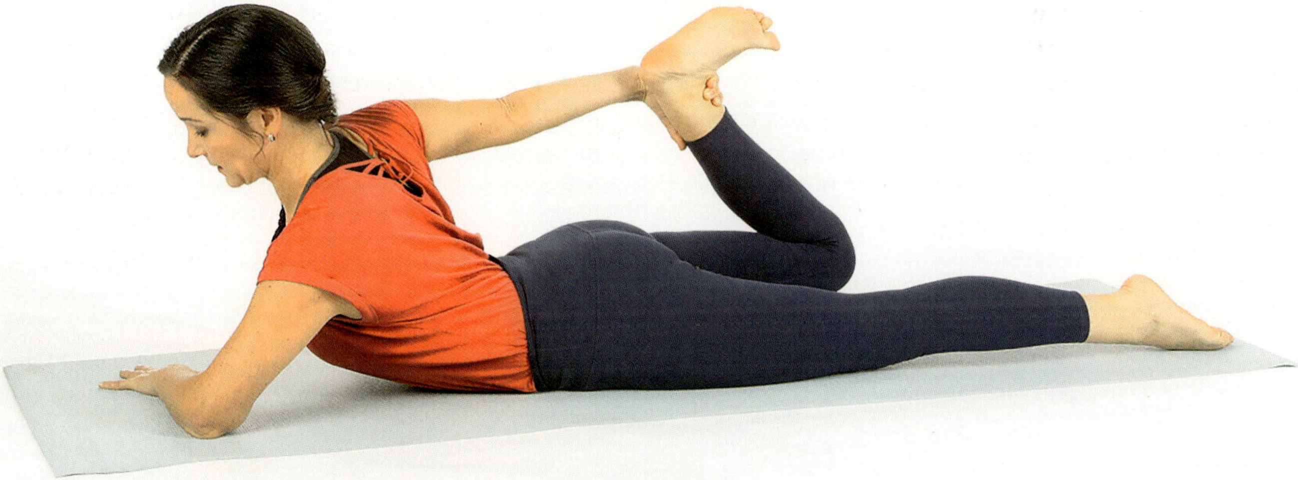

2

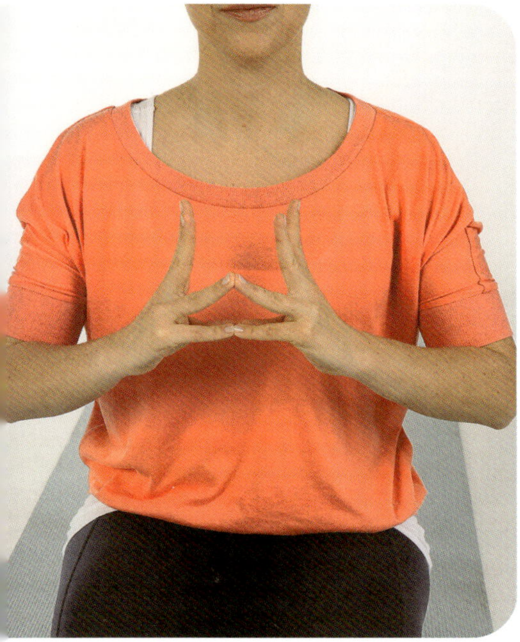

Maha Sakral Mudra

Maha bedeutet groß, Sakral steht für Svadhisthana Chakra (Seite 65) (Sanskrit: Svadhisthana = Süße, Lieblichkeit). Das Maha Sakral Mudra wirkt bei allen Bauch-, Darm- und Menstruationsbeschwerden. Es unterstützt durch eine erleichternde und ausgleichende Energie.

- Lege die Fingerspitzen der Ringfinger aneinander. Dann lege die Spitzen der kleinen Finger an den Daumen. Atme dabei tief in den Bauch.
- Dann bringe die sich berührenden Fingerspitzen der Daumen und kleinen Finger zueinander, sodass sich jetzt alle 4 Fingerspitzen berühren. Die Ringfinger bleiben gestreckt und miteinander verbunden. Atme weiter in den Bauch.
- Löse nach einigen Minuten und stelle dir vor, wie orangefarbenes Licht in deinen Unterbauch fließt.

Pranayama: tiefe Bauchatmung

Die tiefe Bauchatmung beinhaltet eine Vielzahl von positiven Wirkungen:

- Entspannung des ganzen Körpers
- Massage der inneren Organe
- Aktivierung der Darmperistaltik
- besserer Fluss des Prana (Chakren, Seite 64)
- Wahrnehmung der eigenen Mitte
- Steigerung des Selbstvertrauens

Ausgangsposition kann der bequeme und aufrechte Sitz sein oder du legst dich auf den Rücken. In deiner Rückenlage kannst du gerne deine Beine aufstellen oder dir eine zusammengerollte Decke oder zwei Kissen unter die Kniekehlen legen. So entlastest du deinen unteren Rücken. Bei Rückenproblemen kann das sehr hilfreich sein. Welche Haltung du einnimmst, bleibt dir überlassen. Du sollst dich wohlfühlen und entspannen können, da dein Fokus auf deiner Atmung liegen soll.

Ausführung

- Lege eine Hand auf den oberen Teil des Bauches und eine Hand auf deinen Unterbauch.
- Spüre zuerst einmal, wie du, ohne den Atem zu beeinflussen, atmest: Hebt sich beim Einatmen deine Bauchdecke mit beiden Händen nach oben? Atmest du eher in deinen Brustkorb und nur die obere Hand erfährt etwas Bewegung beim Einatmen? Je nachdem, wie du sonst im Alltag atmest, nimmst du in diesem Moment wahr, welcher Atmungstyp du bist.
- Du bist gerade noch stiller Beobachter deiner Atmung. Werde dir bewusst: Beim Einatmen geht dein Zwerchfell nach unten und deine Bauchdecke hebt sich etwas. Beim Ausatmen hebt sich dein Zwerchfell nach oben und deine Bauchdecke senkt sich bzw. geht nach innen.
- Jetzt übe aktiv die tiefe Bauchatmung. Atme vollständig aus und anschließend sanft wieder ein. Lass deinen Atem bis zu deiner unteren Hand strömen.
- Solltest du Schwierigkeiten haben, die Bewegung im Bauch zu spüren, dann übe mit folgender Variante: »Blähe« den Bauch nicht aktiv nach oben, sondern atme vollständig aus und sanft wieder ein. Vielleicht kommt die beschriebene Bewegung deines Bauches nach und nach von alleine.
- Atme etwa 4 Sekunden ein und 4 Sekunden aus.
  - Atme ein – dein Bauch hebt sich, 2, 3, 4.
  - Atme aus – dein Bauch senkt sich, 2, 3, 4.
- Wiederhole diesen Atemablauf für mindestens 10 weitere Atemzüge.
- Stelle dir beim Einatmen Licht und Energie vor, die in deinen Bauch strömen. Beim Ausatmen fließt diese Energie in deine Beine und Füße.
- Atme ein – Energie fließt in den Bauch. Atme aus – Energie fließt in die Beine und Füße.
- Atme ein – stelle dir vor, wie Licht und Energie in den Bauch strömen. Atme aus – Energie breitet sich über die Arme aus zu den Händen.
- Atme ein – Energie fließt in den Bauch. Atme aus – Energie fließt in den unteren Rücken, in den mittleren Rücken, in den oberen Rücken.
- Atme ein – Energie fließt in den Bauch. Atme aus – Energie fließt über das Herz in den Kopf.

Atme so ein paarmal weiter. Du zentrierst dich im Bauch – da, wo dein Sonnengeflecht sitzt. Deine innere Sonne. Zentrierst du deinen Bauch, so zentrierst du dich selbst und findest deine innere Mitte. Vom Sonnengeflecht aus fließt Prana – unsere Lebensenergie – überall hin. Deshalb ist unsere Bauchatmung so wichtig.

Wann immer du dich zentrieren willst, wann immer du zur Ruhe kommen willst, wann immer du neue Energie benötigst: Atme tief in deinen Bauch ein und aus und fühle deine innere Mitte. Unterstützend visualisiere das Licht und deine innere Sonne im Bauchraum.

Die Doshas

Im Ayurveda gibt es 3 Doshas: Vata, Pitta, Kapha. Sie beschreiben die 3 Grundkonstitutionen eines jeden Lebewesens und der Umwelt. Jedes Wesen, alles, was dich umgibt und durchdringt, trägt diese drei Konstitutionen in sich.

Doshas beschreiben jeden Menschen in seiner Individualität. Sie zeigen Tendenzen in den Verhaltensmustern, Dinge, die wir gerne und gut tun, und was wir besser meiden sollten. Dazu gehören unter anderem spezielle Krankheitsmuster sowie Bewegungs- und Ernährungsbedürfnisse.

Die ayurvedische Lehre beruht auf den 5 Elementen Raum (oder Äther), Luft, Feuer, Wasser und Erde. Diese lassen sich den Doshas zuordnen: Die Elemente Luft und Raum sind dem Vata-Dosha zugeordnet. Feuer und Wasser gehören zu Pitta. Das Wasser und die Erde gehören zu Kapha.

Welcher Doshatyp passt für mich?

Du kennst deinen Dosha-Typ noch nicht? Für eine erste Tendenz empfehlen wir Dosha-Tests aus dem Internet. Therapeutisch fundiertere Aussagen gibt's von Ayurveda-Ärzten. Vielleicht erkennst du dich aber direkt in den genannten Definitionen und Erläuterungen wieder. Denke daran, dass jeder von uns diese drei Qualitäten in sich trägt. Meist ist jedoch eine oder zwei stärker ausgeprägt. Wichtig ist, nach der ayurvedischen Lehre zu spüren und zu wissen, welche Doshas im Gleichgewicht sind. Sich selbst zu reflektieren, ist hier ein bedeutender Ansatz. Dadurch können die richtigen Meditationen, Asanas und Mudras gewählt sowie Gewohnheiten verändert werden.

In allen asiatischen Therapieformen strebt man nach Gleichgewicht. So auch im Ayurveda. Dieses Gleichgewicht von Vata, Pitta und Kapha kann beispielsweise durch emotionalen oder körperlichen Stress, eine falsche Ernährung oder Einflüsse von außen gestört werden.

Das Vata-Dosha befindet sich unterhalb des Nabels, Pitta sitzt zwischen dem Bauchnabel und dem Herzen und Kapha wiederum ist oberhalb des Herzens.

- Ist Vata im Gleichgewicht, erkennen wir das an Enthusiasmus und gutem Stoffwechsel. Vata ist kühl, trocken und leicht.
- Ist Pitta im Gleichgewicht, erkennen wir das an Freude und gesundem Hunger. Pitta ist flüssig, sauer und scharf.

- Ist Kapha im Gleichgewicht, erkennen wir das an Geduld und Stärke. Kapha ist ölig bis fest, süß und weich.

Vata

Der Vata-Typ erkennt sich als Erstes an heller Haut und hellem Haar. Der Körperbau ist meist schlank und grazil. Das Vata-Element ist der Wind. Dies zeigt sich in seiner Beweglichkeit. So ist der Vata-Typ meist körperlich sehr beweglich, aber auch geistig. Er kann sich gut auf neue Situationen einstellen und diese erfassen. Er besticht durch seinen Enthusiasmus und einen Tatendrang.

Wird dies zu intensiv, entsteht eine unruhige Nervosität bis hin zu Angststörungen. Der Vata-Typ verliert sich in Ideen und bringt nichts zu Ende. Körperlich entsteht Trockenheit. Dies zeigt sich am schnellsten in Haut und Haar sowie der Verdauung. Zum Ausgleich benötigt er eher ruhiges Yoga und Meditation.

Pitta

Das Feuer des Pitta zeigt sich bereits in der Haarfarbe und den Hautpigmenten. Rotes Haar, viele Sommersprossen oder eine gerötete Haut sind hier klare Indizien. Der Körperbau ist athlethisch. Auch entlarvt sich der Pitta-Typ durch sein Temperament. Ist das Pitta im Gleichgewicht, stärkt es die Intelligenz und den Mut.

Bei einem zu hohen Pitta-Anteil kippen diese positiven Eigenschaften schnell zu Herrschsucht, Dominanz und Aggression. Die eigene Wahrnehmung wird getrübt. Es können körperliche Symptome wie Entzündungen, Hautausschlag und Durchfall auftreten. Zum Ausgleich benötigt er Leichtigkeit und Verwurzelung zugleich.

Kapha

Die Ruhe des Wassers trägt das Kapha-Element in sich. Die Haarfarbe ist tendenziell dunkel, der Körperbau kräftig. Der Kapha-Typ besticht durch seine freundliche, verlässliche und mitfühlende Art. Er hat ein gutes Gedächtnis und für jeden ein offenes Ohr.

Fehlt hier der Ausgleich, neigt der Kapha-Typ zu Lethargie, Trägheit und Übergewicht. Körperlich zeigt es sich in einer erhöhten Schleimbildung, was im Yoga immer für Krankheit steht. Vor allem verschleimte Atemwege und tränende Augen werden mit Kapha in Verbindung gesetzt. Zum Ausgleich benötigt er leichte, aber auch gerne mal schweißtreibende Yoga-Asanas.

Ayurveda und Krankheit

Nach dem Ayurveda ist der menschliche Körper, wenn er gesund ist, in Harmonie. In der »Ashtanga Samgraha« von Vagbhata steht, dass eine Behandlung ideal ist, wenn sie eine Erkrankung heilt, aber gleichzeitig keine neue hervorruft. Erst dann ist der Körper selbsterneuernd und selbstkorrigierend wie das Universum.

Die Balance verlieren wir durch unsere Ernährung, Emotionen, den Lebensstil, saisonale Faktoren, psychische Traumata und auch Toxine. Deshalb hat das Ayurveda unterschiedliche Systeme entwickelt, die das Gleichgewicht der Doshas erhalten. Auf diese Weise behandelt es den gesamten Menschen bei Krankheiten oder Beschwerden, nicht nur die aufgetretenen Symptome.

Ernährungstipps

Die Doshas können aber auch durch die Ernährung ins Gleichgewicht gebracht werden.

Vata

Personen, bei denen das Vata-Dosha vorherrscht, haben variablen Appetit und eine variable Verdauung. Sie werden scheinbar von adstringierenden Lebensmitteln wie Salat und rohem Gemüse magisch angezogen. Ausbalanciert wird das durch warme, schwere, leicht ölige, nährende Speisen mit süßem, saurem und salzigem Geschmack. Regelmäßige Mahlzeiten sind für diese Personen genauso wichtig wie Topfgerichte (Suppen, Eintöpfe, Aufläufe), die sie bevorzugt essen sollten. Vermeiden sollten sie gefrorene, kalte und rohe Lebensmittel.

Pitta

Diese Typen haben einen starken Stoffwechsel und Appetit, essen gerne viel und scharf und bevorzugen kalte Getränke. Ausbalanciert wird dieses Dosha mit einer mild gewürzten Diät, mit süßen, bitteren und adstringierenden Speisen, um seinen natürlichen Hang zu aggressivem Handeln, schweren oder nährenden sowie leicht trockenen Speisen auszugleichen.

Eine vegetarische Ernährungsweise ist für Pitta-Typen hervorragend geeignet. Sie sollten Alkohol, Tabak, Kaffee und zu viel Salz meiden. Pitta-Typen essen am besten kühlende, nicht zu scharfe Speisen.

Kapha

Menschen mit einem Überhang von Kapha haben eine langsame Verdauung und können süßen, salzigen und fettigen Speisen kaum widerstehen. Das sollte mit bitteren und adstringierenden Gerichten ausgeglichen werden. Kapha-Typen brauchen Nahrung, die den Geist stärkt, also leicht, trocken und würzig ist. Sie sollten ölige Speisen, Milchprodukte sowie kalte Speisen und Getränke meiden.

Mudras für die Doshas

Mudras wirken sanft, jedoch kraftvoll gegen negative Einflüsse und können so unterstützend helfen, wieder eine gesunde Balance zwischen den drei Doshas in Körper, Geist und Bewusstsein herzustellen.

Die Doshas können den jeweiligen Fingern zugeordnet werden:

- Dem Vata ist der Zeige- und Mittelfinger zugeordnet, Pitta der Daumen und kleiner Finger, Kapha Ring- und kleiner Finger. Du kannst alle 3 Doshas harmonisieren, indem du alle 5 Fingerspitzen aneinanderlegst.
- Für mehr Leichtigkeit nutze den Zeige- und Mittelfinger, für Feuer den Daumen und den kleinen Finger, benötigst du mehr Erdung, beziehe am besten Ring- und kleinen Finger mit ein.
- Lass dich hier ganz von deinem Gefühl leiten. Eine weitere Möglichkeit ist, das Abgeben von Energie in die Erde. Bringe dazu die jeweiligen Fingerspitzen zum Boden. Dies kannst du im Sitzen, Knien oder in der Kindsstellung anwenden.

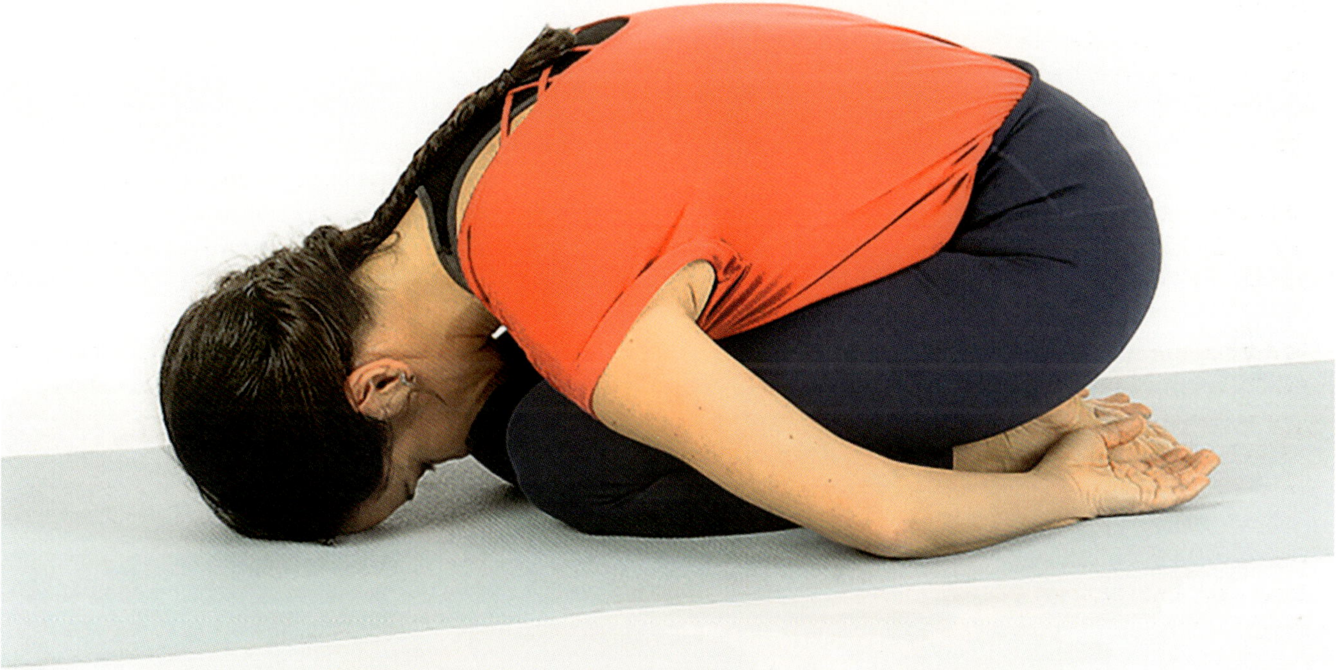

1

Bananenübungen aus Shavasana

» Bananasana; Banana = Banane; Asana = Haltung; Shavasana; Shava = Leichnam; Asana = Haltung

Diese Übung wirkt besonders beruhigend und entspannend auf Körper, Geist und Seele. Der Blutdruck wird gesenkt. Kopfschmerzen, Schlafstörungen und Erschöpfungszustände werden gelindert. Auch kann sie Stress und leichten Depressionen entgegenwirken. Beide Hälften, Yin und Yang, werden ausgeglichen und harmonisiert. Die Körperhälften werden genauso gedehnt wie der Bauch und die Zwischenrippenmuskulatur.

- Komme in eine Rückenlage mit aufgestellten Beinen. Hebe dein Becken leicht an und rolle das Becken ein. Dann lege das Becken zurück auf die Matte und spüre die neu entstandene Länge im unteren Rücken.

- Dann lasse erst das rechte und dann das linke Bein am Boden ausgleiten. Entspanne beide Beine und lass die Zehen locker nach außen sinken.

- Lege die Arme zunächst neben deinen Oberkörper, sodass Luft an die Achselhöhlen gelangt. Die Handinnenflächen zeigen nach oben. Ziehe die Schultern tief und weg von deinen Ohren.

- Entspanne dich jetzt von Kopf bis Fuß, vor allem den Nacken und das Gesicht » Shavasana.

- Dann hebe die Arme an und lege sie neben dem Kopf zu einem V geöffnet wieder ab. Öffne ebenfalls die Beine zu einem A, sodass du jetzt wie ein X am Boden liegst.

- Bringe jetzt die linke Hand zur rechten, ohne dass sich die linke Schulter vom Boden löst. Wenn möglich greift die rechte Hand das linke Handgelenk. Jetzt führe den linken Fuß zum rechten. Das Becken bleibt fest verwurzelt auf der Matte. Für mehr Dehnung lege das linke Sprunggelenk über das rechte. Spüre, wie du wie ein Halbmond auf der Matte liegst. Atme jetzt besonders in deine linke Flanke. Auch hier kannst du dich mit jedem Atemzug weiter in dieser Position entspannen. (1)

- Halte die Position für mindestens 6–8 Atemzüge. Dann löse behutsam wieder auf und finde zur Mitte zurück. Hier kannst du in Shavasana nachspüren oder die Knie Richtung Brustkorb ziehen.

- Dann wechsle die Seite.

Tipp Da Entspannung immer aktiv auf die Yin-Energie wirkt, wird dir in entspannenden Asanas schnell kühl. Lege eine Decke bereit und ziehe auch gerne wärmende Kleidung an.

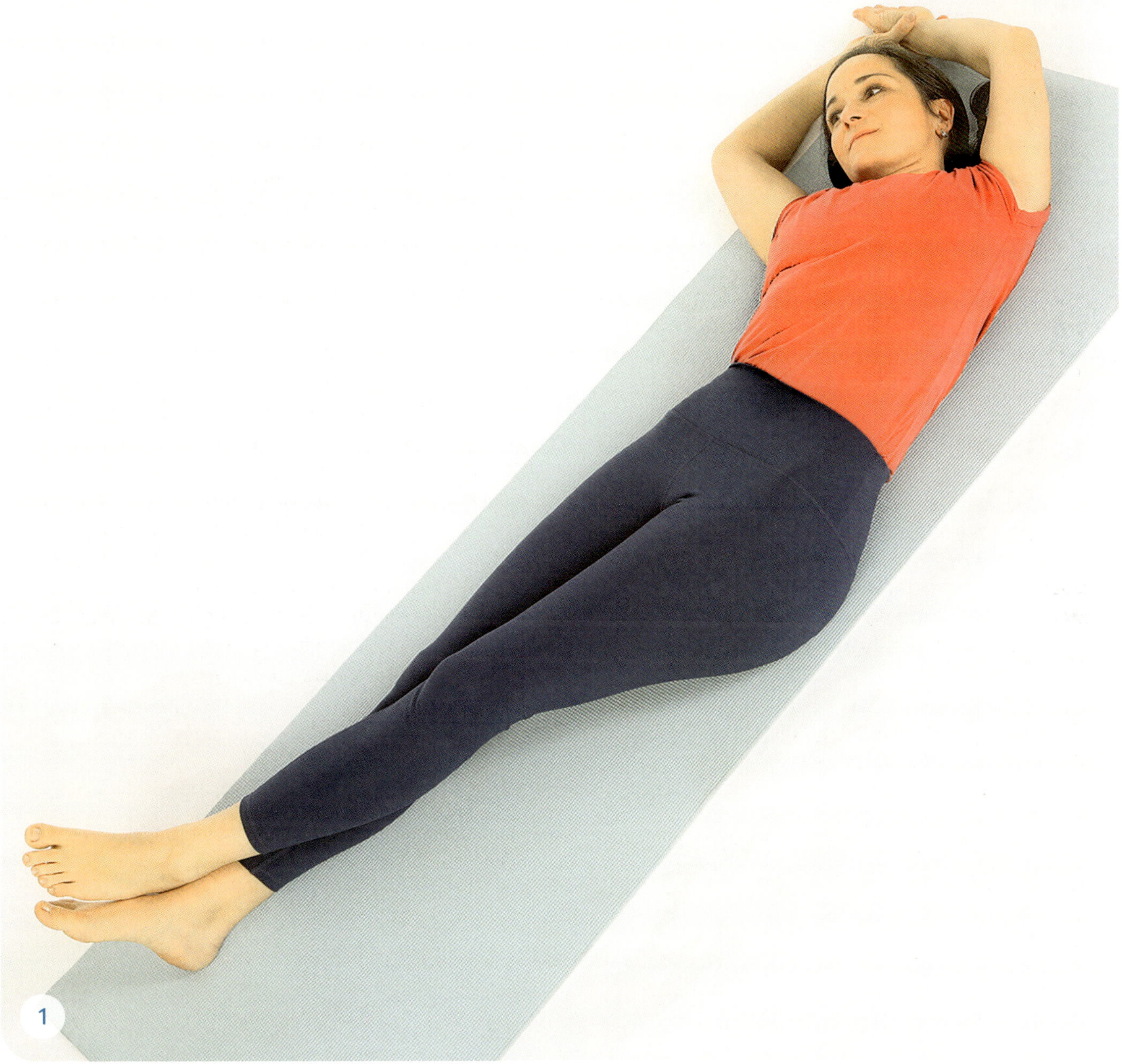
1

Gestrecktes Dreieck

» Utthita Trikonasana; Utthita = gestreckt; Trikona = drei Winkel, Dreieck; Asana = Haltung

Diese Asana verbessert die Körperwahrnehmung. Beine, Knie und Sprunggelenke werden gekräftigt und die Haltung verbessert. Hüften, Leisten und Beinrückseiten werden gedehnt. Die Wirbelsäule wird mobilisiert, Brust und Schultern werden geweitet. Die Übung stimuliert die inneren Organe und regt die Verdauung an. Auch bei Wechseljahrsbeschwerden kann Trikonasana hilfreich sein. Der Stress wird gelindert und man bekommt Stabilität, genauso wie eine neue Sichtweise auf die Dinge.

- Stelle dich quer auf deine Matte in Tadasana, der Bergstellung (Seite 72). Versetze die Füße seitlich in einen Grätschstand. Dabei stehen die Füße zweimal schulterbreit. Die Fußaußenkanten sind parallel ausgerichtet und schieben in den Boden. Optional kannst du die Füße leicht nach außen drehen.

- Hebe die Fußgewölbe an und spüre, wie die Energie von der Erde aufsteigt. Nimm die Kraft und Stabilität wahr, die du nun durch die Basis der Haltung aufgebaut hast.

- Baue mit derselben Energie den Oberkörper bis zur Krone des Kopfes auf.

- Mit der Einatmung hebst du die Arme auf Schulterhöhe an. Ausatmend rollst du die Schultern nach hinten und unten. Arme und Ellbogen sind gestreckt, aber durchlässig im Gelenk. Die Finger sind gestreckt und aufgespannt. Die Handinnenflächen zeigen nach unten.

- Drehe jetzt den rechten Fuß etwas einwärts und den linken Fuß um 90 Grad nach außen, sodass die Zehen zum kurzen Mattenende zeigen. Für mehr Stabilität kannst du die Füße etwas weiter auseinander, nach rechts und links, setzen.

- Mit der nächsten Ausatmung schiebst du dein Becken nach rechts und den Oberkörper nach links. Lege die rechte Hand zunächst ans Kreuzbein und die linke Hand auf das Becken, deinen linken Oberschenkel oder das Schienbein. Ziehe aktiv die rechte Schulter zurück. Der Oberkörper wird zur rechten Seite aufgedreht. (1)

- Senke den Rumpf so weit zur linken Seite, wie es dir angenehm ist und du nicht nach vorne kippst. Stell dir vor, du lehnst mit dem gesamten Rücken an einer Wand.

- Der Kopf bleibt in Verlängerung zur Brustwirbelsäule. Um den Nacken zu entlasten, belasse den Blick bei deinem linken Fuß, ansonsten geht der Blick geradeaus.

- Um die Übung zu intensivieren, kannst du jetzt den rechten Arm senkrecht nach oben strecken. Der Blick darf folgen. Für noch mehr Öffnung löse die linke Hand und führe den Handrücken an die Beininnenseite. (2)

- Halte diese Position für 6–8 Atemzüge. Komme mit der Einatmung zurück nach oben. Lass die Arme locken fallen, kreise die Schultern und wechsle dann die Seite.

Tipp Lass deine imaginäre Wand real werden und versuche die Übung an einer Wand gestützt.

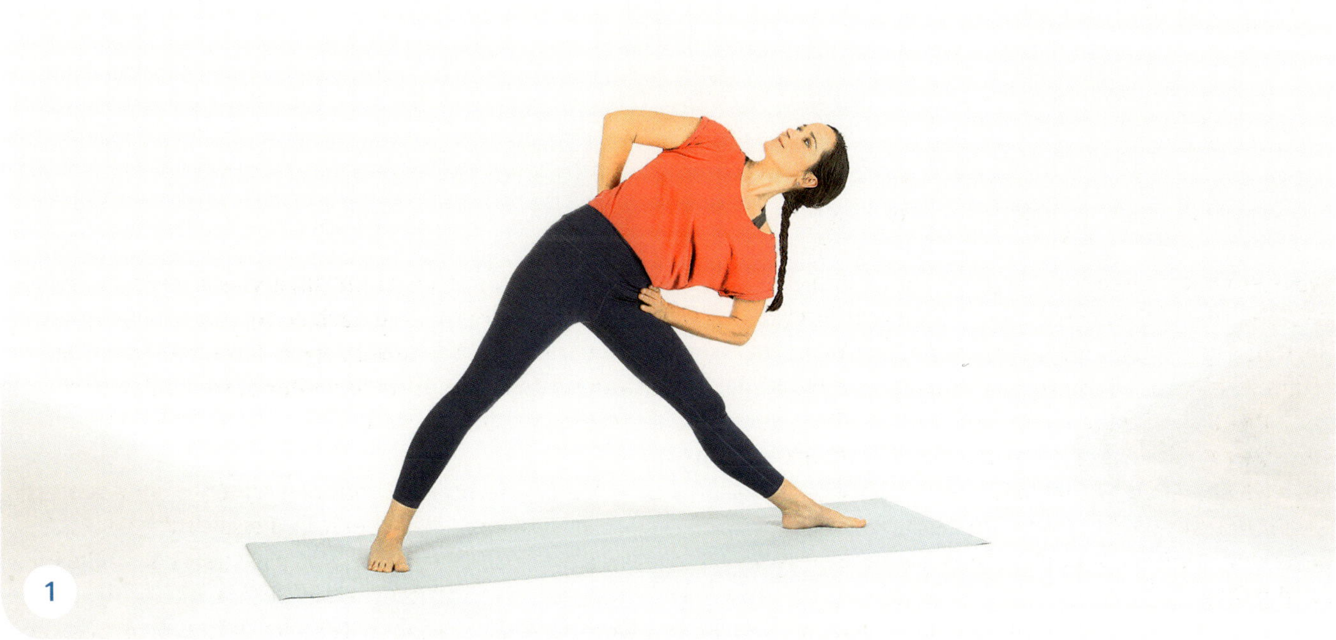
1

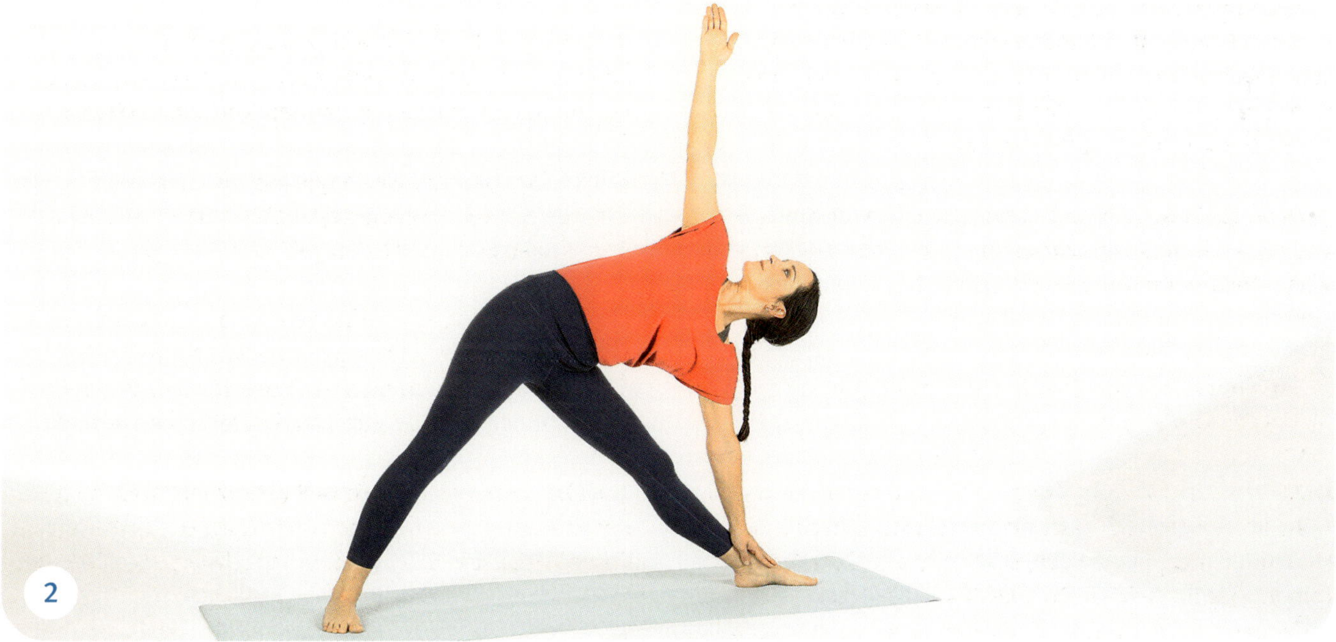
2

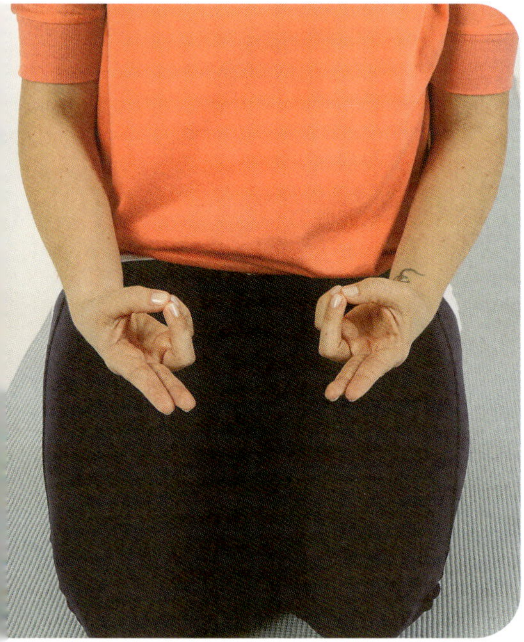

Pran Mudra – Lebensmudra

Prana bedeutet im Hinduismus Leben, Lebenskraft oder Lebensenergie.

Diese Mudra aktiviert die Basis und das Wurzelchakra (Seite 64). Die Pran Mudra sorgt dafür, dass du dich vitaler und kraftvoller fühlst. Sie beseitigt Müdigkeit, aber auch Abgespanntheit und Nervosität. Diese Mudra hilft, den inneren Motor zu reinigen und zu schmieren, damit er kraftvoll laufen kann. Denn wenn der Motor in einem Auto zu versagen droht, bleibt es stehen. Wir haben jedoch oft die Angewohnheit, dann noch einmal richtig loszulegen. Darum halte einen Moment inne, halte die Mudra und tanke neue Energie.

- Drücke die Spitzen von Daumen, Ringfinder und kleinem Finger aneinander. Zeige- und Mittelfinger bleiben gestreckt und möglichst zusammen. Die Handinnenfläche zeigt nach oben. Vertiefe deinen Atem.
- Variation: Wenn du den Daumen auf die Nagelflächen von Ring- und kleinem Finger drückst, werden die Gehirnhälften zu gleichmäßiger und verbundener Tätigkeit angeregt.

Pranayama: yogische Vollatmung

Die volle yogische Atmung füllt deinen Lungenraum maximal aus und wirkt harmonisierend auf deinen Körper und deinen Geist. Die detaillierten Wirkungen der einzelnen Atmungsabschnitte kannst du gerne nachlesen in den Kapiteln Bauchatmung (Seite 202), Flankenatmung (Seite 157) bzw. Brustkorbatmung (Seite 104).

Alle positiven Wirkungen vereinen sich in der yogischen Vollatmung. Sie besteht aus folgenden drei Atmungen:

- Bauchatmung
- Brustatmung
- Schlüsselbeinatmung

An jedem Tag atmest du ca. 25 000 Mal ein und aus. Du hast jede Stunde des Tages 920 Atemzüge lang Zeit, achtsam mit dir und deinem Atemfluss zu sein. 920 Chancen in der Stunde, um deinen Körper und deinen Geist in Einklang zu bringen.

Es geht bei der vollen yogischen Atmung darum, den Atem bewusst wahrzunehmen, sanft zu lenken und ihn dabei frei fließen zu lassen, ohne ihn verbissen kontrollieren zu wollen. Die folgende Übungsanleitung soll dir deine Atemräume nach links und rechts, nach vorn und hinten, nach unten und oben bewusst machen und dir die Möglichkeit geben, alles in Einklang zu bringen.

Ausführung

Alte Yogis glaubten, dass jeder Mensch nur eine begrenzte Anzahl von Atemzügen zur Verfügung habe. Je tiefer und raumgreifender du deine Atmung ausführst, desto weniger Atemzüge brauchst du.

Die yogische Vollatmung entschleunigt dich. Vielleicht entdeckst du völlig neue Atemräume für dich.

Bauchatmung vertiefen

- Lege dich entspannt in deine Rückenlage. Falls nötig, stelle die Beine an, um deinen unteren Rücken zu entlasten. Beide Hand-

flächen liegen auf deinem Bauch, die Finger weit aufgespreizt. Deine Daumen sollten, wenn möglich, auf Höhe deiner unteren Rippen liegen, der kleine Finger auf Höhe der Hüftknochen.
- Atme fließend auf 3 Zeiten ein und auf 3 Zeiten aus. Spüre, wie die Einatmung deine Hände noch mehr weitet und voneinander entfernt. Dein Bauch dehnt sich aus.
- Atme aus und nimm wahr, wie sich die Hände wieder annähern und der Bauch sich zusammenzieht.
- Atme auf diese Weise 1 Minute weiter. Dann lege die Arme neben dem Oberkörper ab und spüre kurz nach.
- Komme über eine Seite in den aufrechten Sitz. Übe hier den gleichen Atemablauf wie in deiner Rückenlage für 1 Minute.
- Letzte Station ist dein aufgerichteter Stand. Auch hier praktiziere, wie oben beschrieben, für 1 Minute deine Bauchatmung.

Brustatmung ergänzen
- Lege dich erneut in deine Rückenlage (Shavasana). Eine Hand ruht auf deinem Bauch, die andere Hand liegt flächig auf dem Bereich des Brustbeins.
- Atme tief in den Bauch ein und versuche nun, mit weiter fließender Einatmung auch zu spüren, wie sich deine Hand auf dem Brustkorb hebt und dein Herzraum sich öffnet. Spüre, wie sich deine Rippenbögen weit nach rechts und links öffnen, sich ausdehnen. Also erst Bauch-, dann Brustatmung.
- Atme aus, wobei der Atem erst den Brustraum verlassen soll, und spüre, wie sich dein Brustkorb senkt. Versuche die Zwischenrippenmuskulatur zu entspannen. Der Brustkorb kommt zurück in seine Ausgangsposition. Immer noch ausatmend, leert sich anschließend dein Bauch und senkt sich nach unten innen. Also erst Brustkorb, dann Bauch senken.
- Praktiziere diese Atmung jeweils 1 Minute im Liegen, Sitzen und Stehen.

Schlüsselbeinatmung ergänzen
- Beginne wieder in Shavasana. Die Hände liegen wieder auf dem Bauch und dem Brustkorb.
- Atme nun sehr tief folgendermaßen ein: Dein Bauch hebt sich, der Brustkorb hebt sich und dann versuche, deine Schlüsselbeine zu heben, indem du den oberen Teil der Lunge füllst, ohne deine Schultern nach oben zu ziehen. Mach dir bewusst, dass ein Heben der Schultern die Effektivität dieser Atmung mindern würde, da mit angehobenen Schultern keine vollständige Lungenkapazität erreicht werden kann.
- Deine Ausatmung sollte umgekehrt ablaufen: Zuerst senken sich die Schlüsselbeine, dann der Brustkorb, dann erst der Bauch.
- Praktiziere die yogische Vollatmung gerne noch 1 Minute im Liegen, dann jeweils 1 Minute im Sitzen und schließlich im Stand.
- Du kannst selbstverständlich auch nur im Liegen, Sitzen oder Stehen die einzelnen Schritte praktizieren und steigern, sobald du dir sicher bei der Wahrnehmung der einzelnen Atemschritte bist.
- Am Ende finde zurück in Shavasana. Schließe die Augen und spüre deinen natürlichen Atem. Hat sich etwas verändert?

Tipp Zum Ende deiner Praxis empfehlen wir dir, dich vor einen Spiegel zu setzen oder zu stellen, um dich bei dieser anspruchsvollen Technik beobachten zu können.

- Lässt du deine Schultern entspannt?
- Sind deine Gesichtszüge weich?
- Ist dein Hals bzw. deine Kehle gelöst, während du praktizierst? Das kannst du an der Aktivität des Kopfwendemuskels in Form der Kontraktion rechts und links der Kehle erkennen. Diese sollte nicht vorhanden sein. Falls doch, dann lege deinen Fokus darauf, hier loszulassen.

Traditionelle Chinesische Medizin

Schon vor über 5 000 Jahren machten die Chinesen die Entdeckung, dass den Körper Bahnen durchziehen, in denen ständig eine geringe elektrische Energie fließt. Diese Energiekanäle bilden mit Organen und Körperoberfläche eine Einheit.

Auch die Traditionelle Chinesische Medizin (TCM) betrachtet den Menschen als Einheit von Körper, Geist und Seele. Was im Yoga das Prana ist, ist in der TCM das Chi, die Lebensenergie. Um diese Energie kreisen beide Lehren. Im Körper verläuft diese Energie in Bahnen, ähnlich unseren Blutbahnen. Diese nennt die TCM Meridiane, im Yoga heißen sie Nadis.

Bereits in den 1980er-Jahren wurden die wissenschaftlichen Beweise für die Meridiane geliefert. Die Ärzte J.-C. Darras, P. Albarède und P. de Vernejoul zeigten mithilfe bildgebender Verfahren nicht nur die Meridianpunkte im Körper, sondern auch die Merdianverläufe auf. Auch die Faszienforschung von Dr. Schleip bestätigt den Verlauf der Meridiane, der dem der Faszienströme sehr ähnelt.

Erkentnisse aus der Organuhr

Kann die Energie in den Meridianen nicht frei fließen, entstehen psychische und physische Beschwerden. Aufgenommen werden kann die Energie durch Atmung (Pranayama), Meditation, Nahrung und Yoga. Die Hauptmeridiane der TCM haben zu unterschiedlichen Zeiten ihre Aktivitäts- und Ruhephasen.

Bei einem Blick auf die Organuhr erkennst du die Hauptaktivitätszeit eines Organs und dessen Ruhephase. So kann uns die Organuhr Hinweise auf eine mögliche Störung und gleichzeitig auf einen Zeitpunkt, an dem therapeutische Maßnahmen besonders gut und nachhaltig wirken, geben. Versuche, in dieser Zeit die Yogaübungen, Meditationen usw. umzusetzen.

Die Organuhr gibt uns einen Lebensrhythmus für alle Bereiche vor: Wann ist Zeit zum Essen? Wann ist die Zeit für Erholung? Und wann sollten wir zu Bett gehen? Jeder Meridian hat seine Aufgabe zu einer bestimmten Zeit und benötigt somit auch seine Zeit, um sich mit neuer Energie zu versorgen und zu ruhen.

Auch wenn uns im Alltag der Stress, die Anforderung von Beruf, Familie und Freunden immer wieder einholt, sollten wir uns entsprechende Zeitfenster für uns und

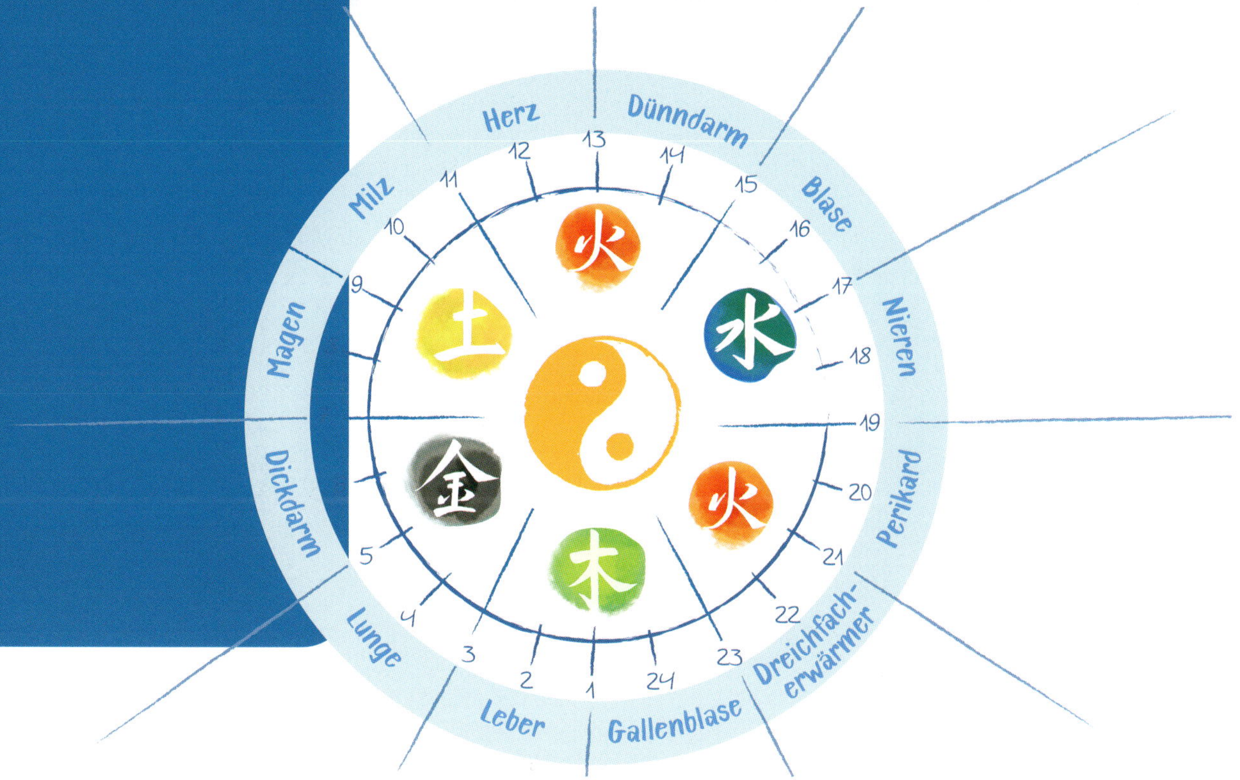

Die Arbeits- und Ruhezeiten der Organe in der Übersicht

unsere Gesundheit einplanen. Einen Moment Zeit, um in Ruhe zu essen, die Fenster zu öffnen und einfach einmal tief durchzuatmen. Denn wenn all unsere Energie gut fließt, Meridiane und Organe im Einklang sind, fühlen wir uns leicht und lebendig. Häufen sich also Symptome wie Schmerzen, Unwohlsein oder ein Aufwachen in der Nacht zu bestimmten Uhrzeiten, lohnt es sich, einen Blick auf die Organuhr zu werfen.

Hochphase: Lunge, Ruhephase: Harnblase

3 bis 5 Uhr: Tief einatmen! Aufgaben des Lungenmeridians liegen in der Aufnahme von Sauerstoff und Prana bzw. Qi, der Lebensenergie. Die Lunge regelt die Energieverteilung und -versorgung im Körper. Außerdem wirkt sie auf die Regulation von Haut- und Körpertemperatur. Dieser Meridian wirkt auf unsere Energieleitbahnen und Blutgefäße.

Die Lunge führt jetzt ihren Reinigungsprozess durch. Asthmaanfälle und Frösteln sind zu dieser Zeit besonders häufig. Spaziergänge am frühen Morgen und gut gelüftete Räume sind hier absolute Gesundheitsbringer.

Mögliche Beschwerden:

- erhöhte Infektanfälligkeit, Atemstörungen, Bronchitis, Husten
- Allergien und Asthma, Kurzatmigkeit, Brustkorbbeschwerden, Heiserkeit
- negative Gefühle, wie z. B. Enge, Alternativlosigkeit
- verstärktes Schwitzen, Hitzegefühl in der Brust
- Hautprobleme, Probleme mit Körperbehaarung

Hochphase: Dickdarm, Ruhephase: Niere

5 bis 7 Uhr: Loslassen und reinigen! Als Teil des Verdauungstraktes ist der Dickdarm für Transport und Ausscheidung unverdaulicher Stoffe aus der Nahrung zuständig. Aber auch im übertragenden Sinne ist der Dickdarm für die Verdauung zuständig. Alles, was wir aus unserer Umwelt aufnehmen, muss verdaut werden. Dazu gehört alles, was wir sehen, hören, schmecken und fühlen. Und das ist an einem Tag schon einiges. Aufgrund der ständigen Medienpräsenz hat der Dickdarm in der heutigen Zeit schwer zu kämpfen. Er reagiert stark auf Stress. Das Loslassen fällt uns schwer.

Um 5 Uhr beginnt der Körper das Hormon Cortisol auszuschütten, das uns langsam weckt. Der Darm beginnt zu arbeiten und meist ist es auch für viele die Zeit, ihn zu entleeren.

Mögliche Beschwerden:

- Lendenwirbelsäulenprobleme, Kreuzschmerzen und Knieprobleme
- Blähungen und Hämorrhoiden
- Verstopfungen, nicht loslassen können
- Durchfall, reduzierte Gedächtnisleistung und Menstruationsbeschwerden
- Krämpfe und Brustschmerzen
- Allergien, Erkältung, Atemwegsprobleme
- Kopfschmerzen und Migräne

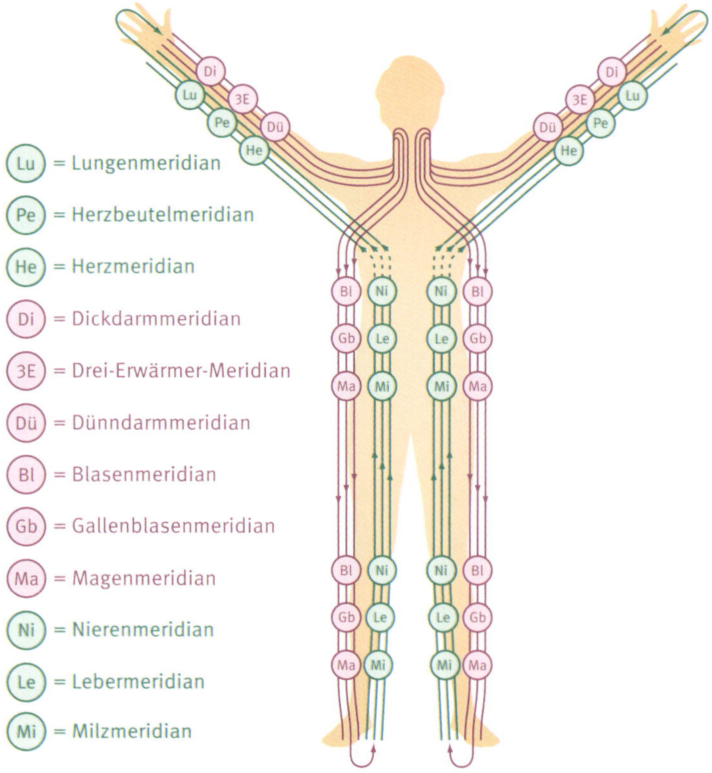

Bernie Clark. Das große Yin-Yoga-Buch. Stuttgart: TRIAS; 2018

Verlauf der Meridiane

Hochphase: Magen, Ruhephase: Kreislauf/Perikard (Herzbeutel)

7 bis 9 Uhr: Aufnahme! Sicher kennst du die alte Weisheit: »Iss morgens wie ein Kaiser, mittags wie ein Edelmann und abends wie ein Bettler.« Jetzt ist nach der TCM die beste Zeit für das Frühstück.

Vielleicht auch einmal ganz anders als gewohnt. Denn in asiatischen Ländern ist es vollkommen normal, warm zu frühstücken. Die Hochphase des Magens lässt die Verdauung auf Hochtouren laufen. Ein vielfältiges und entspanntes Frühstück bringt Energie für den ganzen Tag. Auch liebt der Magen leichte Kost, physisch und psychisch. So hemmen schwere Gedanken und Grübeln die gesunde Nahrungsaufnahme.

Auf längere Sicht sind es auch Erfahrungen und Erlebnisse, die über den Magen aufgenommen werden. Als Nahrung können also auch körperliche und geistige Eindrücke bezeichnet werden. Ein gesunder Appetit auf Nahrung und das Leben sprechen für einen ausgeglichenen Energiefluss im Magenmeridian.

Mögliche Beschwerden:

- Sodbrennen, Aufstoßen, Magenschmerzen
- Verdauungsbeschwerden (psychisch und physisch)
- Blähungen und Oberbauchschmerzen
- Appetitlosigkeit, Völlegefühl und Müdigkeit
- trockene Lippen, entzündete Mundschleimhaut und Mundwinkel
- Magenschleimhautentzündungen, entzündete Wunden allgemein
- Mundgeruch, Zähneknirschen und Zahnfleischbluten
- psychische Probleme, Ärger und chronische Verspannungen

Hochphase: Milz und Bauchspeicheldrüse (Pankreas), Ruhephase: Dreifach-Erwärmer (Meridian für Wärmeregulation)

9 bis 11 Uhr: Zeit zum Denken! Auch Milz und Pankreas arbeiten für Körper und Seele zugleich. Sie trennen das Klare vom Trüben. Das Klare wird aufgenommen und weitergeleitet, das Trübe wird ausgeschieden. Die beiden Organe spielen eine wichtige Rolle bei der Abwehr. Außerdem überwachen sie Blut und Blutkreislauf, Muskeln, Arme und Beine.

Zwischen 9.00 und 11.00 Uhr ist unsere Denkfähigkeit am höchsten. Körperlich werden mehr weiße Blutkörperchen produziert, was zu einer Erhöhung der Immunabwehr und Wundheilung führt. Eine gute Tageszeit also für Prüfungen oder Operationen. Durch leichte Nahrung kannst du deinen Körper dabei unterstützen. Auf emotionaler Ebene ist der Meridian dafür zuständig, wie gut wir uns in Kollektive, z. B. Freunde, Kollegen und Familie, einfügen können.

Mögliche Beschwerden:

- Rastlosigkeit, unterdrückte Gefühle und Gemütsschwankungen
- Müdigkeit, Abgeschlagenheit und Eisenmangel
- Schiefstände in Kreuzbein oder Schultern, Wirbelprobleme
- übertriebener oder fehlender Appetit, Übelkeit, Verdauungsprobleme
- Schlafstörungen, geistige Schwerfälligkeit und Konzentrationsschwäche
- Wassereinlagerungen in den Beinen und Bindegewebsschwäche

Hochphase: Herz, Ruhephase: Gallenblase

11 bis 13 Uhr: Freude pur! Eine gute Zeit für eine Mittagspause. Mit der Familie oder Kollegen sich austauschen, lachen, leichte Nahrung zu sich nehmen und neue Energie schöpfen. In der TCM wird das Herz als der oberste Herrscher bezeichnet. Denn das Herz steht im Mittelpunkt und ist für Blutgefäße und Lebensenergie zuständig. Alles, was nach außen geht, kommt vom Herzen. Es zeigt sich, dass unser Herz nach Glück strebt. Das Feuer des Herzens zeigt sich in der Lebensfreude.

12 Uhr ist die Zeit für das emotionale Gleichgewicht. Halte dich von Stress und Überanstrengung fern. Die Zeit der maximalen Leistungsbereitschaft ist vorbei.

Mögliche Beschwerden:

- innere Unzufriedenheit, Angst und Ängstlichkeit
- Herzflimmern, Herzklopfen, Herzenge und Herzschmerzen
- vermehrtes Schwitzen und Blässe
- Schlafstörungen, Blutdruckschwankungen und Ruhelosigkeit
- Lustlosigkeit, Nervosität und Schwindel
- Emotionslosigkeit, Beziehungsprobleme, Willensschwäche und Sprachprobleme

Hochphase: Dünndarm, Ruhephase: Leber

13 bis 15 Uhr: Auf den Bauch hören! Der Dünndarm trennt »Reines« von

»Unreinem«. Auch er ist für Aufnahme und Verdauung zuständig. Auf der gedanklichen Ebene ist er ebenfalls für die »Aufnahme« und die »Verdauung« zuständig. Nutze diese Zeit für eine kleine Alltagspause oder eine Mittagsruhe. Denn jetzt ist die Zeit für das bekannte Mittagstief. Wir fühlen uns schwer und müde, denn unsere Energie wird jetzt für die Verdauung benötigt. Körperlich und emotional muss jetzt erst einmal der Vormittag, also alles, was in dieser Zeit aufgenommen wurde, verarbeitet werden. Der Blutdruck sinkt. Vermeide körperliche Anstrengung.

Mögliche Beschwerden:

- Erschöpfungszustände
- Verstopfungen, Darmkrämpfe, Darmentzündungen
- Blähungen, Mundgeruch, Durchfall
- Hüft- und Knieprobleme, Rückenschmerzen sowie Schmerzen im Verlauf des Meridians
- Ruhelosigkeit und Ohrprobleme
- Angstzustände und Atembeschwerden

Hochphase: Harnblase, Ruhephase: Lunge

15 bis 17 Uhr: Bleib dir treu! Aus dem Mittagstief heraus entsteht ein neuer Handlungs- und Leistungswille. Der Blasenmeridian zeichnet sich durch seine Verbindung zu den anderen Organen aus, deren Akupunkturpunkte auf dem Blasenmeridian liegen. So wirkt er direkt auf viele andere Organe. Auch die Zuordnung des Wasserelements stärkt diese Verbindung. Denn für eine gesunde Funktion benötigt jedes Element genügend Wasser, um zu entgiften und zu reinigen.

Der Blutdruck steigt und das Leistungsvermögen des Gehirns nimmt noch einmal stark zu. Der Kreislauf ist stabil und lädt zu Bewegung ein. Trinke zwischen 15.00 und 17.00 Uhr besonders viel Wasser und nutze unsere Teerezepte, um die Entgiftung zu fördern.

Mögliche Beschwerden:

- Harnwegsinfektionen und Blasenschwäche
- Rückenschmerzen, knackende Finger, Fußfehlstellungen, Fuß- und Knöchelprobleme
- Halswirbelsäulen- und Nackenprobleme, Krümmung der Wirbelsäule (Skoliose)
- Abgeschlagenheit, hormonelle Störungen und Hämorrhoiden
- Rheuma und Probleme im Wasserhaushalt
- Kopfschmerzen, Haltungsprobleme, Schulter- und Ellbogenprobleme

Hochphase: Niere, Ruhephase: Dickdarm

17 bis 19 Uhr: Das Tempo drosseln! In den Nieren sitzt das Geburts-Qi, welches wir mit der Geburt erhalten haben. Außerdem regelt der Nierenmeridian zusammen mit dem Blasenmeridian Wasserhaushalt und Entgiftung. Die Niere reinigt das Blut und hat auch deshalb in der TCM den Namen »Wurzel des Lebens«. Sie regelt die Entwicklung des Menschen von Geburt an und speichert die Lebenseindrücke.

Feierabend. Auch wenn unser System noch fit ist, sinken doch langsam Puls und Blutdruck. Teile dir deine Kräfte für den Rest des Tages noch gut ein. Die Nieren und das Wasser lieben die Ruhe. Ein warmes Glas Wasser oder ein Tee entgiften und fördern gleichzeitig dieses »Zur-Ruhe-Kommen«. Da der Magenmeridian in den kommenden zwei Stunden sein Energietief hat, empfiehlt sich ein nicht zu spätes und leichtes Abendessen.

Mögliche Beschwerden:

- Wachstumsstörungen, hoher Blutdruck, Ekzeme
- Schlaflosigkeit, ständiger Harndrang, sexuelle Störungen
- schmerzhafte Fußsohlen, Fuß- und Knöchelprobleme
- Impotenz und Lustlosigkeit, Kälteempfinden, Kreislaufschwäche

- Ängstlichkeit, dunkle Ringe unter den Augen, bleiche Gesichtsfarbe, Beziehungsprobleme
- psychische Probleme und Verstimmungen

Hochphase: Kreislauf/Perikard (Herzbeutel), Ruhephase: Magen

19 bis 21 Uhr: Bewusst genießen! Physisch ummantelt unser Herzbeutel das Herz. So ist es nicht verwunderlich, dass auch in der TCM der Herzbeutel als Beschützer des Herzens gilt. Durch seine Verbindung zum Herzen wirkt er auf den Kreislauf. Er steuert die Hormondrüsen. Er regelt die Beziehungen und stärkt die Aura. Er hält die Emotionen im Gleichgewicht.

Ab 19.00 Uhr sinken Blutdruck und Puls weiter. Der Ruhemodus beginnt. Jetzt sollte genug Zeit und Raum sein für Freunde und Familie. Der Genuss und das bewusste Verweilen stehen im Vordergrund.

Mögliche Beschwerden:

- Herzrasen, Angina pectoris, rote Augen und Fieber
- Bluthochdruck, Blutdruckstörung, Brust- und Brustkorbschmerzen
- Schwindel, Kreislaufstörungen und hormonelle Störungen
- Magenbeschwerden, Verdauungsprobleme und Menstruationskrämpfe
- Schmerzen im Bereich der Halswirbelsäule und Schulterverspannungen
- Panikanfälle und Schlafstörungen
- Ischiasschmerzen, Taubheitsgefühl in den Beinen, X- und O-Beine

Hochphase: Dreifach-Erwärmer, Ruhephase: Milz und Bauchspeicheldrüse

21 bis 23 Uhr: Gedanken fließen lassen! Der Dreifach-Erwärmer ist der einzige Meridian der keinem Organ unmittelbar zugeordnet werden kann. Sein Sitz teilt sich in drei Bereiche des Rumpfes:

- Unterer Erwärmer: Leber, Blase und Niere, Dünn- und Dickdarm. Energie: Basis- bzw. Nieren-Qi; kontrolliert Ausscheidung
- Mittlerer Erwärmer: Magen und Milz. Energieaufnahme über die Nahrung; kontrolliert Verdauung
- Oberer Erwärmer: Lunge und Herz; Energieaufnahme über die Atmung; kontrolliert Atmung

Der Dreifach-Erwärmer koordiniert den Energiefluss und ist für das ungehinderte Fließen von Qi bzw. Prana zuständig. Er unterstützt das Lymphsystem und kontrolliert den Geist.

Zu dieser Zeit beginnt die Erholungsphase. Das ganze System dürstet nach Entspannung. Jetzt ist die perfekte Zeit für eine ruhige Yogaeinheit oder Meditation, um neue Kraft zu sammeln und zu regenerieren.

Mögliche Beschwerden:

- Einschlafschwierigkeiten, Angst, Wetterfühligkeit, Myome und Zysten im Bauchbereich
- Temperaturempfindlichkeit, Hormonstörungen, Infektionsanfälligkeit
- Verdauungsbeschwerden, Bauch- und Unterleibsschmerzen
- niedriger Blutdruck, niedriger Blutzuckerspiegel, erhöhter Insulinspiegel
- Allergien, Asthma, X- und O-Beine, Rückenschmerzen in Herzhöhe
- Augen- und Ohrenschmerzen, Nebennierenstörungen, Nierenprobleme

Hochphase: Gallenblase, Ruhephase: Herz

23 bis 1 Uhr: Zeit zum Schlafen! Während das Herz ruht, beginnt die Hochphase des Gallenblasenmeridians. Zusammen mit der Leber ist die Gallenblase dem Element Holz zugeordnet. Dies steht in der TCM für klare Entscheidungen, die mit Leichtigkeit getroffen werden können. Der Gallenblasenmeridian regelt die Wertschätzung zu sich selbst und anderen gegenüber.

Ab 23.00 Uhr verlangsamen sich Herzfrequenz und Stoffwechsel, die

Körpertemperatur sinkt. Auch wenn an diesem Tag nicht alles erledigt werden konnte, ein Arbeiten bis in die Nacht wirkt oft schädlich.

Cortisol wird ausgeschüttet. Dies unterstützt zusätzlich einen wichtigen und gesunden Schlaf. Jetzt sollte nicht mehr gegessen werden. Alkohol belastet Körper und Schlaf zusätzlich.

Mögliche Beschwerden:

- Verdauungsbeschwerden, besonders von fettem Essen
- Durchfall, Verstopfung, Übelkeit und Beschwerden bei Zugluft
- Gallensteine, Gelbsucht
- Schlafstörungen, Sehstörungen, Augenbeschwerden
- Hexenschuss, Hautausschläge und Koliken
- Tinnitus und Ohrgeräusche, Kopfschmerzen und Migräne
- Entscheidungsschwäche, Wut, Zorn

Auf physischer Ebene betrachtet, beeinflusst der Gallenblasen-Meridian das Thema Flexibilität, indem er die Geschmeidigkeit und Stärke der Bänder und Sehnen reguliert.

Hochphase: Leber, Ruhephase: Dünndarm

1 bis 3 Uhr: Entgiften! Um 1 Uhr beginnt die Hochphase der Leber. Sie versorgt den ganzen Körper mit einem ungestörten Qi- und Blutfluss. Das nährstoffreiche Blut wird von der Leber entgiftet und gelangt dann zu den Verdauungsorganen. Die Leber wird in der TCM oft »General« genannt, was ihre Funktion gut beschreibt. Die Leberenergie schmiedet die Pläne und schafft die Entschlossenheit und den Tatendrang, um sie umzusetzen. Außerdem wirkt sie auf das Nervensystem.

Jetzt ist die Zeit, in der die Leber am stärksten entgiftet. Die Leistungsfähigkeit ist auf dem Tiefpunkt. Und so nutzt auch die Leber diese Zeit, um zu regenerieren. Alkohol, Medikamente, Zigaretten und Schlafentzug wirken jetzt besonders nachteilig.

Probleme mit der Entgiftung oder der Leber zeigen sich durch das Aufwachen zwischen 1 und 3 Uhr sowie stundenlanges Wachliegen.

Mögliche Beschwerden:

- Augenprobleme, Rheuma und Schluckbeschwerden
- Schlafstörungen, Nervosität, Pedanterie und Reizbarkeit
- Hautbeschwerden, Durchfall und fahles Aussehen
- Migräne und Brechreiz, Übelkeit und Stoffwechselstörungen
- Schwindel, Ärger, Frustration und depressive Verstimmungen
- Hodenbruch, schmerzhafte Menstruation, prämenstruelles Syndrom, Frauenbäuchlein (Überforderung der Leber)

Die Meridiane entspringen den verschiedenen Elementen und lassen sich wie folgt zuordnen:

Kategorien	Holz	Feuer	Erde	Metall	Wasser
Saison	Frühling	Sommer	Spätsommer	Herbst	Winter
Himmelsrichtungen	Osten	Süden	Mitte	Westen	Norden
Farben	grün	rot	gelb	weiß	schwarz
Geschmack	sauer	bitter	süß	scharf	salzig
Wetter	Wind	Hitze	Feuchtigkeit	Trockenheit	Kälte
Entwicklungsstadium	Geburt	Wachstum	Umwandlung	Ernte	Lagerung

Kategorien	Holz	Feuer	Erde	Metall	Wasser
YIN/YANG	schwaches Yang	starkes Yang	Mitte	schwaches Yin	starkes Yin
Yin-Organe	Leber	Herz, Perikard	Milz	Lungen	Nieren
Yang-Organe	Galle	Dünndarm, Dreifach-Erwärmer	Magen	Dickdarm	Harnblase
Sinnesorgane	Augen	Zunge	Mund	Nase	Ohren
Gewebe	Sehnen	Adern	Muskeln	Haut	Knochen
Emotionen	Zorn	Freude	Schwermut	Trauer	Angst

Die im Buch gesammelten Yogaübungen wirken alle positiv auf die Elemente, Meridiane und den Energiefluss im Körper.

Nimmst du eine Blockade besonders deutlich wahr oder erkennst dich in den Meridianbeschreibungen wieder, dann klopfe, reibe oder massiere den Meridianverlauf für dich nach. Im Anschluss reflektiere, ob ein Unterschied spürbar ist. Dies kannst du gerne mehrfach wiederholen oder zu einem täglichen Ritual werden lassen.

Energieballs

Für den Zusatz-Energiekick gibt es ayurvedische Energiebällchen. Einfach mal nachmachen und ausprobieren. Schmecken superlecker und sind vegan. Dieser Mix aus getrockneten Früchten, Nüssen und nach Wahl noch Samen oder Flocken fordert nur etwas Kreativität und einen Mixer. Eine klasse und gesunde Alternative zur Süßigkeit.

Die Zubereitung geht blitzschnell. Einmal ausprobiert, kommt man nicht mehr davon los. Sie müssen nicht gebacken werden. Der perfekte Snack für zwischendurch.

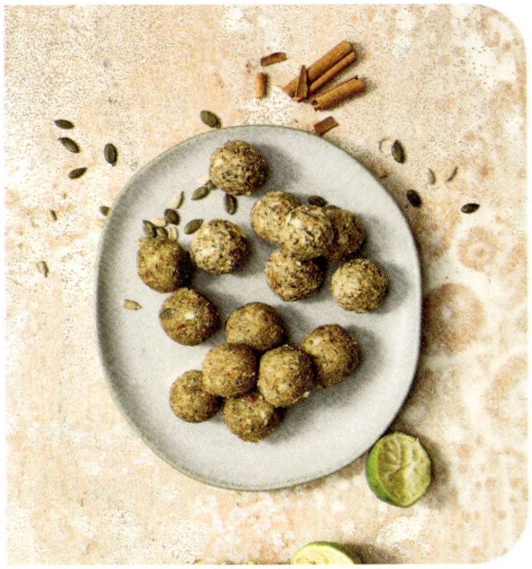

Rezept für 10 Bällchen

- 10–15 getrocknete Aprikosen oder Datteln (gerne auch ein Frucht-Mix)
- 3 gehäufte EL Kerne (Cashew-, Walnuss-, Haselnuss- oder Sonnenblumenkerne)
- 1–2 EL Kokosöl
- weitere Zutaten sind zum Beispiel ein wenig Zimt oder 1 TL Kakao

Alles zusammen in den Mixer. Wenn die Konsistenz leicht klebrig wird, ist die Mischung fertig. Entnimm einzelne kleine Portionen und forme sie zu Bällchen. Anschließend kannst du die fertigen Energiebällchen noch in Kokosraspeln, Sesam oder Kakao wälzen. Deiner Kreativität sind keine Grenzen gesetzt.

Schlusswort

Zum Ende unseres Buches möchten wir noch ein paar Worte an dich richten. Leider wird in unserer westlichen Medizin oft die Ganzheitlichkeit von Körper, Geist und Seele vernachlässigt und nur die »Schmerzbaustelle« als Einzelnes betrachtet bzw. behandelt. Jahrelang begleitet uns als Therapeutinnen und Yogalehrerinnen schon dieses Thema. Deshalb ist es uns eine große Herzensangelegenheit, möglichst vielen Lesern, die selbst unter Krankheiten leiden oder anderen helfen wollen, ein Verständnis und einen Leitfaden für mögliche Ansätze bei den derzeitig häufigsten Krankheiten an die Hand zu geben.

Natürlich wissen wir, dass jeder Betroffene einen individuellen Krankheitsverlauf hat und es kein Pauschalrezept für bestimmte Diagnosen und deren Symptome geben kann. Das ist der Grund, warum wir in unserem Buch so viel Wert auf die Achtsamkeit und Selbstreflexion legen. Den eigenen Körper wahrzunehmen und zu erkennen, wo habe ich Schwächen, Überbelastungen oder unnötige Anspannungen in mir, ist die Grundvoraussetzung für eine Reduzierung bzw. Vermeidung von Schmerz und Leid.

Wir laden dich ein, den Selbsttest, den wir dir am Anfang des Buches vorgestellt haben, in regelmäßigen Abständen zu wiederholen und im Anschluss an deinen »Auffälligkeiten« zu arbeiten. Lerne dich selbst immer wieder neu kennen, sei achtsam mit dir und nimm dir die Zeit, die du für dich selbst brauchst. Nicht jeden Tag haben wir die Möglichkeit, Großes für uns selbst zu tun, aber unser Ziel sollte es sein, einen Weg zu finden, die eigene Gesundheit Stück für Stück mit kleinen und größeren Schritten zu stärken. Nach dem Motto:

» Ich bin verantwortlich dafür, wie ich mich fühle, und heute habe ich mich dafür entschieden, glücklich zu sein. «

Pierre Franckh

Dieses Buch bietet dir viele unterschiedliche Möglichkeiten, an deinem Körper und deiner inneren Mitte zu arbeiten, zu dir selbst zu finden und dadurch deine Lebensqualität und deine Lebensfreude zu steigern. Sei für dich selbst bereit, Dinge zu verändern, loszulassen, was dich krank macht, und neue Wege zu gehen.

Das wünschen wir jedem, der dieses Buch in seinen Händen hält.

Deine Tasja Walther und deine Sabine Dorscht

Service

Weiterführende Literatur und Links der Autorinnen

Christiansen, Andrea. Mudras – Yoga für die Hände: Heilende Übungen für Körper und Seele. Buch mit 45 Karten. Irisiana 2014.

Kolster, Bernard und Ebelt-Paprotny, Gisela. Leitfaden Physiotherapie. Urban & Fischer Verlag/Elsevier, 4. Edition 2002.

https://www.mimosa-schreiber.de/mudra.html

https://www.bunte.de/fitness/gesundheit/alternative-medizin/handakupressur-energie-schmerzlinderung-und-lebensqualitaet-auf-knopfdruck.html

https://www.neueakropolis.at/philo-ecke/philosophie-wissen/tao.php

https://www.yogaenred.com/de/2013/05/22/mudras-surabhi-mudra/

https://www.pranahaus.de/shop/themenwelten/chakra

https://www.ayurveda101.de/info/magazin/die-ayurvedische-sicht-auf-krankheiten

http://www.elis-dreamcatcher.com/MeditationAffirmationen7Chakren.htm

Statistiken finden Sie unter: www.nccih.nih.gov (Nackenbeschwerden), de.statista.com (Knieschmerzen), www.ncbi.nlm.nih.gov (Arthritis), www.schmerzklinik.de, www.ncbi.nlm.nih.gov (Kopfschmerzen), www.hochdruckliga.de (Herz-Kreislauf-System und Herzrhythmusstörungen), www.ncbi.nlm.nih.gov (Bluthochdruck), https://journals.sagepub.com/home/cpr, www.wissenschaft.de (Herz-Kreislauf-Risiko), www.sciencedaily.com, www.ncbi.nlm.nih.gov (Krebserkrankungen), www.aerzteblatt.de (Krebs und Strahlentherapie), www.sciencedaily.com (Prostatakrebs), www.diabetes-ratgeber.net, www.focus.de/gesundheit und www.ncbi.nlm.nih.gov (Diabetes mellitus Typ 2), www.sciencedaily.com/releases/2010/01/100111122643.htm (Entzündungen im Körper), www.bumc.bu.edu (Rückenschmerzen)

YouTube: »Meditation (1) gegen Depressionen« – Rüdiger Dahlke

YouTube: »Loslassen und Frieden finden« – Peter Beer

YouTube: »Meditation: Frieden im Kopf« – Peter Beer

YouTube: »Lymphdrainage alleine durchführen« – Lisa Mestars & LymphCare Deutschland

www.meditierenlernen.com

www.dfme-achtsamkeit.de

www.tiroler-kraeuterhof.com

www.yoga-welten.de

https://sunitaehlers.de

www.yogaseiten.de

www.holgerschramm.de

www.hierfindichwas.de

www.zeitblueten.com

www.kraeuter-buch.de

www.das-basenbad.de

www.smarticular.net

www.energie-durch-gesundheit.de

www.om-site.com

www.deutsche-apotheker-zeitung.de

www.yogaps.de

www.mal-alt-werden.de

www.wunderweib.de

www.wiki.yoga-vidya.de

www.yogaeasy.de

www.gesundheit-blog.at

www.einfach-gesund-schlafen.com

www.aerzteblatt.de

www.rki.de

https://m.focus.de

www.bechterew.de

www.bundesgesundheitsministerium.de

www.lebensstil-gesundheit.de (Artikel »Krebs und Yoga«)

www.yoga-vidya.de

https://flexikon.doccheck.com/

https://de.statista.com

https://de.m.wikipedia.org

https://wiki.yoga-vidya.de/Wissenschaftliche_Studien

www.yogaeasy.de/artikel/Die-Wirkungen-von-Yoga-auf-die-Gesundheit

www.geo.de/magazine/geo-magazin/903-rtkl-alternative-medizin-wie-und-warum-wirkt-yoga-das-sagt-die-wissenschaft

https://anjahoedt.de/alles-ueber-pranayama/

www.gesundheitsinformation.de/beckenbodentraining.2288.de.html

Rossbach, Gabriele. Glücksorgan Gehirn. Springer 2019, Kap. 17: https://link.springer.com/chapter/10.1007/978-3-662-57729-5_17

www.sueddeutsche.de/wissen/meditation-spuren-im-kopf-1.2339128-2

www.carstens-stiftung.de/artikel/die-chinesische-organuhr.html

www.gelenk-klinik.de/schulter/impingement-syndrom-schulter.html

https://www.mylife.de/tcm/organuhr/

www.chinagsund.ch/einfuehrungTCM.html#einklangJahrzeiten

www.neuroaktive-klopfakupressur.de/neuroaktive-klopfakupressur

www.eftuniverse.com/research-studies/eft-research

www.zentrum-der-gesundheit.de/eft-klopfakupressur.html

Deutschsprachige Ausführungen zum Stand der Forschung findest du hier: www.eft-info.com/text-bibliothek/eft--forschung

https://www.br.de/fernsehen/ard-alpha/sendungen/campus/emotional-freedom-technique-klopf-akupressur-100.html

https://blog.lavita.de/entgiften/

www.ayurveda101.de/info/magazin/ayurvedische-heisswasserkuren

www.yogaeasy.de/artikel/ayurvedische-Tipps-fuer-gesunden-schlaf

www.ganzwunderbar.com/ayurvedische-kosmetik/

www.mate-tee.de/Gesund-und-Fit-mit-Mate-Tee:_:1002.html

https://www.ayurveda-produkte.de/content/ayurveda-und-gesundheit/ayurveda-typen-vata-pitta-kapha/was-sie-ueber-vata-pitta-kapha-wissen-sollten/

www.ayurveda-akademie.org/fileadmin/user_upload/PDFs/Artikel/basiswissen-doshas.pdf

www.was-ist-ayurveda.de/was-sind-doshas/der-ayurveda-typ-vata/

https://arbeits-abc.de/einschlafrituale/

https://layacommenda.com/umarmung-fuer-die-seele-the-big-hug/

Alle Links wurden am 1.4.2021 geprüft.

Meditationen

Alle im Buch enthaltenen Meditationen haben wir für dich eingesprochen und mit heilsamen Klängen hinterlegt. Diese findest du unter:

https://klickehier.com/yoga-als-therapie

Eine Meditation haben wir dir hier gratis zum Download zur Verfügung gestellt. Wir haben uns bewusst für die Energiemeditation entschieden, da gerade in der heutigen Zeit und in Zusammenhang mit verschiedenen Erkrankungen man sich dem Thema Energie besonders zuwenden und öffnen sollte.

MyZenYoga

Stichwortregister

A
Abgeschlagenheit 208
Affirmationen 63, 193
Arthrose 108
Asana
– Balkenhaltung mit Öffnung 190
– Bananenübungen aus Shavasana 212
– Baum 134
– Berghaltung 72
– Berghaltung mit nach oben gestreckten Armen 74
– Boothaltung 90
– Brett und Varianten 100
– Dreigliedrige Vorbeuge mit Adlerarmen 176
– Fersensitz mit Räuberleiter 174
– Gebundene Winkelhaltung in Rückenlage mit Herzöffnung 56
– Gedrehte Kopf-zu-Knie-Haltung 198
– Gestreckte Hand-zum-Großzeh-Haltung 76
– Gestreckter seitlicher Winkel 126
– Gestrecktes Dreieck 214
– Gestützte Umkehrhaltung 154
– Halber Drehsitz des Matsyendra 186
– Happy Baby 196
– Hastha Bandha 98
– Heldensitz 174
– Herabschauender Hund mit Beinheben 160
– Heuschrecke und Bogen 200
– Hoher Ausfallschritt, Variation 102
– Kamel 152
– Katze – Kuh 86
– Kobra 188
– Krieger I 110
– Krieger II 112
– Krokodil 54
– Nadelöhr 92
– Schmelzendes Herz 138
– Schneidersitz mit Jalandhara Bandha und Räuberleiter 172
– Schulterbrücke 122
– Shakti-Shake 136
– Sitzende Vorwärtsbeuge 52
– Sitzende Winkelhaltung mit Seitneigung 164
– Stellung des Kindes 210
– Taube 114
– Tiger 88
– Unterstützter Fisch 150
– Vorwärtsbeuge im Sitzen 162
Asanas 14, 15
Aufwärmen 16
Ayurveda 205

B
Bandha 24
Basenbäder 128
Beckenboden 23
Bewegungsrichtungen 20

C
Chakrameditation 67
Chakren 64

D
Darm 194

E
Einschlafhilfen 62
Einschlafrituale 63
Energieballs 225
Energiemeditation 209
Entgiftung 192
Entlastungstage 193
Extremität, obere 96
Extremität, untere 108

F
Fantasiereise 182

G
Gamma-Aminobuttersäure 14
Garuda Mudra 29
Gefäßerkrankungen 147
Genaktivität 14
Gesichtsmaske 63

H
Hallux valgus 35
Handakupressur 29, 78
Handauflegen 145
Heilende Hände 145
Herzerkrankungen 146

I
Ida Nadi 22

J
Jalandhara Bandha 26, 172
Japanisches Heilströmen 144

K
Kamillensitzbad 185
Kapalabhati 158
Kapha 205
Klopfakupressur 180
Kopfschmerzen 170
Krebserkrankungen 132

L
Lavendelöl 61
Lebensenergie 22
Lichtmeditation 142
Loslassen 195
Lymphmeditation 169

M
Mantra 68, 133
– Ganzheit 133
– Liebe 133
Mariendistel 193
Massageöl 185
Meditation 30
– Chakrameditation 67
– Depressionen 58
– Fantasiereise 182
– Friedlicher Beobachter 106
– Gehmeditation 95
– Lichtmeditation 142
– Loslassen 117
– Lymphmeditation 169
– Meditation »Loslassen« 117
– Wassermeditation 130
– Yoga Nidra als Körperreise 80
Meditationsübungen 14
Menstruationsbeschwerden 184
Migräne 171
Müdigkeit 208
Mudra 14, 28, 206
– Augenmudra 68
– Chakren 68
– Doshas 206
– Dyana-Mudra 78
– Elefantengott 156
– Erdung und Balance 140
– Ganesha 156
– Garuda Mudra 29
– Gute Laune Mudra 60
– Kaleshvara 178
– Kuh 104
– Lebensmudra 216
– Lotus Mudra 28
– Maha Sakral Mudra 202
– Pran Mudra 216
– Prithivi Mudra 28
– Tse Mudra 60
– Ushas 166
– Zungenmudra 68
Mula Bandha 24

N
Nackenschmerzen 14
Nadi 22
Namaste 28
Nervenerkrankungen 70

O
Ölziehen 192
Organuhr 218
Osteoporose 108

P
Pingala Nadi 22
Pitta 205
Pranayama 14, 22
– Anahata-Atmung 94
– Ausatemverlängerung 60
– Bauch- und Brustatmung 116
– Bewegte Brustkorbatmung 104
– Der leuchtende Schädel bei Hypotonie 158
– Flankenatmung mit Seitneigung bei Hypertonie 157
– Nadi Shodana 141
– Shitali 179
– Tiefe Bauchatmung 202
– Tiefe Bauchatmung mit Venenpumpe 167
– Ujjayi 128
– Verlängerung der Ein- und Ausatmung 79
– Yogische Vollatmung 216
Progesteron 192
Prostaglandine 184
Psychische Erkrankungen 50

R

Räuchern 183
Rheumatische Erkrankungen 120
Rückenschmerzen 84
Rückenschmerzstudie 14

S

Schlafqualität 14
Schlafstörungen 50
Selbsttest 32
Selbstumarmung 144
Sushumna 22

T

Tee
– basischer 129
– Mate-Tee 156
– Menstruationsbeschwerden 185
– Teerezept 61
– Teezeremonie 7
Traditionelle Chinesische Medizin 218

U

Uddiyana Bandha 25

V

Vata 205

W

Wärmekissen 193
Wasser 193
Wassermeditation 130
Wirbelsäule 20
Wirbelsäulensyndrom 84

Y

Yoga Nidra 80

Bibliografische Information der Deutschen Nationalbibliothek
Die Deutsche Nationalbibliothek verzeichnet diese Publikation in der Deutschen Nationalbibliografie; detaillierte bibliografische Daten sind im Internet über http://dnb.d-nb.de abrufbar.

Programmplanung: Celestina Filbrandt
Projektmanagement: Anja Bippus
Redaktion: Sabine Klonk
Bildredaktion: Christoph Frick
Umschlaggestaltung: © Thieme
Layout: CYCLUS · Visuelle Kommunikation, Stuttgart

Bildnachweis
Umschlagmotiv und Bild S. 3: © Thieme unter Verwendung von Pflanze © Waldemar Hölzer/stock.adobe.com, Figur © Ellie Nator/stock.adobe.com
Autorinnenfotos: Simone Schneider, Stuttgart
Fotos im Innenteil: Simone Schneider, Stuttgart; S. 225: Meike Bergmann, Berlin
Die abgebildeten Personen haben in keiner Weise etwas mit der Krankheit zu tun.
Zeichnungen: Susi Schaaf, Bellheim

1. Auflage 2021

TRIAS Verlag in Georg Thieme Verlag KG
Rüdigerstraße 14, 70469 Stuttgart, Germany
www.trias-verlag.de

Printed in Germany

Satz: Reemers Publishing Services GmbH, Krefeld gesetzt in Adobe Indesign CC 2020
Druck: AZ Druck und Datentechnik GmbH, Kempten

Gedruckt auf chlorfrei gebleichtem Papier

ISBN 978-3-432-11376-0

Auch erhältlich als E-Book:
eISBN (ePub) 978-3-432-11377-7

1 2 3 4 5 6

Datenschutz
Wo datenschutzrechtlich erforderlich, wurden die Namen und weitere Daten von Personen redaktionell verändert (Tarnnamen). Dies ist grundsätzlich der Fall bei Patienten, ihren Angehörigen und Freunden, z. T. auch bei weiteren Personen, die z. B. in die Behandlung von Patienten eingebunden sind.